职业教育药学类专业系列教材

实用药物学基础

黄晓峰　张瑞光　主编
侯疏影　主审

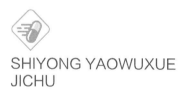

SHIYONG YAOWUXUE
JICHU

化学工业出版社

·北京·

内 容 简 介

  《实用药物学基础》主要内容包括药物基础知识、传出神经系统疾病用药、中枢神经系统疾病用药、心血管系统疾病用药、内脏与血液系统疾病用药、内分泌系统疾病用药、感染性疾病用药、抗恶性肿瘤与免疫系统疾病用药八个模块，若干个典型药物应用项目。每个项目设置知识、能力、素质目标。各系统药物以《国家基本药物目录》药物或临床常用药物为重点，介绍药物的分类，典型药物的化学名、性状、药理作用、临床应用、不良反应、注意事项等。内容上与药学工作岗位、1+X 药品购销及执业药师职业资格考试对接，以满足药学专业岗位工作需要。教材还设有"学前引导""案例导入""知识拓展"等栏目，并通过增设"能力训练"实现课证融通，进一步强化学生的职业素养。本教材配有二维码，方便学生自主学习，电子课件可从 www.cipedu.com.cn 下载参考。

  本教材可供全国职业院校药学类相关专业师生学习使用，或作为其他专业辅修、选修及医药行业从业人员继续教育和培训的教材。

图书在版编目（CIP）数据

  实用药物学基础 / 黄晓峰，张瑞光主编. -- 北京：化学工业出版社，2025. 6. --（职业教育药学类专业系列教材）. -- ISBN 978-7-122-47682-1

  Ⅰ. R9

  中国国家版本馆 CIP 数据核字第 202598JN70 号

责任编辑：迟　蕾　李植峰　　　　文字编辑：燕学伟
责任校对：李　爽　　　　　　　　装帧设计：王晓宇

出版发行：化学工业出版社
    （北京市东城区青年湖南街 13 号　邮政编码 100011）
印　　装：大厂回族自治县聚鑫印刷有限责任公司
787mm×1092mm　1/16　印张 14¼　字数 348 千字
2025 年 10 月北京第 1 版第 1 次印刷

购书咨询：010-64518888　　　　　售后服务：010-64518899
网　　址：http://www.cip.com.cn
凡购买本书，如有缺损质量问题，本社销售中心负责调换。

定　　价：48.00 元　　　　　　　　版权所有　违者必究

《实用药物学基础》编审人员

主　　编　黄晓峰　张瑞光

副 主 编　徐瑞东

编写人员（按姓名汉语拼音排序）

崔秀滨（哈尔滨医科大学附属第一医院）

董　佳（黑龙江农业工程职业学院）

郭艳莹（哈尔滨市妇幼保健院）

黄晓峰（黑龙江农业工程职业学院）

欧阳慧英（黑龙江职业学院）

孙晓玲（长春职业技术学院）

徐瑞东（黑龙江农垦职业学院）

张国锋（黑龙江农业工程职业学院）

张瑞光（黑龙江农业工程职业学院）

主　　审　侯疏影（哈尔滨医科大学附属第一医院）

《"健康中国 2030"规划纲要》指出，健康是促进人的全面发展的必然要求，是经济社会发展的基础条件。实现国民健康长寿，是国家富强、民族振兴的重要标志，也是全国各族人民的共同愿望。党的二十大报告中指出，必须坚持在发展中保障和改善民生，推进健康中国建设，把保障人民健康放在优先发展的战略位置。在"健康中国"发展背景下，社会对医药健康专业技术人才的需求越来越高，要求培养"知行合一、懂医精药"的复合型药学人才。本教材结合我国现代职业教育发展的需要和高技能型实用人才培养目标的要求，由多位高职医药类专业教师和医疗机构药师共同编写。

　　实用药物学基础课程属于医药类专业的专业基础课程，是药学与医学之间的桥梁学科，在整个专业课程体系中起到承上启下的作用。其基本知识与技能为今后从事药学服务岗位工作奠定基础。本教材的编写坚持"三基、五性、三特定"的基本原则（三基：基本理论、基本知识和基本技能。五性：思想性、科学性、先进性、启发性、适用性。三特定：特定学制、特定专业方向、特定对象）。在借鉴优秀传统教材的基础上，特色创新点如下。

　　1. 融入思政，引领正确价值取向：结合课程不同内容，挖掘素质目标（文化自信、辩证思维、法治意识、仁爱之心、人民情怀、民族自信、奉献精神、中国力量等），将思政与课程融合，实现知识技能传授与价值引领的"同频共振"。

　　2. 优化教材编写形式，提升学生学习兴趣：教材在秉承传统栏目"学前引导""案例导入"的基础上，增设"知识拓展""能力训练"栏目激发学生的学习兴趣，拓宽视野，引导学生独立思考，实现课证融通，进一步强化学生的职业素养。

　　3. 精选教材内容，"岗课赛证"四元融通：根据高职高专药学类专业人才培养要求，坚持"必需、够用"的原则，精选教材内容与药学工作岗位、1+X 药品购销及执业药师职业资格考试对接，以满足药学专业岗位工作需要。本教材理论知识深入浅出且难度适宜，使学生将获取的知识与未来的岗位要求相契合。在"知识拓展""案例导入"等栏目中以案例形式融入创新思维方法，以培养复合型与实用型的创新创业型人才，满足社会用人需求。

　　4. 融合纸质数字资源，实现教材增值赋能：本教材通过增加二维码的方式"无缝隙"地链接思维导图、微课、动画等数字资源，丰富纸质教材的表现形式，为教学提供更多的信息知识支撑，为教材增值赋能，使任课教师和学生运用教材时更加便利和直观。

　　本教材在编写过程中得到了各编写单位老师们的大力支持，使教材内容更贴近实际工作岗位。编写分工为：徐瑞东负责绪论，黄晓峰负责模块一～模块三及教材统稿，张瑞光负责模块四和模块七项目一～五，欧阳慧英负责模块五项目一、二、四，崔秀滨负责模块五项目三，张国锋负责模块五项目五，董佳负责模块六和模块八项目二，郭艳莹负责模块七项目六，孙晓玲负责模块八项目一，侯疏影主审。

　　鉴于编者的水平有限，教材编写中难免有不足和疏漏之处，敬请各位读者予以指正。

编　者

2025 年 6 月

目录

模块五
内脏与血液系统疾病用药 / 120

模块六
内分泌系统疾病用药 / 151

模块七
感染性疾病用药 / 169

模块八
抗恶性肿瘤与免疫系统疾病用药　/ 206

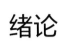

绪论

思维导图

👁 思政小课堂

文化自信：厚植文化自信与传承担当

在人类与疾病不断抗争的历程中，药物功不可没。中国的药学发展有着悠久的历史传承和文化积淀。在人们身心健康和繁衍昌盛中，一系列医药学成就无不体现出中华民族蕴含的深刻文化内涵。《黄帝内经》《本草纲目》等中国传统医药著作对中华民族和世界医药发展作出巨大贡献。中国药学工作者从中国传统医学中汲取灵感，研发出一系列药物，挽救了无数生命。但药物的"双刃剑"决定了药物在治疗疾病的同时会给机体带来不良反应，要学会用唯物论和辩证法的思想，来认识药物的两面性，在继承中加快创新。

👁 学前引导

疾病与人类相伴而来，对健康的不懈追求让医药随人类社会不断向前发展。药物帮助无数人战胜疾病。药到病除几乎是所有人的愿望，但药物从何而来？什么又是药物？拨开历史迷雾，学习药物是如何被发现的。

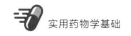

> ◁ **知识目标**

掌握药物与药品的基本概念；药物通用名、化学名和商品名之间的区别；处方药与非处方药的区别。熟悉国家基本药物遴选原则及特殊管理药品的种类。了解药物学发展简史。

> ◁ **能力目标**

能够举例说明药物、食物与毒物之间的关系；能够通过药品说明书辨别药物通用名、化学名、商品名及处方药与非处方药。能够利用专业教学资源形成自主学习的意识，根据现有基础知识解读药品说明书中的基本信息。

> ◁ **素质目标**

通过学习中国药学发展简史，增强民族自豪感和文化自信，激发爱国热情，传递积极探索的科学拼搏精神，树立正确的专业思想，在学习中逐渐领会新时代工匠精神。

案例导入

患者，女，25岁，打算假期和朋友自驾旅游。可放假前一天，出现头部昏沉、周身乏力酸痛等感冒症状。为不耽误出游计划，患者去药店经店员推荐购买百服宁，路上便按说明书剂量服用。回家后症状有所缓解，但头仍然疼痛。于是患者自行在家中找到上次感冒时服用的必理通，并按说明书服药，自认为"联合用药疗效好"。结果出现头晕、腹痛、恶心、呕吐、出汗的症状，前往医院就诊。医生告知是服用药物剂量过大引起的中毒反应，严重者可导致肝损害、昏迷甚至死亡。

问题：患者按说明书剂量服药为何会出现药物过量而导致的中毒？如何避免类似情况的发生？

一、药物与药品

1. 基本概念

药物是指能够影响机体组织器官功能及细胞代谢活动，用以预防、诊断和治疗疾病的化学物质。药品是指用于预防、治疗、诊断人的疾病，有目的地调节人的生理机能并规定有适应证或者功能主治、用法和用量的物质，包括中药材、中药饮片、中成药、化学原料药及其制剂、抗生素、生化药品、放射性药品、血清、疫苗、血液制品和诊断药品等。

药品与药物最重要的区别是前者规定了适应证和用法用量，并具有一定规格和剂型，强调其商品性。药品使用的实际疗效主要取决于药物的化学结构、剂型、剂量和用法等，同时也受用药者心理、经济等诸多因素的影响，治疗疾病的同时也会产生一定的不良反应，甚至会发生药源性疾病。为规范药物和药品的安全使用，国家制定并颁布了《中华人民共和国药品管理法》（简称《药品管理法》）等一系列法律、法规，对药品实行严格的管理。

药物学是研究药物作用、临床应用、不良反应及用药注意事项的一门学科。其中专门研究药物与机体（包括病原体）相互作用及其规律的学科称为药理学，主要研究内容包括药物效应动力学（简称药效学）和药物代谢动力学（简称药动学），前者研究药物对机体（病原体）的作用及作用机制，后者研究机体对药物的处置过程及药物在体内随时间变化的规律等（见图 0-1）。

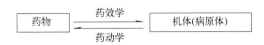

图 0-1 药物与机体（病原体）相互关系示意图

药物根据其来源可分为天然药物、人工合成药物和生物技术药物三类。

（1）**天然药物** 是指从自然界中直接获取并经过加工或提炼的药物，主要包括植物、动作、矿物等来源。有些是直接从天然植物中提取得到的天然活性物质，如丹参滴丸；有些是通过发酵方法得到的抗生素，如青霉素；有很大一部分是以天然活性物质或抗生素为原料，通过化学半合成或生物合成的方法得到的半合成抗生素，如罗红霉素。

（2）**人工合成药物** 通过化学合成方法得到的小分子有机或无机药物，其具有确定的化学结构和明确的药物作用和机制。如解热镇痛药阿司匹林及治疗消化性溃疡的奥美拉唑等。

（3）**生物技术药物** 是指所有以生物物质为原料的各种生物活性物质及其人工合成类似物，以及通过现代生物技术制得的药物，包括细胞因子、重组蛋白质药物、抗体、疫苗等，可用于防治肿瘤、心血管疾病、糖尿病等多种疾病，在临床上已有广泛应用。

 知识拓展

药 食 同 源

汉字"药"的繁体字是"藥"，由"艹"和"樂（乐）"组成，说明药从植物中分化而来。古人在获取食物时，逐渐认识到有些植物对病痛有缓解或治疗作用。这些食物被有目的地使用，最终演变成药物，故有"药食同源"的说法。许多食物也是药物，它们之间并无绝对的分界线，古代医学家将中药的"四性""五味"理论运用到食物之中，认为每种食物也具有"四性""五味"。"药食同源"是说中药与食物是同时起源的。《淮南子·修务训》称："尝百草之滋味，水泉之甘苦，令民知所辟就。当此之时，一日而遇七十毒。"可见神农时代药与食不分，无毒者可就，有毒者当避。

2. 药物的命名

（1）**通用名** 也称为国际非专利药品名称（INN），指在全世界都可通用的名称。凡上市流通的药品的标签、说明书或包装上必须要用通用名称。其命名应当符合《药品通用名称命名原则》的规定，不可用作商标注册。

（2）**化学名** 是根据药物的化学结构式来命名的，以一个母体为基本结构，然后将其他取代基的位置和名称标出，反映了药物的本质，具有规律性、系统性、准确性。化学命名基本原则是从化学结构中选取某特定的部分作为母体，规定母体的位次编排，母体以外的部分均视为其取代基和官能团，手性化合物还需规定其立体构型或几何构型。如：

苯巴比妥

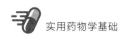

苯巴比妥以嘧啶环及 2、4、6 位酮结构为母体，5-乙基-5-苯基为取代基，其化学名为 5-乙基-5-苯基-2,4,6（$1H,3H,5H$）-嘧啶三酮。

（3）**商品名** 针对上市销售的产品而言，是由药品制造企业为药品流通所起的专用名称，有专利性，受法律和行政保护，不得仿用。

3. 药品的管理

（1）**国家基本药物** 国家基本药物是指适应基本医疗卫生需求，剂型适宜，价格合理，能够保障供应，公众可公平获得的药品。制定政策的目的是要满足广大人民群众防病治病的基本需要，使国家有限的卫生资源得到有效合理的利用，取得最佳的社会效益和经济效益。国家基本药物遴选原则包括防治必需、安全有效、价格合理、使用方便、中西药并重、基本保障、临床首选和基层能够配备。

（2）**药品分类管理** 按照药品安全有效、使用方便的原则，依其品种、规格、适应证、剂量和给药途径不同，将药品分为处方药和非处方药进行管理。

① 处方药（Rx）：是指必须凭执业医师或执业助理医师处方才可调配、购买和使用的药品。

② 非处方药（OTC）：指由国家监督管理部门公布的，不需要凭执业医师或执业助理医师处方，消费者可自行判断、购买和使用的药品。我国遴选非处方药的原则为应用安全、疗效确切、质量稳定、方便使用。非处方药根据其安全性又可分为甲类非处方药和乙类非处方药。乙类非处方药安全性高于甲类，标识为绿色；甲类非处方药标识为红色。甲、乙类非处方药标识见图 0-2。

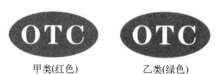

甲类(红色)　　　　乙类(绿色)

图 0-2　甲、乙类非处方药标识

（3）**特殊药品管理** 《药品管理法》规定，国家对麻醉药品、精神药品、医疗用毒性药品、放射性药品实施严格的特殊管理与储存（图 0-3）。

① 麻醉药品：连续应用后易产生生理依赖性（成瘾性）的药品。如阿片类、美沙酮、芬太尼、哌替啶等。

② 精神药品：直接作用于中枢神经系统，使之兴奋或抑制，连续使用能产生依赖性的药品。如三唑仑、曲马多、咖啡因等。

③ 医疗用毒性药品：毒性强烈，治疗剂量与中毒剂量相近，使用不当会使人中毒或死亡的药品。如升汞、三氧化二砷等。

④ 放射性药品：用于临床诊断或者治疗的放射性核素制剂或其标记化合物。如放射性碘、放射性磷等。

麻醉药品　　　精神药品　　　医疗用毒性药品　　　放射性药品

图 0-3　特殊管制药分类

二、药物学的发展简史

1. 古代本草学阶段

药物学发展史是人类在长期的生产实践、活动中对疾病和药物不断认识而发展起来的。中医药作为中华文明的杰出代表，不仅为中华民族的繁衍昌盛作出了卓越贡献，也对世界文明进步产生了积极影响。远古时代人们为了生存，从生活经验中发现某些天然物质可以治疗疾病与伤痛，如大黄导泻、柳皮退热、麻黄止咳等。在民间医药实践经验的积累中，人们记载药物知识，于是出现了"本草"书籍。我国东汉时期的《神农本草经》是中医药理论发展的起源。唐代《新修本草》收载药物 800 余种，是我国乃至世界上第一部由政府颁布的"药典"。明代著名的医药学家李时珍所著的《本草纲目》，全书共 52 卷，约 190 万字，共收载药物 1892 种，插图 1000 余幅，药方 11000 余条，被译成英、日、朝鲜、德、法、俄和拉丁等多种文字，受到国际医药界的广泛重视，至今仍是研究药物的重要参考书籍。

2. 近代药物学阶段

18 世纪以后，化学和生物学的迅速发展为药物学的发展奠定了基础。人们开始从植物中提取活性成分，并对其进行作用部位和作用机制的研究。如德国药师于 1803 年从罂粟中分离提纯出吗啡；随后 1820 年，科学家从金鸡纳树皮中分离出奎宁；1831 年从颠茄及洋金花中提取出阿托品。这些标志着人类对药物本质的认识有了新的突破。1878 年，英国生理学家发现阿托品可以阻断毛果芸香碱的作用，提出了受体概念，为受体学说的建立奠定了基础。这一学说在指导合理用药及研发新药方面具有极重要的意义。

3. 现代药物学阶段

进入 20 世纪，德国微生物学家于 1909 年发现治疗梅毒的药物砷凡纳明，开创了化学治疗时代。20 世纪 30 年代科学家发现"百浪多息"，1940 年青霉素应用于临床。20 世纪 30—50 年代被称为"新药发展的黄金时代"，大量新药不断问世，如目前临床上常用的激素类药物、非甾体抗炎药、多种维生素类药物。20 世纪 50 年代后又在抗精神病、抗高血压、人工合成抗菌药等方面的研究中取得了突破。

我国现代药物学的形成是在 20 世纪 20 年代，陈克恢首先发现麻黄素的药理作用，为推动交感胺类化合物的化学合成奠定了基础，并为从天然产物中寻找开发新药发挥了典范作用。之后，他还发现解救急性氰化物中毒的方法，并被一直沿用。1963 年，顾方舟带领研究小组对自主研发的脊髓灰质炎疫苗进行改进，首创了疫苗糖丸新剂型。顾方舟被称为"中国脊髓灰质炎疫苗"之父。1965 年，我国首先完成了牛胰岛素的全合成，这也是世界上第一个蛋白质的全合成。1994 年，我国自主研发了保肝创新药甘草酸二铵。2011 年，我国首个自主研制的小分子靶向抗肿瘤药盐酸埃克替尼正式上市。我国研发的青蒿素被国外专家誉为"20 世纪后半叶最伟大的发明"，我国药学家屠呦呦（其发现者之一）在 2015 年获得了诺贝尔生理学或医学奖。2017 年，陈薇领衔的科研团队自主研发出全球首个埃博拉疫苗获批新药。近年来，HPV 疫苗、流感疫苗、肺炎疫苗、狂犬疫苗等拥有自主知识产权的创新疫苗面市，彰显了我国生物医药领域的科技创新实力。

药物学的建立和发展与现代科学技术的发展紧密相关。随着分子生物学和细胞生物学的发展，药物学研究将会在其领域取得更深层次的成就。

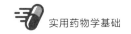

能力训练

要求：采用角色扮演的方式进行工作任务分配，由两名学生分别扮演药师和患者；由教师提供实训素材，完成以下内容。

1. 进行药品说明书的解读，通过沟通向患者介绍：药品名称、使用方法、疗效、不良反应、服药期间的注意事项及禁忌等。

2. 收集化学制剂和中成药药品的说明书，按药理作用、功能主治进行分类整理。

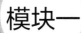

模块一

药物基础知识

思维导图

 思政小课堂

辩证思维：敬畏生命，合理用药

凡事考虑矛盾的两个方面、矛盾的主次区别和矛盾的对立统一关系。药物学中蕴含着丰富的辩证思想。俗话说"药物即毒物"，任何一个药物既有治疗作用，也有伴随而来的不良反应，药物作用的两重性构成了药物矛盾的两个方面。药物的矛盾效应在治疗中存在潜在性，不易察觉，却有较大的危害作用。临床用药过程中既要抓疾病的主要矛盾，又不能忽视疾病的次要矛盾，应"急则治标，缓则治本，标本兼治"。从辩证思维的角度增强对药物学基本知识的理解，不断提升运用辩证思维分析问题、解决问题的能力。

 学前引导

生活中难免会出现头疼脑热，这时很多人会想到服用药物，那么你对药物了解多少呢？其实，药物跟我们一样也有身份证，即药品说明书。你能读懂药品说明书吗？你知道为什么服用感冒药后会嗜睡吗？同样的疾病，服用同样的药物，为什么两个人治疗效果不同？药物的世界充满了神秘之处，本模块将围绕药物的基本知识、药效学、药动学及影响药物作用的因素等问题，带领大家走进药物的世界。

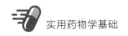

项目一 药效学与用药安全

知识目标

掌握药物的基本作用及药物作用的选择性、治疗作用及不良反应的类型。熟悉效能、效价强度、治疗指数等概念及量效曲线的含义。了解药物作用机制的类型。

能力目标

能够系统说出药物不良反应的类型和表现，通过量效曲线比较药物作用的效能和效价，说出判断药物安全性的指标（半数致死量、半数有效量、治疗指数、安全范围）；能够利用专业教学资源提升自主学习的能力，运用药效学知识为患者解读药品说明书并进行用药指导。

素质目标

认识药效学知识对保障用药安全的重大意义，始终将患者的健康和安全放在首位，在用药相关工作中保持严谨、负责的态度，坚决杜绝因疏忽导致的用药风险。强化敬畏生命、合理用药意识，培养严谨求实的学习态度。

> **案例导入**
>
> 2023 年《国家药品不良反应监测年度报告》数据显示，全年收到的 241.9 万份药品不良反应/事件报告中，按给药途径统计，口服给药占 34.4%。在儿童群体中，年龄越小，用药不良反应就越严重，如滥用、错用耳毒性药物是儿童后天致聋的主因。有数据显示，我国 7 岁以下儿童因不合理使用抗生素造成耳聋的数量，占聋哑儿童总数的 30%~40%。所以，让大众了解用药常识，消除用药盲区，规避滥用药，刻不容缓。
>
> 问题：为什么药物在治疗疾病的同时还会致病？

药效学主要研究药物对机体的作用及其作用机制，为临床合理用药和新药研究提供依据。

一、药物作用

药物作用是指药物与机体细胞间的初始作用。药物效应是指继发于药物作用之后引起机体生理、生化功能或形态改变。药物作用是动因，药物效应是结果，但由于两者意义相近，所以常相互通用。

药物作用

1. 药物的基本作用

（1）**兴奋作用** 凡能使机体原有生理、生化功能增强的作用称为兴奋作用。如肾上腺素升高血压、尼可刹米加快呼吸频率等。

（2）**抑制作用** 凡能使机体原有生理、生化功能减弱的作用称为抑制作用。如地西泮降低中枢神经兴奋性、西咪替丁减少胃酸分泌等。

兴奋和抑制在一定条件下可相互转化。过度兴奋可转入衰竭，是另外一种性质的抑制。

2. 药物作用的方式

（1）**按作用部位**　①局部作用，是指药物吸收入血前，在用药部位产生的作用，如抗酸药氢氧化铝中和胃酸作用；②吸收作用，又称全身作用，是药物从给药部位吸收入血后，分布到机体各组织器官而产生的作用，如口服对乙酰氨基酚的退热作用。

（2）**按作用方式**　①直接作用，又称为原发作用，是药物直接作用于组织或器官引起的效应，如洋地黄被机体吸收，直接作用于心脏，心肌收缩力增强；②间接作用，又称为继发作用，是由直接作用引起的，如洋地黄强心作用的结果是使肾血流量增加，尿量增加，心脏性水肿减轻或消失。

3. 药物作用的选择性

机体不同组织器官对药物的敏感性不同，多数药物在治疗剂量时只对某组织器官有明显作用，而对其他组织器官无明显作用或无作用，称为药物作用的选择性。

药物作用的选择性与药物在体内的分布不均、机体组织细胞的结构不同及生理、生化机能差异等有关。药物的选择性决定了药物在机体的作用范围，是药物分类的基础，也是临床选药的主要依据。选择性高的药物，其作用范围窄，针对性强，不良反应较少；而选择性低的药物，作用范围广，针对性弱，不良反应较多。药物作用的选择性是相对的，常与用药剂量有关，当剂量增大时，其作用范围也扩大，药物作用的选择性随之降低。

4. 药物作用的两重性

（1）**防治作用**　药物既有防治疾病的作用，也可给患者带来不适和危害，即药物作用的两重性。凡符合用药目的或能达到防治疾病效果的作用，称为防治作用。

根据治疗目的不同可分为：

① 预防作用：用药目的在于预防疾病的发生。如接种卡介苗预防结核分枝杆菌感染、使用维生素 D 预防佝偻病等。

② 对因治疗：用药目的在于消除原发致病因子，也称治本。如抗生素抑制或杀灭体内致病性微生物，消除病因，起到防治疾病的作用。

③ 对症治疗：用药目的在于改善疾病症状或减轻患者痛苦，也称治标。如应用解热镇痛药可使高热的患者体温降至正常水平，起到缓解症状作用。

虽然对症治疗不能根除病因，但对于病因未阐明暂时无法根治的疾病，或治疗某些诊断未明的危重急症如休克、高热、疼痛、惊厥、心力衰竭时，对症治疗比对因治疗更为迫切，故应根据患者的具体情况，遵循"急则治其标，缓则治其本，标本兼治"的原则。

（2）**不良反应**　凡不符合用药目的或给患者带来不适或痛苦的反应，称为不良反应。多数不良反应是药物固有的效应，在一般情况下是可以预知的，但不一定能够避免。少数较严重、较难恢复的不良反应，称为药源性疾病，如肼屈嗪引起的红斑狼疮。不良反应可分为以下几种。

① 副作用：药物在治疗剂量时出现的与用药目的无关的作用称为副作用或副反应。产生副作用的原因是药物的选择性低，作用范围广，当其中一种效应作为治疗作用时，其他效应就成为副作用。其特点为：a. 是药物固有的作用；b. 治疗作用与副作用可因用药目的不同而相互转变；c. 一般反应较轻，可以预知但是难以避免。如阿托品缓解胃肠痉挛时，会引起口干、心悸和便秘等副作用；而当用于麻醉前给药时，其抑制腺体分泌作用可减少呼吸

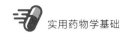

道分泌，可以防止分泌物阻塞呼吸道及吸入性肺炎的发生。

② 毒性反应：指用药剂量过大或用药时间过长，药物在体内蓄积过多引起的危害性反应，一般比较严重，可以预知，也是应该避免的不良反应。急性毒性在短期大量应用药物时发生，多损害循环、呼吸和神经系统功能。长期用药，药物在体内积蓄而缓慢发生者称为慢性毒性，常多损害肝、肾、骨髓、内分泌系统等的功能。有些药物可致癌、致畸、致突变，称为三致反应，也属于慢性毒性反应。临床用药时应注意掌握用药的剂量、间隔时间和疗程，避免毒性反应的发生。

③ 变态反应：是指已被致敏的机体对某些药物产生的一种病理性的免疫反应。其特点为：a. 见于少数过敏体质患者；b. 反应发生与剂量无关，但反应程度与剂量有关；c. 反应性质不尽相同，且不易预知；d. 结构相似的药物可有交叉过敏反应。常见的表现有发热、皮疹、血管神经性水肿、哮喘及血清病样反应，最严重的表现是过敏性休克。如微量青霉素可引起过敏性休克。对于易致敏的药物或过敏体质的患者，用药前应做过敏试验，阳性反应者禁用。

④ 后遗效应：指停药后血药浓度已降至阈浓度以下时仍残存着的药理效应。如服用地西泮后，次日清晨出现乏力、困倦等现象；长期应用糖皮质激素，停药后出现肾上腺皮质功能低下，数月内难以恢复。

⑤ 继发反应：指药物发挥治疗作用所引起的不良后果，又称治疗矛盾。如长期服用广谱抗生素，体内敏感菌被抑制或杀灭，耐药菌大量生长繁殖，导致菌群失调引起新的感染，称为二重感染。

⑥ 停药反应：是指长期应用某种药物，突然停药导致原有疾病症状加剧的现象，又称反跳现象。如长期服用普萘洛尔治疗高血压，突然停药引起血压急剧升高。

⑦ 特异质反应：是指少数患者对某些药物特别敏感，其产生的作用性质可能与常人不同。但其反应性质与药物的固有药理作用相关，且严重程度与剂量成正比。目前认为，这是一类先天性遗传异常所致的反应。如红细胞葡萄糖-6-磷酸脱氢酶缺乏症患者服用伯氨喹、磺胺时可发生严重的溶血性贫血；先天性血浆胆碱酯酶缺乏者在使用骨骼肌松弛药时可产生呼吸肌麻痹、严重窒息的特异质反应。这些都是遗传因素决定的异常。

⑧ 耐受性：是指连续多次用药后机体对药物的敏感性降低，需增加剂量才能保持原有疗效。易引起耐受性的药物有苯巴比妥类、阿片类、硝酸酯类、胰岛素等。如果在短时间内反复用药后很快产生耐受性，称快速耐受性，停药一段时间后可恢复。如连续使用硝酸甘油，一般用药 2~3 周可达高峰，但停药 1~2 周又可迅速消失，重新建立起原来的敏感性。

⑨ 药物依赖性：是指长期应用某些药物后，患者对药物产生主观和客观上需要连续用药的现象。药物依赖性分为：a. 精神依赖性，又称心理依赖性或习惯性，指长期用药后，患者产生欣快、愉快和满足等精神症状，致使患者在精神上有继续用药的强烈欲望。其特点是一旦中断使用，不产生明显的戒断症状，可出现身体多处不舒服的感觉，但可以自制。其原因可能只是一种心理渴求，是主观精神上的渴望，机体无生理生化改变。易产生精神依赖性的药物如苯二氮䓬类等。b. 生理依赖性，又称躯体依赖性或成瘾性，指长期用药后，机体对药物产生适应状态。其特点是一旦中断用药，即可出现强烈的戒断症状，使患者变得身不由己，表现为一系列精神症状和严重的生理功能紊乱，如烦躁不安、流泪、出汗、打哈欠、恶心、呕吐、腹痛、惊厥等，甚至危及生命。易产生躯体依赖性的药物如吗啡、哌替啶

等。国家将其列为麻醉药物，严格管理使用。大多数依赖性药物兼有精神依赖性和躯体依赖性。

二、量效关系和构效关系

1. 量效关系

量效关系是指在一定剂量范围内，药物效应随剂量（浓度）增大而增强。当剂量超过一定限度时，引起质的变化，产生中毒反应，甚至引起死亡。因此，研究量效关系可为临床用药提供参考。

（1）**量效曲线**　以药物剂量或血药浓度为横坐标，药理效应为纵坐标，绘制的曲线称为量效曲线。根据所观察的药理效应指标不同，可分为量反应和质反应量效关系。

① 量反应量效曲线：量反应是指药理效应的强弱呈连续增减变化，可用具体数量或最大效应率表示，如心率、血压、血糖浓度等。以药物剂量（D）或浓度（C）为横坐标，效应强度（E）为纵坐标，获得的直方双曲线如图 1-1（a）所示；如将横坐标改为剂量或浓度的对数值，则呈对称的 S 形曲线，如图 1-1（b）所示，即量反应量效曲线。

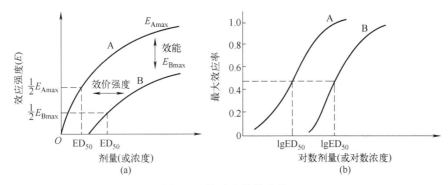

图 1-1　量反应量效曲线

② 质反应量效曲线：质反应是指药理效应表现为反应性质的变化，常以阳性或阴性、全或无、有效或无效的方式表现，如抗体阳性或阴性、死亡或存活等。以剂量或浓度的对数值为横坐标、阳性反应数为纵坐标，则曲线为正态分布曲线，如图 1-2（a）；若纵坐标为累加阳性反应率，则曲线为对称的 S 形曲线，如图 1-2（b）。

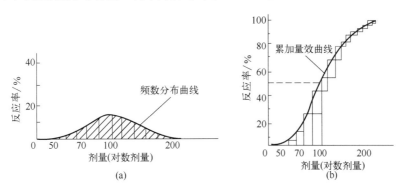

图 1-2　质反应量效曲线

（2）**量效曲线的意义**

① 划分药物剂量：剂量是指一次用药量。在一定范围内，剂量越大，血药浓度越高，

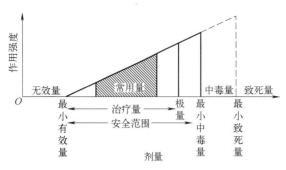

图 1-3　药物剂量与效应的关系

药物作用越强，但超过一定范围，有的药物作用不再增强，甚至会引起中毒、死亡（图 1-3）。

根据药物剂量与效应的关系，剂量可分为：

a. 无效量。指用药剂量过小，不产生药理效应的剂量。

b. 最小有效量。指引起药理效应的最小剂量或最低药物浓度，又称阈剂量。

c. 极量。指能产生最大效应，但未引起毒性反应的量，又称最大治疗量。

d. 治疗量。指最小有效量与极量之间的剂量范围。

e. 常用量。指比最小有效量大，但比极量小的剂量。

f. 最小中毒量和中毒量。引起中毒反应的最小剂量为最小中毒量，而介于最小中毒量与最小致死量之间的量为中毒量。

g. 最小致死量和致死量。药物导致死亡的最小剂量为最小致死量，剂量大于最小致死量时则为致死量。

② 比较药物的效能和效价强度

a. 效能。是指药物产生最大效应的能力，反映药物内在活性的大小。药物效应随着剂量或血药浓度的增加而增强，当效应增强到一定程度后，继续增加剂量或浓度，效应不再继续增强，此时的药物效应称为药物的最大效应（$E_{\max}$），在量反应中称为效能。

b. 效价强度。简称效价，是指引起等效反应（通常指 $50\% E_{\max}$）的相对浓度或剂量，反映药物与受体的亲和力，其数值越小，效价强度越大。

药物的效能与效价强度反映药物的不同性质，具有不同的临床意义，二者并不平行。常用于评价同类药物中不同品种的作用特点。如利尿药以每日排钠量为效能指标进行比较，呋塞米的效能大于氢氯噻嗪，而氢氯噻嗪的效价强度大于呋塞米（图 1-4）。因此，比较两种或两种以上药物时，应从效能和效价强度两项指标综合考虑。

③ 评价药物的效应与安全性：半数有效量和半数致死量分别反映药物治疗效应和毒理效应，治疗指数和安全范围可用于评价药物的安全性。

a. 半数有效量（ED_{50}）。能引起 50% 的实验动物出现阳性反应时的药物剂量。半数有效量越小，说明药物的效价越高。

b. 半数致死量（LD_{50}）。能引起 50% 的实验动物出现死亡时的药物剂量。半数致死量越小，说明药物的毒性越大。

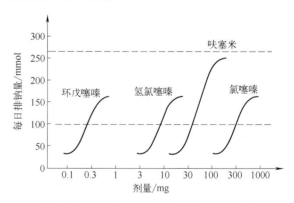

图 1-4　几种利尿药的效能与效价强度比较

c. 治疗指数（TI）。通常指药物的半数致死量（LD_{50}）与半数有效量（ED_{50}）的比值，治疗指数越大，药物相对越安全。但以治疗指数来评价药物的安全性并不完全可靠。如某些药物的 ED_{50} 和 LD_{50} 两条曲线首尾重叠，即其有效量和致死量之间有重叠，参考 1% 致死量（LD_1）与 99% 有效量（ED_{99}）的距离或 5% 致死量（LD_5）与 95% 有效量（ED_{95}）之间的距离来评价药物的安全性更加可靠。

　　d. 安全范围。是指最小有效量和最小中毒量之间的范围，即用 $ED_{95} \sim TD_5$ 或 $ED_{99} \sim TD_1$ 的间距来表示。其数值越大越安全，也是衡量药物安全性的一个指标。

2. 构效关系

　　药物的构效关系是指药物的化学结构与药理效应或毒性之间的关系。药物作用的性质取决于药物的化学结构，结构相似的药物可通过作用于同一靶点，引起相似或相反的效应。如吗啡、可待因结构相似而具有镇痛作用；烯丙吗啡虽与吗啡结构相似，但为吗啡拮抗剂（图 1-5 和表 1-1）。

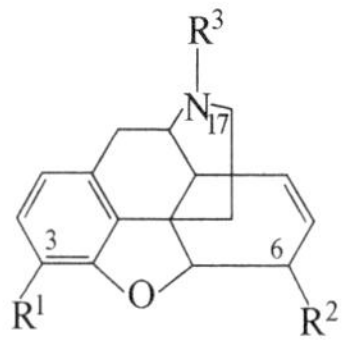

图 1-5　吗啡衍生物的化学结构

表 1-1　吗啡衍生物的作用特点

药物	R^1	R^2	R^3	作用特点
吗啡	—OH	—OH	—CH₃	镇痛、易成瘾
可待因	—OCH₃	—OH	—CH₃	镇痛、止咳
烯丙吗啡	—OH	—OH	—CH₂CH=CH₂	吗啡拮抗剂

　　有些药物结构式相同，但旋光性不同而成为旋光异构体（对映体），它们的药理效应不完全相同。如非甾体抗炎药萘普生，(S)-异构体的抗炎活性优于 (R)-异构体；氯霉素的左旋体有抗菌作用，而右旋体无抗菌作用；左旋体的奎宁有抗疟作用，而右旋体奎尼丁产生的却是抗心律失常作用。了解药物的构效关系可帮助理解药物作用的性质和机制。

三、药物的作用机制

　　药物的作用机制是药效学研究的重要内容，研究药物为什么起作用和如何产生作用。明确药物的作用机制，有助于了解药物的治疗作用和不良反应的本质，从而为提高药物疗效和减少或避免不良反应提供理论依据，保证合理用药和安全用药。

　　根据药物的化学结构和理化性质，药物的作用机制主要包括受体途径和非受体途径。

1. 受体途径

　　受体是存在于细胞膜上、细胞质和细胞核中的大分子蛋白质，能识别、结合特异性配体并产生特定的生物效应。能与受体特异性结合的物质称为配体，包括内源性配体（如神经递质、激素、自身活性物质等）和外源性配体（如药物）。配体与受体结合形成复合物而引起生物效应。

　　药物与受体结合产生效应，必须具备两个条件：①亲和力，即药物与受体结合的能力；②内在活性，即药物与受体结合并激动受体产生最大效应的能力。根据药物与受体结合后所产生的效应不同，可将作用于受体的药物分为以下两类。

　　(1) 受体激动药　指与受体既有亲和力又有内在活性的药物。依据内在活性大小可分为：①完全激动药，有较强的亲和力和内在活性，如吗啡激动阿片受体产生镇痛作用；②部分激动药，有较强的亲和力但内在活性较弱，如喷他佐辛可引起较弱的镇痛效应，但与吗啡合用时，可抑制后者镇痛效应的发挥，见图 1-6（c）。

　　(2) 受体拮抗药　又称受体阻断药，指与受体有较强的亲和力而无内在活性的药物。根据其与受体结合是否具有可逆性，可分为：①竞争性拮抗药，能与受体可逆性结合，与激动药竞争同一受体而拮抗激动药的效应，只降低其亲和力而不降低其内在活性，可使激动药的量效曲线平行右移，最大效应不变，如图 1-6（a）所示；②非竞争性拮抗药，与受体不可逆

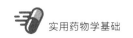

结合，阻碍激动药与受体结合，使其亲和力和内在活性均降低，使激动药量效曲线下移，降低其最大效应，如图 1-6（b）所示。

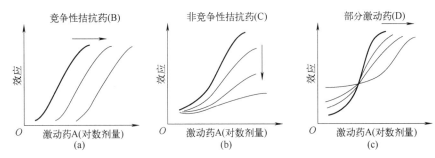

图 1-6 激动药 A 与拮抗药、部分激动药合用时的量效曲线

各图中粗线表示无拮抗药时激动药量效曲线，箭头表示拮抗药浓度增加后量效曲线移动的方向

 知识拓展

受体调节

受体调节是指受体的数量、亲和力和效应在生理、病理和药等因素的影响下而发生的变化，包括向上调节和向下调节。

（1）**向上调节** 受体数量增多，亲和力增大和效应增强。向上调节的受体对药物非常敏感，可使药效增强，此现象称为受体超敏。受体超敏可因长期使用受体拮抗药而造成。如长期应用 β 受体阻断药后，可使 β 受体向上调节，一旦突然停药，会出现反跳现象。

（2）**向下调节** 受体数量减少，亲和力减弱和效应降低。向下调节的受体对药物反应迟钝，药物效应减弱，此现象称为受体脱敏。受体脱敏可因多次使用受体激动药引起，是产生耐受性的原因之一。如长期应用 β 受体激动药异丙肾上腺素，可导致该药疗效逐渐变弱。

2. 非受体途径

（1）**改变理化环境** 如抗酸药中和胃酸用于治疗消化性溃疡；甘露醇提高血浆渗透压，产生脱水作用，可用于治疗脑水肿。

（2）**参与或干扰机体的代谢过程** 如铁制剂参与血红蛋白的合成，治疗缺铁性贫血；抗癌药通过干扰细胞 DNA 或 RNA 代谢过程，治疗恶性肿瘤。

（3）**影响神经递质的释放或激素的分泌** 如麻黄碱能促进去甲肾上腺素能神经末梢释放去甲肾上腺素，产生升压作用，可用于防治麻醉时的低血压；大剂量碘可抑制甲状腺激素的释放，治疗甲状腺危象。

（4）**影响某些酶的活性** 如苯巴比妥可诱导葡萄糖醛酸转移酶，加速胆红素的代谢，用于防治新生儿黄疸；新斯的明可抑制胆碱酯酶，产生拟胆碱作用，用于治疗重症肌无力。

（5）**影响细胞膜离子通道** 如抗高血压药物硝苯地平，通过阻滞血管平滑肌的 Ca^{2+} 通道，减少 Ca^{2+} 内流，引起血管扩张而降低血压。

（6）**影响免疫功能** 如免疫增强药胸腺素可诱导 T 细胞分化成熟，调节成熟 T 细胞的多种功能，从而调节胸腺依赖性免疫应答反应。免疫抑制药环孢素抑制 T 细胞的增殖与分化，用于抑制器官移植后的排斥反应和自身免疫病等。

（7）非特异质作用　某些药物并无特异性作用机制，如消毒防腐药对蛋白质的变性作用，可用于体外消毒防腐。

❮ 能力训练

请同学们围绕药物作用的两重性写一份调查报告，具体要求如下：

1. 选取近 5～10 年内国内外发生的至少两起典型药害事件，确保资料翔实。

2. 通过网络数据库、学术期刊、官方报道等渠道，收集药品名称、临床应用、药害发生的时间及范围等信息。

3. 报告需阐述事件背景、经过和后果；分析药害事件中药物治疗作用与不良反应；从研发、生产、流通、使用环节，分析药害发生原因；针对各环节提出至少三条预防措施。

——— 项目二　药动学与给药方案 ———

❮ 知识目标

掌握药物的体内过程及其影响因素；首过效应、药酶诱导剂、药酶抑制剂、血浆半衰期、肝肠循环、生物利用度的概念。熟悉药动学基本参数及临床意义。了解药物跨膜转运的主要方式及其影响因素。

❮ 能力目标

能够说出药物的体内过程、给药途径对药物作用的影响因素。能够解释临床用药中采用负荷剂量的目的。能够运用药动学基本理论分析临床实际用药过程中的量效、时效关系规律；能够利用专业教学资源提升自主学习的能力，运用药动学知识分析给药方案是否合理。

❮ 素质目标

深刻理解药动学知识在安全、有效用药中的关键作用，树立对患者高度负责的态度，确保临床给药方案的准确性与合理性，保障患者用药安全。

案例导入

一位青年女性患者服用过量对乙酰氨基酚，每天服用含量超过 2000mg，连续服用 5 天。另一位中年男性患者，服用感冒药物后大量饮酒。两例服用感冒药后均出现乏力、纳差、尿黄等症状，检查发现为急性肝功能衰竭。俗话说"是药三分毒"，药既可治病，也能致病。

问题：据世界卫生组织统计，目前全球药物性肝损伤已上升至全球人口死亡病因的第五位，为什么药物性肝损伤患者数量会激增呢？

药动学主要研究药物在体内的过程及体内药物随时间变化的规律，包括药物在体内的吸收、分布、代谢和排泄过程。在临床药物治疗和新药研究过程中按药物体内过程特点及药动学规律可以设计更加合理的给药方案，以期得到最佳疗效和使毒副作用降至最低水平。

一、药物的跨膜转运

药物的体内过程如吸收、分布、代谢和排泄均需要通过各种生物膜，这一过程称为药物

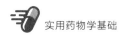

的跨膜转运。药物在体内的跨膜转运的方式主要有以下几种。

1. 被动转运

被动转运也称被动扩散，是指药物从高浓度一侧向低浓度一侧扩散的过程。膜两侧浓度差越大，药物转运的速度越快，多数药物以此方式进行跨膜转运。被动转运不消耗能量，包括简单扩散、滤过、易化扩散三种。

（1）**简单扩散**　又称脂溶扩散，是指脂溶性药物可溶于细胞膜的脂质而透过细胞膜，大多数药物以此种方式进行跨膜转运。其特点为：①不消耗能量；②不需要载体；③无饱和现象；④无竞争性抑制现象。

（2）**滤过**　又称水溶扩散，是指直径小于膜孔的水溶小分子药物、极性或非极性的物质（如水、乙醇、乳酸等水溶性物质，O_2、CO_2 等气体分子），借助膜两侧流体静压和渗透压作用，被水带到低浓度一侧的过程。

（3）**易化扩散**　又称载体转运，是一种不耗能的载体转运和离子通道转运，葡萄糖、氨基酸、核苷酸和一些离子（Na^+、K^+、Ca^{2+} 等）的吸收即采用此种转运方式。其特点为：①不耗能；②载体具有高度特异性；③具有饱和现象；④有竞争性抑制现象。

2. 主动转运

主动转运是指药物借助细胞膜上的特异性载体，从低浓度一侧向高浓度一侧转运。其特点为：①消耗能量；②需载体参与；③有饱和现象；④有竞争性抑制现象。属于主动转运的药物并不多，主要在肾小管、神经元及肝细胞中进行。竞争性抑制在临床用药中具有实用价值，如青霉素主要通过肾小管主动分泌排泄，丙磺舒与青霉素竞争肾小管的分泌可延长青霉素的作用时间。

二、药物的体内过程

药物从给药部位进入机体到药物被机体消除的全过程称为药物的体内过程，包括药物的吸收、分布、代谢和排泄过程。

口服药物
体内过程

1. 吸收

药物从给药部位进入血液循环的过程称为吸收。除静脉注射和静脉滴注给药外，其他给药途径都存在吸收过程。药物吸收的快慢和多少，直接影响药物起效快慢和作用强弱。影响药物吸收的因素主要有以下几方面。

（1）**给药途径**

① 口服给药：口服给药是常用的给药途径，其吸收部位是胃肠道。药物主要以简单扩散的方式吸收。影响因素较多，如药物的剂型、胃肠道的 pH 值、吸收面积、胃肠道分泌与蠕动、与胃肠道内容物的相互作用、局部组织血流量及食物等。此外，胃肠道分泌的酸和酶及肠道内菌群的生化作用均可能在药物未被吸收时遭到破坏，如天然青霉素因被胃酸迅速灭活而口服无效。某些药物口服后通过肠壁或肝脏时首先被其中的酶代谢，使进入体循环的有效药量减少，药效降低，这种现象称为首过效应或首过消除。首过效应比较明显的药物不宜口服给药，如硝酸甘油口服后约 90% 被灭活，口服疗效差，需舌下含服。

② 舌下给药：舌下给药的优点是舌下黏膜血流丰富，不经过门静脉直接进入体循环，可避免首过效应，药物破坏较少，作用较快。但舌下吸收面积小，吸收量有限，故不能成为常规的给药途径，适合经胃肠道吸收时易被破坏或首过效应明显、脂溶性较高、用量较小的

药物，如硝酸甘油、异丙肾上腺素等。

③ 直肠给药：药物经肛门灌肠或使用栓剂置入直肠或结肠，由直肠或结肠黏膜吸收。其优点是防止药物对消化道的刺激，起效快，在一定程度上避免首过效应，从而提高药物的生物利用度。如水合氯醛直肠给药可用于小儿高热惊厥急救。

④ 注射给药：肌内或皮下注射，药物通过毛细血管进入血液循环，其吸收速度主要与局部组织血流量及药物的剂型有关。油剂、混悬剂或胶体制剂比水溶液制剂吸收慢，肌肉组织血流量较皮下组织丰富，故肌内注射一般比皮下注射吸收快。休克患者因外周循环不良，药物肌内注射和皮下注射吸收速度明显减慢，需静脉注射给药才能达到急救的目的。

⑤ 皮肤和黏膜给药：完整皮肤吸收能力较差，只有脂溶性较大的药物才可通过皮肤吸收。皮肤给药可使局部药物浓度升高，故外用药主要发挥局部治疗作用。近年来，利用透皮吸收促进剂如氮酮透皮贴剂、硝苯地平贴剂、芬太尼贴剂、硝酸甘油缓释贴剂等，经皮肤给药后可作用于全身。

此外，鼻腔、口腔、眼部黏膜较薄，内部毛细血管丰富，药物吸收后可进入血液循环，故临床上有滴鼻剂、含片、滴眼剂等，通过黏膜给药对疾病进行局部或全身治疗。

⑥ 吸入给药：肺泡表面积大，血流量丰富，气体、挥发性液体及气雾剂均可从肺泡迅速吸收，可用于麻醉或治疗呼吸系统疾病。如沙丁胺醇气雾剂防治哮喘。

(2) 其他因素

① 药物的理化性质及剂型：一般来说，分子量小、脂溶性高、溶解度大、解离度小的药物易被吸收。同一药物不同剂型，可影响药物吸收的速度及程度，注射剂和溶液剂的吸收较片剂和胶囊剂快，片剂的崩解和胶囊剂的溶解速度是吸收的限速因素，油剂、混悬剂或植入片可在局部滞留，形成贮库，吸收慢但作用持久。

② 吸收环境：药物局部吸收面积、血液循环、局部环境 pH、胃排空速度、肠蠕动的快慢、肠内容物的多少和性质、食物等均可影响药物的吸收。油及脂肪含量高的食物可促进脂溶性药物的吸收。

2. 分布

药物的分布是指药物吸收后随血液循环到达各组织器官的过程。药物的分布不仅与药效有关，而且与毒性有关，对安全用药意义重大。多数药物在体内各组织间的分布不均匀，影响药物分布的主要因素如下。

(1) 药物与血浆蛋白的结合率 药物在血浆中有两种存在形式，一种是结合型药物，一种是游离型药物。大多数药物可与血浆蛋白不同程度地结合，称为结合型药物，未与血浆蛋白结合的药物称为游离型药物。药物与血浆蛋白的结合率（结合型药物占血浆总药物的比例）是决定药物在体内分布的重要因素。结合型药物具有以下特点：①结合是可逆的；②暂时失去药理活性；③结合型药物分子增大，不易跨膜转运；④药物之间具有竞争血浆蛋白结合的置换现象，如抗凝血药华法林 99% 与血浆蛋白结合，当与阿司匹林合用时，结合型的华法林被后者置换出来，使血浆内游离型华法林浓度明显增加，抗凝作用增强，可造成严重的出血。

(2) 药物的理化性质和体液的 pH 脂溶性药物或水溶性小分子药物易通过毛细血管壁，由血液分布到组织；水溶性大分子药物或离子型药物难以通过血管壁进入组织，如甘露醇为水溶性大分子，不易通过血管壁，故静脉给药后，提高血浆渗透压，产生组织脱水作用，可用于治疗脑水肿。

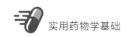

在生理情况下，细胞外液 pH 约为 7.4，细胞内液 pH 约为 7.0，故弱酸性药物在细胞外液解离多，不易进入细胞内；相反，弱碱性药物在细胞外液解离少，较易分布到细胞内。通过改变血液 pH 可改变药物的分布，如临床上在救治苯巴比妥等弱酸性药物中毒时，可碱化尿液，减少药物在肾小管的重吸收，加速药物自尿液排出。

（3）**药物与组织细胞的亲和力**　药物在体内的分布具有一定的选择性，多数药物呈不均匀分布。分布选择性的基础是药物与组织的亲和力，亲和力大，该组织中的药物分布多。如碘主要集中分布在甲状腺，钙沉积于骨骼。有些药物与组织可发生不可逆结合而引起毒性反应，如四环素与钙形成络合物储存于骨骼和牙齿中，能导致小儿生长抑制及牙齿变黄或畸形。

（4）**体内屏障**

① 血脑屏障：是指血液与脑组织之间的一种选择性阻止多种物质由血入脑的屏障。药物的理化性质影响其透过血脑屏障。脂溶性高、分子量小、解离度低、血浆蛋白结合率低的药物易透过血脑屏障；反之，则不易透过。如地西泮，脂溶性高，易透过血脑屏障产生中枢抑制作用，用于治疗失眠。炎症可改变血脑屏障的通透性，如患脑膜炎时，血脑屏障对青霉素的通透性增加，使青霉素在脑脊液中易达到有效治疗浓度。

② 胎盘屏障：是胎盘绒毛与子宫血窦之间的屏障，其通透性与一般的毛细血管无明显差别，几乎所有的药物都能穿透胎盘进入胎儿体内。因此，孕妇应禁用可引起畸胎或对胎儿有毒性的药物。

③ 血眼屏障：是血液与眼部的房水、晶状体和玻璃体等组织之间的屏障。采用全身给药方法很难在眼内达到有效治疗浓度。采用结膜囊给药、结膜下给药或球后注射给药，既能提高眼内药物浓度，又能减少药物的全身不良反应。

（5）**组织、器官血流量**　药物分布的速度、数量与组织、器官血流量有关。高灌注量的心、肝、肺、肾和脑组织，药物分布速度快，药量多；低灌注量的肌肉、皮肤和脂肪等组织，药物分布速度慢，药量少。如静脉注射脂溶性高的硫喷妥钠，首先分布于血流量大、富含脂质的脑组织，呈现麻醉作用。但脂肪组织的数量远多于脑组织，摄取硫喷妥钠的能力很强，故药物可迅速自脑向脂肪组织转移，麻醉作用很快消失，这种现象称为药物的再分布。脂肪组织是脂溶性药物的巨大贮库。

3. 代谢

药物的代谢又称生物转化，是指药物在体内发生结构变化的过程。多数药物主要在肝脏代谢，其次是肠、肾、脑等。

（1）**药物代谢的意义**　多数药物代谢后药理活性减弱或消失，称为灭活；少数药物经代谢后由无活性或活性较低的药物变为有活性或活性强的药物，称为活化。有的药物在体内不被代谢而以原型从肾排出，如青霉素等。大多数药物代谢产物较原药水溶性和极性增加，不易被肾小管吸收，以利于从肾脏排出。因此，代谢是药物自机体消除的重要途径。

（2）**代谢的方式**　体内药物的代谢在酶的催化下进行，有氧化、还原、水解和结合四种方式，可分为两个时相：Ⅰ相反应为氧化、还原或水解反应，多数药物经Ⅰ相反应而灭活，少数转化成活性或毒性代谢物；Ⅱ相反应为结合反应，是药物分子与葡萄糖醛酸、硫酸、乙酰基、甲基、甘氨酸等结合，结合后药物活性降低或灭活，极性和水溶性增加，易于经肾排出。

（3）**药物代谢酶**　药物进行代谢需要酶的催化，体内的药物代谢酶可分为以下两类。

① 特异性酶：存在于血浆、胞浆和线粒体中的多种酶系，催化特定的底物，如胆碱酯酶选择性降解乙酰胆碱。

② 非特异性酶：指肝脏微粒体混合功能酶系统，主要为细胞色素 P450（CYP450）。此酶系统存在于肝细胞的内质网，故又称为肝药酶，其特异性不高，但个体差异较大，受遗传、年龄、营养、病理状态及药物作用等方面的影响。

（4）肝药酶的诱导剂和抑制剂

① 肝药酶诱导剂：能使肝药酶活性增强或合成增多的药物，如苯巴比妥、苯妥英钠、利福平等具有药酶诱导作用，能加速自身和某些药物的代谢而使药效降低。苯巴比妥是典型的酶诱导剂，它能加速华法林的代谢，使其抗凝效果降低。

② 肝药酶抑制剂：能使肝药酶活性减弱或合成减少的药物，如异烟肼、西咪替丁、氯霉素等具有肝药酶抑制作用，能减慢自身和某些药物的代谢而使药效增强。如氯霉素与苯妥英钠合用，可使苯妥英钠在肝内代谢减慢，血药浓度升高，引起毒性反应。

4. 排泄

药物的排泄是指药物及其代谢产物通过排泄器官或分泌器官排出体外的过程。药物排泄的途径主要是肾，其次是消化道、呼吸道、乳腺、汗腺等。

（1）肾脏排泄 肾脏是药物排泄的重要器官。肾脏排泄药物与下列三种方式有关：

① 肾小球滤过：大多数游离型药物及其代谢产物可经肾小球滤过，进入肾小管而排泄。

② 肾小管重吸收：有些药物在经肾小球滤过后，有一部分被肾小管重吸收，因此排泄延缓。肾小管重吸收的多少与药物的脂溶性、解离度、尿液的 pH 有关。脂溶性、非解离型药物重吸收多，排泄慢；而水溶性、解离型药物重吸收少，排泄快。此时，若改变尿液 pH，则可因影响药物的解离度，从而改变药物的重吸收程度。如苯巴比妥、水杨酸等弱酸性药物中毒时，碱化尿液可使药物的重吸收减少，而增加其排泄以解毒。

③ 肾小管分泌：只有极少数的药物可经肾小管主动分泌排泄。当分泌机制相同的药物合用时，可发生竞争性抑制。如丙磺舒与青霉素合用，可与青霉素竞争同一载体，从而抑制青霉素自肾小管主动分泌，使其排泄减慢，血药浓度升高，作用时间延长。

（2）消化道排泄 有些药物及代谢产物可经胆汁进入肠道，随粪便排出。某些药物经胆汁排入肠道时，部分药物可在肠道被再次吸收入血，这种现象称为肝肠循环。肝肠循环具有两方面的临床意义：①可使药物排泄减慢，延长药物的作用时间。如经胆汁排泄的抗生素氨苄西林、头孢哌酮、阿奇霉素等，在胆汁中的浓度可达血药浓度的数倍至数十倍，有利于治疗胆道疾病。②在某些药物中毒时，通过阻断肝肠循环，可促进药物排泄而解毒。如强心苷类药物地高辛中毒时，口服考来烯胺，后者在肠道中与强心苷类药物形成络合物而不被吸收，随粪便排出体外。

（3）其他排泄途径 某些药物如吗啡、阿托品等易从乳汁排出，可对乳儿产生影响，故哺乳期妇女慎用。此外，少数药物也可通过唾液腺、汗腺、肺及皮肤等排泄。

三、药物体内动态变化规律

药物在体内的吸收、分布、代谢和排泄过程是一个连续变化的动态过程，由此产生血药浓度随时间的动态变化，称为药物的速率过程或动力学过程，与药物起效时间、作用持续时间、药物效应密切相关。药动学参数可定量反映药物在体内的动态过程，为临床制订和调整给药方案提供重要依据。

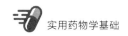

1. 时量关系与时效关系

给药后血药浓度随时间变化而发生变化的规律，称为时量关系。药物效应随时间变化而变化的规律，称为时效关系。若以血药浓度为纵坐标，时间为横坐标绘制曲线图，即为时量曲线或药时曲线（图1-7）。该曲线反映药物吸收、分布与消除之间的相互关系，曲线的上升段表明药物的吸收速率大于消除速率；峰浓度表示分布过程达到动态平衡，此时吸收速率等于消除速率；曲线的下降段表明药物在体内的消除速率大于吸收速率；曲线下面积（AUC）反映药物吸收进入血液循环的相对量。

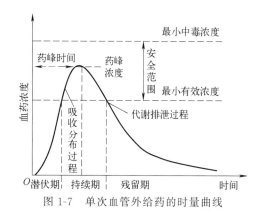

图 1-7　单次血管外给药的时量曲线

2. 药物消除动力学过程

进入血液循环的药物，在体内经代谢和排泄后，血药浓度逐渐下降的过程称为消除。药物在体内的消除主要有两种方式。

（1）**一级动力学消除**　是指药物在单位时间内按恒定比例进行消除，又称为恒比消除。绝大多数药物在治疗量时属于这类消除方式。其特点为：①药物消除速率与血药浓度成正比；②半衰期恒定，与剂量或药物浓度无关。

（2）**零级动力学消除**　是指药物在单位时间内按恒定数量进行消除，又称恒量消除。其特点为：①药物消除速率与血药浓度无关；②半衰期与给药剂量有关，不恒定；③当用药量过大时，血药浓度超过机体恒比消除能力的极限，机体只能以恒定的最大速率使药物自体内消除；④当血药浓度低于机体最大消除能力时，可转变为恒比消除。

有些药物如阿司匹林、苯妥英钠、华法林、乙醇等在低浓度时呈恒比消除，在高浓度时受酶活性或转运机制限制，按恒量消除。具有这类消除特点的药物，在大剂量时消除明显减慢，再增加剂量就会导致血药浓度急剧升高，造成中毒，因此应注意掌握给药剂量，并尽可能进行血药浓度监测。

3. 药动学基本参数及意义

（1）**生物利用度**

① 定义：生物利用度是指血管外给药时吸收进入血液循环的药量占所给总药量的比例（％），是反映药物吸收情况的重要参数，用 F 表示。计算公式为：

$$F = \frac{A}{D} \times 100\%$$

式中，A 为体内药物总量；D 为用药剂量。

静脉给药时药物全部进入血液循环，$F = 100\%$。其他各种给药途径都存在吸收过程，因各种因素影响，$F < 100\%$。根据比较标准的不同，生物利用度可分为绝对生物利用度和相对生物利用度，其计算方式为：

$$\text{绝对生物利用度 } F(\%) = \frac{AUC_{\text{口服制剂}}}{AUC_{\text{静注制剂}}} \times 100\%$$

$$\text{相对生物利用度 } F(\%) = \frac{AUC_{\text{受试制剂}}}{AUC_{\text{标准制剂}}} \times 100\%$$

② 意义：生物利用度是反映药物吸收的指标，可用于评价药物制剂的治疗和生物等效性。绝对生物利用度可用于评价同一药物不同给药途径的吸收程度；相对生物利用度可用于评价不同生产厂家同一制剂或同一厂家不同批号药品间的吸收情况。此外，生物利用度还反映吸收速率对药效的影响，同一药物不同制剂 AUC 相等时，吸收快的药物达峰浓度所需时间短且峰值高。

（2）表观分布容积

① 定义：表观分布容积（V_d）是指当血浆和组织内药物分布达到平衡后，根据血药浓度推算体内药物总量理论上所需体液容积。计算公式为：

$$V_d = \frac{A}{C_0}$$

式中，A 为体内药物总量；C_0 为血浆和组织内药物达到平衡时的血药浓度。

② 意义：a. 各种药物有其固定的 V_d 值。根据 V_d 值和血药浓度可推算出在体内的药量。V_d 值的大小取决于药物的脂溶性、药物与血浆蛋白的结合率及组织蛋白的亲和力。脂溶性低、血浆蛋白结合率高、组织蛋白亲和力低者，V_d 值偏小；反之，V_d 值偏大。b. 可推测药物在体内的分布情况。对于体重 70kg 的正常人：若测得某药的 V_d 为 5L，表示此药大部分分布于血浆；若 V_d 为 10～20L，表示药物分布于细胞外液；若 V_d 为 40L，表示药物分布于全身体液；若 V_d 为 100L 以上，则表示药物在某些组织器官中浓集，如对骨骼肌或脂肪组织有较高亲和力的药物。V_d 越小，药物排泄越快，在体内存留时间越短；V_d 越大，药物排泄越慢，在体内存留时间越长。

（3）半衰期

① 定义：半衰期（$t_{1/2}$）通常指血浆半衰期，即血浆药物浓度下降一半所需的时间，反映了药物在体内的消除速率。多数药物是按恒比方式消除，故半衰期是固定的，不受血浆药物浓度和给药途径的影响，但肝、肾功能不全时，药物半衰期可明显延长，易发生蓄积中毒，应予以注意。

② 意义：a. 确定给药的间隔时间。$t_{1/2}$ 长的药物，给药间隔时间长；$t_{1/2}$ 短则给药间隔时间短，临床采用口服或肌内注射多次给药，常以 1 个 $t_{1/2}$ 为给药间隔时间。b. 推测药物达到稳态血药浓度的时间。连续恒量给药时，约经过 4～5 个 $t_{1/2}$，可达到稳态血药浓度。c. 推测药物从体内基本消除的时间。一次给药后，经过 5 个 $t_{1/2}$，体存药量在 5% 以下，可认为药物已基本消除。d. 作为药物分类的依据。根据半衰期的长短，可将药物分为长效、中效、短效等类药。

（4）稳态血药浓度（C_{ss}）　指按恒比消除的药物，在连续恒速或以 $t_{1/2}$ 为间隔分次恒量给药时，血药浓度将逐渐增高，经 4～5 个 $t_{1/2}$ 药物的吸收速率与消除速率几乎相等，使血药浓度维持在一个相对稳定的水平［图 1-8（a）］。

达到稳态血药浓度越早，药物表现出疗效就越快，因此当临床需要药物迅速显效时，可采用首次负荷剂量给药，后改为维持量，即在第一个半衰期内达到稳态血药浓度［图 1-8（b）］。通常口服药物的负荷剂量为维持量的 2 倍，即"首剂加倍"；静脉滴注时，负荷剂量可采用第一个 $t_{1/2}$ 内滴注剂量的 1.44 倍静脉滴注。

（5）清除率（Cl）　指机体消除器官在单位时间内清除药物的血浆容积，即单位时间内有多少毫升血浆中所含药物被机体清除。多数药物通过肝代谢和肾排泄从体内清除，因此清

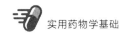

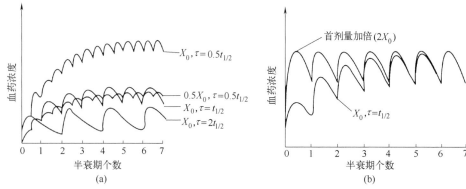

图 1-8　给药方式与达到稳态血药浓度时间的关系

X_0—每次用药剂量；τ—给药间隔时间

除率主要反映肝、肾功能状态，不受血药浓度的影响。对于肝、肾功能不全的患者，应适当调整剂量或延长给药间隔时间，以免过量蓄积中毒。

◀ 能力训练

患者，女，20 岁，就诊前受凉后发热，体温最高 39℃。自行口服布洛芬、头孢克洛后体温降至正常。服药 1 周后患者仍有发热，并出现咳嗽、少痰、不易咳出等症状。入院检查，血常规：白细胞 $4.4\times10^9/L$。肺炎支原体 IgM 抗体（＋），肺部 CT 检查提示炎症。诊断为支原体肺炎。给予阿奇霉素，第一天首剂 500mg，第 2～5 天 250mg/d；盐酸氨溴索口服液每次 10ml，每日两次。

请问：以上药物选择是否合理？阿奇霉素第一天用量为何加倍？

—— 项目三　影响药物作用的因素 ——

◀ 知识目标

掌握生理因素、心理因素、遗传因素、个体差异、病理因素、给药途径、给药时间和给药次数对药物作用的影响。熟悉药物结构、剂量、剂型对药物作用的影响；配伍禁忌、协同作用、拮抗作用。了解其他因素对药物作用的影响。

◀ 能力目标

能熟练说出影响药物作用的药物因素及机体因素；能从配伍禁忌、药动学、药效学等侧面说明药物相互作用的利弊及合理用药原则。

◀ 素质目标

通过对机体因素的分析，理解药物作用因人而异，培养辩证思维。通过药物的相互作用来培养团队合作精神和合理用药的意识。

案例导入

患者，男，45 岁，入院体检，^{14}C 呼气试验阳性，诊断为十二指肠溃疡，给予“四联”疗法，即泮托拉唑 10mg/次、枸橼酸铋钾 220mg/次、呋喃唑酮片 0.1mg/次、阿莫西林胶囊 1.0g/次，疗程 14 天。治疗一周后参加同学聚会饮酒后出现皮肤潮红、心悸、胸闷、头晕等症状。检查：血压 95/60mmHg❶，脉搏 107 次/min，神志清，烦躁，面部潮红，心律齐，四肢活动尚可。诊断为呋喃唑酮引起的双硫仑样反应。

问题：1. 患者为何出现双硫仑样反应？

2. 影响药物作用的因素有哪些？

药物进入机体产生作用的过程中往往受到许多因素的影响，这些因素可影响药物作用的强度，甚至改变药物作用的性质，产生不良反应。因此，熟悉影响药物作用的因素，结合患者的具体情况选择药物，对合理用药，发挥药物最大效应，减少不良反应具有重要的意义。影响药物作用的因素可归纳为机体因素和药物因素。

一、机体方面的因素

1. 年龄

机体的某些生理功能如肝肾功能、体液与体重的比例、血浆蛋白结合率等可因年龄而异，年龄对药物作用的影响以小儿和老年人尤为突出。《中国药典》规定，14 岁以下的用药剂量为儿童剂量，14～60 岁为成人剂量，60 岁以上为老年人剂量。

小儿各种生理功能和自身调节功能都不完善，对药物的敏感性较成年人高，其肝脏对药物的代谢能力和肾脏对药物的排泄能力较差，对药物的消除较慢，易发生毒性反应。如新生儿对氯霉素的消除能力差，易发生蓄积中毒，引起灰婴综合征；8 岁以下的儿童服用四环素可影响骨骼和牙齿的发育。因此，对小儿患者用药必须依据其生理特点，根据体重、年龄或体表面积来计算用药量。

老年人由于各器官功能逐渐衰退，尤其是肝肾功能减弱，对药物的代谢和排泄能力降低，敏感性增强，耐受性较差。如老年人对降压药、利尿药、中枢抑制药等的敏感性较高，易导致严重不良反应；使用氨基糖苷类抗生素易引起听力损害。因此，老年人的用药量一般约为成年人的 3/4。

2. 性别

女性体重一般轻于男性，在使用治疗指数低的药物时，为维持相同效应，女性用药剂量可能低于男性。多数情况下，除性激素类药物外，性别对药物反应的差异并不显著。需要注意的是，女性有月经期、妊娠期、分娩期、哺乳期等特殊生理时期，用药时应慎重考虑。月经期禁用作用强烈的泻药和抗凝血药，以免引起月经过多。妊娠期，特别是妊娠早期，避免使用可能引起胎儿畸形或流产的药物。哺乳期避免使用能进入乳汁的药物，以免对乳儿产生不利影响。

3. 遗传因素

基因是决定药物代谢酶、药物转运蛋白和受体结构及功能表达的结构基础，是药物代谢和药物效应的决定因素。基因组的遗传多样性是导致药物效应的个体和群体差异的重要原因。如 N-乙酰基转移酶活性在人群中呈多态分布，可将人群分为慢型乙酰化代谢者、快型乙酰化代谢者和中间型乙酰化代谢者，不同的乙酰化代谢者对异烟肼、磺胺类等药物的代谢

❶ 1mmHg=133.32Pa。

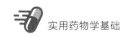

存在差异性，从而影响药物的血药浓度、临床疗效和不良反应。药物的特异质反应也与遗传因素有关，如先天性葡萄糖-6-磷酸脱氢酶缺乏症（又称蚕豆病）患者使用伯氨喹、氯喹、磺胺类、阿司匹林、奎尼丁等药物后易产生溶血性贫血。

4. 精神因素

精神因素对药物作用有一定的影响，患者对医护人员信任，情绪乐观，将对药物疗效产生正面影响；反之，医患关系紧张，患者情绪悲观会对药效产生负面影响。安慰剂（是一种在外观上与药物完全相同，但不含药理活性成分的制剂）的疗效正是精神因素影响的结果，主要通过暗示作用而产生效果。目前，临床上可用安慰剂治疗一些疾病，如头痛、失眠、心绞痛、术后疼痛、神经症等，获得 30%～50% 的疗效。因此，药物治疗时，应注意对用药者的心理疏导，鼓励患者以乐观的态度，正确对待疾病，积极治疗。这样不仅能减轻疾病痛苦的主观感受，还能提高机体对疾病的抵御能力，有利于疾病的治疗。

5. 病理因素

病理状态能改变药物在体内的药动学，并能改变机体对药物的敏感性，从而影响药物的疗效。如营养不良导致低蛋白血症，可使药物与血浆蛋白的结合率降低，游离型药物浓度增多，使药物作用增强，甚至引起毒性反应；肝肾功能不全者，易导致药物在体内蓄积中毒。另外，应该注意患者有无影响药物疗效的潜在性疾病，如氢氯噻嗪加重糖尿病、水杨酸类诱导潜在性溃疡等。

二、药物方面的因素

1. 药物的结构

一般化学结构相似的药物，其作用相似，如喹诺酮类药物的化学结构相似，均具有抗菌作用。但有些药物化学结构相似，其作用却不同，甚至互相拮抗。如维生素 K 与华法林结构相似但作用相反，前者能促进凝血过程，后者能对抗凝血过程。

2. 药物的理化性质

药物的分子大小、脂溶性、极性、溶解度、解离度等均可影响药物的吸收、分布、代谢和排泄，从而影响药物作用的强弱和快慢。有些药物的理化性质不稳定，保存或使用不当会变质失活，甚至对机体造成危害。如青霉素 G 在干粉状态下有效期为 3 年，而在水溶液中极不稳定，须临用前现配；维生素 C、硝酸甘油易氧化等。

3. 药物剂量

药物剂量与药物效应密切相关，一般来说，在治疗剂量范围内，药物的作用随剂量增加而递增。不但程度增强，还能改变作用性质，如镇静催眠药地西泮，在低剂量下即可产生抗焦虑作用，随剂量增加可依次出现镇静催眠、抗惊厥、抗癫痫及中枢性肌肉松弛作用。故临床用药时要根据患者的病情和药物的特点合理选择给药剂量，做到安全、有效。

4. 药物剂型

药物有不同的剂型，如片剂、胶囊剂、颗粒剂、溶液剂、注射剂、气雾剂、栓剂等。同一药物的不同剂型，其吸收的速率和程度不同，生物利用度也不同。口服给药时，液体制剂的吸收比固体制剂快。固体制剂吸收由快到慢的顺序为：胶囊剂＞片剂＞丸剂。肌内注射时，水溶剂＞混悬剂＞油剂。控释制剂和缓释制剂可按要求缓慢释放药物，从而使药物作用持续时间延长，可减少给药次数，并可使血药浓度保持平稳。靶向制剂可使药物定向分布到靶器官，可提高疗效，减少不良反应。如硝苯地平控释制剂每日仅需用药 1 次，硝酸甘油贴片每日给药 1 次。

5. 给药途径

给药途径可直接影响药物效应的快慢和强弱。不同给药途径药效出现快慢的顺序依次是：静脉注射＞吸入给药＞舌下含服＞肌内注射＞皮下注射＞直肠给药＞口服给药＞皮肤给药。对少数药物来说，给药途径不同，药物效应也不同，如硫酸镁口服给药具有导泻和利胆作用，而肌内注射给药则产生抗惊厥和降压作用。因此，临床用药应根据病情需要和制剂特点选择适当的给药途径。

6. 给药时间、次数

给药时间应根据病情需要和药物特点而定。一般来说，饭前服药吸收较好，起效较快；饭后服药吸收较差，起效较慢。有刺激性的药物如水杨酸类，宜饭后服用，可减少对胃肠道的刺激。针对治疗目的的不同，也应有相应的选择，如催眠药应睡前服，降血糖药胰岛素应餐前给药。

正确选择用
药时间

给药次数应根据病情需要，以及药物在体内的清除率而定。通常可参考药物的半衰期。半衰期短的药物，给药次数要相应增加；半衰期长的药物，给药次数相应减少。对毒性大或消除慢的药物，应规定一日的用量和疗程。长期用药应避免蓄积中毒，当患者的肝肾功能不全时，应适当调整给药次数及给药的间隔时间。

 知识拓展

生物节律与服药时间

生物节律主要指一切生物以日为周期的近日节律性，又称昼夜节律，人的生物节律在 24h 内有不同的变化，如体温、血糖含量、基础代谢、激素分泌等。研究生物节律与药物之间关系的学科称为时辰药理学。许多药物的疗效与服药时间密切相关，选择合适的时间服用药物，顺应人体生物节律的变化，不仅能提高疗效，还可以降低药物的副作用。如人体血压波动具有昼夜节律变化，即血压在上午 9～10 时、下午 2～4 时各出现 1 次高峰，睡眠时降至低谷。为有效、平稳控制血压，晨起服用 1 次的长效抗高血压药，或每日服用 2 次，以晨 7 时和下午 3～6 时服药为好。一般高血压患者不宜在睡前或夜间服用抗高血压药，以避免血压于夜间睡眠中过低导致组织灌注不全而诱发缺血性脑卒中，尤其是老年人。

7. 药物相互作用

药物相互作用是指同时或先后使用两种或两种以上药物时引起的药物效应或毒副作用的变化。药物相互作用可能使药效加强或不良反应减少，也可能使药效降低或药物毒性增强。前者为期望的药物相互作用，也是联合用药的目的；后者则为不良的药物相互作用，是联合用药时应注意避免的。药物相互作用可以发生在体外和体内，体内的相互作用又分为药效学和药动学相互作用两个方面。

（1）**药物在体外的相互作用**　是指药物在体外配伍时所发生的物理性或化学性的相互作用（如出现浑浊、沉淀、变色），引起疗效降低或毒性增大的现象称为药物配伍禁忌，如酸

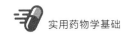

性药物与碱性药物混合，发生中和反应而失效。

（2）**药效学的相互作用**　是指一种药物增强或减弱另一种药物生理作用或药物效应的现象。这种相互作用有以下两种：①协同作用，是指两药合用时引起的效应大于单用效应的总和。如硝酸甘油与普萘洛尔合用抗心绞痛，抗心绞痛作用相加而各药剂量相应减少，不良反应降低；而庆大霉素与呋塞米合用时，耳毒性增强，不良反应加重。②拮抗作用，是指两药的效应小于它们分别作用的总和。如沙丁胺醇能扩张支气管，而普萘洛尔可引起支气管痉挛，两药合用则减弱沙丁胺醇的疗效。

临床上，利用药物间的相互作用增强疗效；而利用拮抗作用减少不良反应或解救药物中毒。如磺胺类药物和甲氧苄啶合用可使抗菌作用明显增强；吗啡中毒时可用阿片受体阻断药纳洛酮解救。

（3）**药动学的相互作用**　是指药物在吸收、分布、代谢和排泄过程中的相互作用。如维生素 C 与铁剂合用可增加其吸收，而四环素与铁剂合用则减少其吸收；阿司匹林与双香豆素竞争血红蛋白而影响其分布，从而增强双香豆素的抗凝血作用，甚至引起自发性出血；西咪替丁与华法林合用，可使华法林代谢减弱，增强其抗凝血作用；丙磺舒可竞争性抑制青霉素和头孢菌素类药物的排泄而延长其半衰期，使青霉素和头孢菌素类药物作用时间延长。

能力训练

李大爷，60 岁，身体健康，近日因生气，感觉头晕目眩，测得血压为 150/115mmHg，认为自己患了高血压。随后服用老伴治疗高血压的硝苯地平，又吃了半个柚子。半小时后突然感觉头晕加重，两眼发黑，四肢无力，摔倒在地，被家人紧急送往医院就诊。

根据上述案例描述，试分析李大爷发生意外摔倒的原因。

—— 项目四　药物的稳定性与配伍变化 ——

知识目标

掌握影响药物稳定性的因素及药物配伍变化；熟悉防止降解变质措施及临床常用药物的配伍禁忌；了解引起药物降解变质的结构特征、反应类型及药物配伍变化的重要性。

能力目标

能够分析药物降解变质的影响因素；能够进行药物配伍不合理处方实例分析。

素质目标

树立安全用药意识，强化职业活动中应遵循的行业规范、应履行的道德责任和义务，培养团队协作能力和严谨求实的学习态度。

案例导入

张大爷家的餐桌靠近暖气，12 月的一天张大爷发现，餐桌上的维生素 C 药片由原来的白色变为黄色。

问题：1. 为什么维生素 C 药片会变色？

2. 张大爷是否还可以继续服用？如何避免药物发生变化？

一、药物的稳定性

1. 概述

药物的稳定性是指原料药及制剂保持其物理、化学、生物学、微生物学性质的能力。稳定性是相对的稳定，是一定时间内、一定条件下的质量变化在可接受范围内的稳定。药物稳定性研究即通过一系列的试验，考虑原料药或制剂的性质在温度、湿度、光线等条件的影响下随时间变化的规律，为药品的生产、包装、贮存、运输条件和有效期的确定提供科学依据，以保障临床用药安全有效。

稳定性研究是药品质量控制研究的主要内容之一，与药品质量研究和质量标准的建立紧密相关。稳定性研究具有阶段性特点，贯穿药品研究与开发的全过程，一般始于药品的临床前研究，包括药品注册前稳定性研究和上市后持续稳定性考察。药物制剂进行稳定性研究是为了科学地进行剂型设计；提高制剂质量；保证用药安全与有效。但多方面因素可对药物制剂稳定性造成影响，导致药物制剂产生有毒物质、降低疗效与增加副作用等，不利于患者的治疗。稳定性研究的考察项目应选择在药品保存期间易于变化，并可能会影响药品的治疗、安全性和有效性的项目，以便客观、全面地反映药品的稳定性。一般考察项目分为物理、化学、生物学和微生物学等几个方面，具体品种的考察项目设置应参考《中国药典》现行版有关规定。

2. 药物的变质反应

药物的变质反应是指药物在生产、运输、贮存、调配和使用等各个环节中发生的化学变化而导致药物质量发生改变的过程。药物变质反应的内在决定因素是药物的化学结构，因此药物的变质反应是药物的固有属性。如温度、湿度、酸或碱、光照、空气等外部条件发生改变，经过一定时间的作用，药物化学结构中某些官能团或化学键发生化学反应，即可发生变质反应。药物的变质反应主要有水解、氧化、异构化、脱羧及聚合反应等。其中，水解和氧化反应是药物最常见的变质反应。

（1）药物的水解反应　水分的广泛存在和药物结构中含有易水解的官能团，使水解反应成为药物常见和重要的变质反应之一。化学结构中含有水解基团的药物有盐类药物、羧酸衍生物（如酯及内酯、酰胺及内酰胺、酰脲及内酰脲、酰肼等）类药物、苷类及多聚糖类药物、肟类药物、活泼卤羟类药物等。其中含酰基的羧酸衍生物最常见。

影响药物水解的外界因素：①水分是药物水解的必要条件，药物在相对湿度愈大、药物的结晶愈细时，接触湿空气愈多，愈易水解，所以易水解的药物在贮存时，应避免与潮湿空气接触。②药物的水解速度与溶液的酸碱度（pH 值）有关，一般来说溶液的 pH 值愈大，愈易水解。将溶液调节至水解速度最小的 pH 值，是延缓药物水解的常用有效方法。③药物的水解速度与溶液的温度变化有关，一般来说温度升高，水解速度加快，实验规律为，温度每升高 $10\,^{\circ}\mathrm{C}$，水解反应速度增加 $2\sim4$ 倍，在药物生产和贮存过程中要注意控制温度。④某些重金属离子的存在可促使药物的水解，故在药物溶液中加入配合剂乙二胺四乙酸二钠（0.05%），以缓解药物的水解。

（2）药物的氧化还原反应　药物的氧化性和还原性是常见而重要的性质。具还原性的药物是指易被空气中的氧气或化学氧化剂所氧化的药物；具氧化性的药物即为能被还原剂所还原的药物。具有还原性的药物较具氧化性的药物数量多，这些药物都存在着被氧化破坏的可能，因此是药物稳定性研究的重点对象。易发生氧化还原反应的药物，其化学结构式中通常含有碳碳

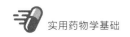

双键（C═C）、羟基（—OH）、氨基（—NH₂）、巯基（—SH）、醛基（—CHO）等基团。

3. 影响药物稳定性的因素

影响药物稳定性的因素有内在因素和外在因素。内在因素主要是药物的化学结构（包括药物的空间结构和旋光性），药物内在的影响因素对药物的稳定性起到决定作用。外在因素包括生产过程中的重金属离子，药物制剂过程中添加的辅料，包装材料，以及贮存环境如温度、湿度、光线、pH和空气等。此外药物稳定性的影响因素还可以分为化学因素和物理因素。

（1）**化学因素**　影响药物稳定性的化学因素主要有酸碱度、金属离子、溶剂、离子强度、表面活性剂、某些辅料等。

① pH：许多药物的降解常受 H⁺ 或 OH⁻ 催化水解，其降解速度随 pH 的改变而改变。当 pH 较高时，可加速 OH⁻ 催化；当 pH 较低时，则加速 H⁺ 的催化。为了降低药物的降解速度，将溶液的 pH 调节至最稳定的 pH 范围，常用的 pH 调节剂是盐酸与氢氧化钠。

② 金属离子：制剂中的微量金属离子主要来自原辅料、溶剂、容器以及操作过程中使用的工具等。铜、铁、钴、镍、锌、铅等金属离子都有促进氧化的作用，它们主要是缩短氧化作用的诱导期，加快游离基生成的速度。要避免金属离子的影响，应选用纯度较高的原辅料，操作过程中不要使用金属器具，处方中加入螯合剂，如依地酸盐、枸橼酸、酒石酸、磷酸、二羟乙基甘氨酸等与抗氧剂联合使用，抗氧效果更佳。

③ 溶剂：对于易水解的药物，有时采用非水溶剂，如乙醇、丙二醇、甘油等来提高药物的稳定性。含有非水溶剂的注射液有苯巴比妥注射液、地西泮注射液等。

④ 离子强度：在制剂处方中，往往加入电解质调节等渗或加入盐防止氧化，加入缓冲剂调节 pH，因而存在离子强度对药物降解速度的影响。

（2）**物理因素**　影响药物稳定性的物理因素主要有温度、光照、水分、包装材料等。

① 温度：温度过高或过低都能使药品变质。因此，药品在贮存时要根据其不同性质选择适宜的温度。如青霉素加水溶解后，在 25℃ 放置 24 小时，即大部分失效；又如脊髓灰质炎疫苗温度过高，会很快失效，而温度过低又易引起冻结或析出沉淀。

② 光照：由于药物制剂中普遍含有化学成分，而一些化学成分又对光线格外敏感，如一些化学成分受到光照就会与空气、水发生氧化反应。当这些化学成分添加到药物制剂中时，当遇到光照就必然会使药物制剂发生化学反应。如核黄素、维生素 A 等药物遇到光照就会发生化学反应，导致其质量发生改变，稳定性降低。

③ 水分：水分在药物制剂反应期间起到了不可或缺的作用，而生产、储存环境内水分均可引起药物制剂反应，特别对于口服固体制剂而言，其受到的湿度影响更大。制剂长时间处于湿度环境内可形成表面水化膜，引起药物制剂的降解反应，如维生素 C 片、硫酸亚铁、青霉素盐类粉针等。现有研究指出湿度与制剂降解速度成正比，即湿度越大制剂降解速度越快。

④ 包装材料：包装材料对于药品制剂稳定性的影响较突出，如包装材料密封性不足，导致药物制剂受到外部环境影响，影响其稳定性；另有部分制剂甚至可与包装材料产生化学反应，大大降低了药物制剂稳定性，无法确保药物的安全使用。

 知识拓展

药物稳定性试验与有效期关系

稳定性试验包括影响因素试验、加速试验和长期留样试验。影响因素试验的目的是明确药品可能的降解途径，初步确定药品的包装、贮藏条件和加速试验的条件，同时验证处方的合理性和分析方法的可行性；加速试验的目的是明确药品在偏离正常贮藏条件下的降解情况，确定长期留样试验的条件；长期留样试验的目的是确认影响因素试验和加速试验的结果，明确药品稳定性的变化情况，确定药品的有效期。每个试验的条件依次变得更加苛刻，在试验过程中，将提供一系列相应的数据，来判断生产出来的药品在拟定的储存条件下是否稳定，是否可以长期保存，进而确定产品的有效期。但根据稳定性试验数据，推算产品的有效期，通常为药品注册申报时有效期的确定提供参考；通过对样品稳定性试验数据进行分析，推算产品的稳定期限，其结果只是预测值，并不代表产品实际的有效期，研究者仍需对上市产品继续进行长期留样的稳定性研究，以验证并确定产品实际的有效期。

二、药物的配伍变化

1. 概述

药物的配伍变化一般指在药品生产或临床使用过程中，将两种或两种以上药物混合在一起或联合使用出现的物理、化学和药理学方面各种各样的变化，包括合理性配伍变化和不合理性配伍变化。配伍变化符合用药目的和临床治疗需要的称为合理性配伍变化；否则称为不合理性配伍变化。不合理性配伍变化能设法纠正的称为配伍困难；否则称为配伍禁忌。

配伍禁忌是指两种以上药物混合使用或药物制成制剂时，发生体外的相互作用，出现使药物中和、水解、破坏失效等理化反应，可能发生浑浊，产生沉淀、气体及变色等外观异常的现象。有些药物配伍导致药物的治疗作用减弱，使治疗失败；有些药物配伍导致副作用或毒性增强，引起严重不良反应；还有些药物配伍导致治疗作用过度增强，超出机体所能耐受的能力，可引起不良反应，这些配伍均属于配伍禁忌。

临床上常采用药物配伍，其目的为：①预期某些药物产生协同作用，以增强疗效，如复方阿司匹林片、复方降压片等；②提高疗效、减少副作用，减少或延缓耐药性的产生等，如阿莫西林与克拉维酸钾配伍、磺胺药与甲氧苄啶配伍；③利用药物间的拮抗作用以克服某些副作用，如吗啡镇痛时常与阿托品配伍，以消除吗啡对中枢的抑制作用及对胆道、输尿管及支气管平滑肌的兴奋作用；④为了预防或治疗并发症而加用其他药物等，如硝苯地平与格列美脲合用可以治疗高血压和糖尿病。

2. 药物配伍变化的类型

根据药物与制剂组成的理化及药理性质，预测药物配伍变化，探讨产生变化的原因，并给出正确的处理方法，以保证用药安全、有效。从配伍的意愿角度分为有意与无意配伍；从配伍引起的后果可分为绝对不能配伍（配伍禁忌）与非绝对不能配伍；从配伍引起后果的性质可分为物理配伍变化、化学配伍变化与药理配伍变化。

（1）物理配伍变化　物理配伍变化是某些药物互相混合发生物理变化，即改变了原先药物的溶解度、外观形状等物理性状，如产生沉淀、潮解、液化、结块和粒径变化等，致使药物制剂不符合质量标准或医疗的需要。常见物理配伍变化有：

① 溶解度的改变：不同性质溶剂制成的液体制剂配合作用时，药物会因在混合溶液体系中溶解度降低而析出沉沉，或产生分层现象。如酊剂、醑剂、流浸膏等以乙醇为溶剂，若与某些药物的水溶液配合，有效成分可能析出。含蛋白质多的水溶液若加入过量的乙醇能产生沉淀。

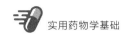

② 吸湿、潮解、液化和结块：吸湿性强的药物或制剂如干浸膏、冲剂、乳酶生、干酵母等在配伍时，或在制备、应用与贮存中易发生吸湿潮解。能形成低共熔混合物的药物配伍时，可发生液化。如牙科常用的消毒剂、止痛剂是利用苯酚与樟脑或苯酚、麝香草酚与薄荷脑的低共熔作用而制成的液体滴牙剂。散剂、颗粒剂吸湿后会逐渐干燥而引起结块。

③ 分散状态与粒径的变化：乳剂、混悬剂中分散相的粒径可因与其他药物配伍，或因久贮后而粒径变粗，或分散相聚结或凝聚而分层或析出，导致使用不便或分剂量不均，甚至使药物的生物利用度下降。

（2）**化学配伍变化**　化学配伍变化是指药物之间发生了化学反应（氧化、还原、分解、水解、取代、聚合等），产生沉淀、变色、产气、爆炸等现象。化学配伍变化导致药物成分、疗效改变，产生毒副作用等观察不到的情况更应引起注意。

① 变色：因药物制剂配伍引起氧化、还原、聚合、分解等反应时，可产生有色化合物使颜色发生变化，变色现象在光照、高温、高湿环境中反应更快。如维生素 C 与烟酰胺，即使干燥粉末混合也会产生橙红色；多巴胺注射液与碳酸氢钠注射液配伍会逐渐变成粉红至紫红色；氨茶碱或异烟肼与乳糖粉末混合变成黄色。

② 浑浊或沉淀：液体剂型配伍不当可产生此现象。产生原因：a. pH 改变，产生沉淀。由难溶性碱或酸制成的可溶性盐，因 pH 值的改变而出现沉淀，如水杨酸钠或苯巴比妥钠水溶液因水解遇酸或酸性药物后，会析出水杨酸或巴比妥酸。b. 水解产生沉淀。如苯巴比妥钠水溶液因水解反应能产生无效的苯乙基乙酰脲沉淀；硫酸锌在中性或弱碱性溶液中易水解生成氢氧化锌沉淀。c. 生物碱盐溶液的沉淀。大多数生物碱盐的溶液，当与鞣酸、碘、碘化钾、乌洛托品等相遇时能产生沉淀，如小檗碱与黄芩苷在溶液中能产生难溶性沉淀。d. 复分解产生沉淀。如硫酸镁遇可溶性的钙盐、碳酸氢钠或某些碱性较强的溶液时均产生沉淀。

③ 产气：药物配伍时偶尔会发生产气现象，如溴化铵、氯化铵或乌洛托品与强碱性药物配伍，溴化铵与利尿药配伍，可分解产生氨气。但有些药物配伍后产生气体属于正常现象，如含漱用的复方硼酸钠溶液、碱性芳香溶液，在配制时产生二氧化碳是正常现象；泡腾散剂、泡腾片在服用时，却是利用其所产生的二氧化碳。

④ 分解破坏、疗效下降：许多药物在固体状态或溶液中加入一定的稳定剂时，处于较稳定的状态，但当与一些药物制剂配伍后，原来的条件如 pH、离子强度、溶剂等发生变化而变得不稳定。如维生素 B_{12} 与维生素 C 混合制成溶液时，维生素 B_{12} 的效价显著降低；乳酸环丙沙星与甲硝唑混合不久，甲硝唑浓度降为 90%；红霉素乳糖酸盐与葡萄糖氯化钠注射液配伍（pH 为 4.5），6h 效价降低约 12%，如与一些药物配伍后 pH 下降至 4.0 左右，则 6h 会失效 50% 以上（25℃）。

⑤ 爆炸：大多数由强氧化剂与强还原剂配伍使用引起，如氯化钾与硫、高锰酸钾与甘油、强氧化剂与蔗糖或葡萄糖等混合研磨时可能发生爆炸；碘与氧化氨基汞混合研磨能产生碘化氮，如有乙醇存在可引起爆炸。

◁ 能力训练

一位糖尿病患者，使用胰岛素笔注射胰岛素。他习惯将胰岛素笔放在汽车仪表盘上，方便随时取用。但该患者近期血糖控制不佳，检测发现胰岛素注射剂量无误。请从药物稳定性角度分析血糖控制不佳的可能原因，并给出合理建议。

思维导图

模块二

传出神经系统疾病用药

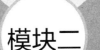
法治意识：遵纪守法，诚实守信

《本草纲目》记载麻黄有发汗散寒，宣肺平喘，利水消肿的功效。我国东汉时期医圣张仲景用"麻杏石甘汤"治疗感冒、发热、头痛。后来人们从麻黄中分离出"麻黄碱"。真正把麻黄碱研究透彻的是中国药理学研究创始人陈克恢，他通过大量的药理研究实验发现，麻黄碱可以使中枢神经产生兴奋，拥有与人体分泌的肾上腺素类似的作用。自此麻黄碱成了国际瞩目的新药物，含麻黄碱类的药品成为治疗过敏性疾病、百日咳和支气管哮喘等疾病的良药。虽说麻黄碱在医学上颇有作用，但有些运动员用其兴奋作用来寻求所谓的捷径。因此，麻黄碱类的药品也属于国际奥委会严格禁止的兴奋剂。又因其化学结构与某种毒品相似，也被不法分子用来非法制作成冰毒。值得注意的是，麻黄碱本身并不是毒品。在我国《易制毒化学品管理条例》中，麻黄碱属于重点监控物品范围的易制毒化学品，含麻黄碱的药品要严格遵守管控类药品管理制度，依法销售。

学前引导

传出神经系统是外周神经系统的重要组成部分之一，它负责把中枢神经系统的兴奋传到全身各个组织效应器而发挥作用。因此，作用于传出神经系统的药物在临床上应用广泛，如心血管、内分泌、呼吸及眼科等领域疾病的治疗。本模块将对治疗传出神经系统疾病各代表药物的药理作用、临床应用及不良反应等内容展开学习讨论。

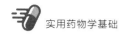

项目一　传出神经系统药物作用基础

❮ 知识目标

掌握传出神经系统受体的分类、分布及效应。熟悉传出神经系统药物的分类及代表药物。了解传出神经系统的分类及药物作用机制。

❮ 能力目标

能说出传出神经系统的递质、受体及生理功能。能归纳传出神经系统药物的基本作用。能够对传出神经系统药物进行分类和比较。初步学会分析、解释传出神经系统药物的处方合理性，具备提供用药咨询服务的能力。

❮ 素质目标

增强对药学严谨性的认识，树立安全、合理用药的意识。培养团队协作精神，在小组讨论和学习中共同进步，提升交流沟通能力。

> **案例导入**
>
> 　　患者，男，52岁，因误食毒蘑菇后出现恶心、呕吐、腹泻，伴有大汗、胸闷、周身乏力、呼吸急促入院。检查：体温36.5℃，脉搏65次/min，呼吸频率18次/min，血压102/70mmHg，瞳孔缩小。诊断：毒蕈碱样中毒。治疗：催吐、洗胃、导泻、补液，给予阿托品1～2mg静脉注射，每15～30min一次。
>
> 　　问题：1. 毒蕈碱样中毒时对传出神经系统有何影响？
>
> 　　2. 患者出现的症状与什么受体被激动有关？

传出神经是指将中枢神经系统发出的冲动传至效应器，以支配效应器活动的一类神经。传出神经系统药物主要通过影响神经递质或直接作用于受体而发挥药理作用。

一、传出神经系统分类

1. 按解剖学分类

传出神经系统包括支配内脏活动（心脏、平滑肌和腺体等效应器）的自主神经系统和支配骨骼肌活动的运动神经系统两大类。自主神经系统包括交感神经系统和副交感神经系统两部分，体内大多数器官受交感神经和副交感神经的双重支配（如图2-1）。

2. 按释放的神经递质分类

当神经冲动到达神经末梢时，突触部位从末梢释放出的化学传递物质称为递质。作用于传出神经系统的药物主要在突触部位通过影响递质或受体而发挥作用。

传出神经系统的递质主要有乙酰胆碱（ACh）和去甲肾上腺素（NA）。根据神经末梢释放递质的不同，可将其分为胆碱能神经和去甲肾上腺素能神经（表2-1）。

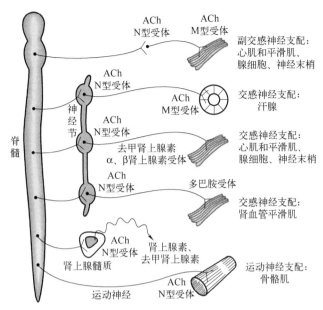

图 2-1　传出神经系统分类及受体示意图

ACh—乙酰胆碱；M 型受体—毒蕈碱型受体；N 型受体—烟碱型受体

表 2-1　传出神经系统分类及递质

分类	传出神经	递质	递质消除
胆碱能神经	①交感神经和副交感神经节前纤维；②副交感神经节后纤维；③极少数交感神经节后纤维；④运动神经	乙酰胆碱（ACh）	被胆碱酯酶水解
去甲肾上腺素能神经	绝大部分交感神经节后纤维	去甲肾上腺素（NA）	绝大部分被再摄取,极少数被单胺氧化酶（MAO）和儿茶酚-O-甲基转移酶（COMT）破坏

 知识拓展

受体学说的提出

神经末梢释放神经递质后，肌肉和腺体有相应的"接受器"吗？——当然有。但这个"接受器"的发现，却是几代科学家走过一百余年才逐步完善的。1878 年，英国生理学家在研究中发现药物可通过细胞膜上某一个专一的作用部位来改变细胞反应，将这种专一的作用部位称为"接受物质"。这是受体学说最早的萌芽期。1908 年，德国学者真正最早提出受体概念。在研究抗寄生虫药物中发现，如果将药物的化学结构稍加改变，其抗虫效力就会发生很大变化，抗体对抗原具有高度特异性，并提出药物与相应的受体结合而产生作用。把能与化学药物起作用的假想的特殊化学基团称为受体。药物与受体结合，就好比"钥匙"和"锁"，正所谓"一把钥匙开一把锁"。之后又有学者提出经典的受体-占领学说。随着分子生物学技术的迅猛发展，尤其我国科学家采用 α-银环蛇毒素与 N 受体结合，分离提纯了 N 受体蛋白，并测定了其分子量，为受体学说的完善提供了坚实的基础。现代药理学分支受体药

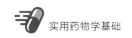

理学的产生不仅推进了药理作用机制的研究，也推动了新药的研制，更推动了生命科学的发展。

二、传出神经系统受体分布及效应

受体的命名常根据能与之选择性结合的递质或药物而定。能与乙酰胆碱结合的受体称为胆碱受体，可分为毒蕈碱型胆碱受体（M 受体）和烟碱型胆碱受体（N 受体）；能与去甲肾上腺素（NA）或肾上腺素（AD）结合的受体称为肾上腺素受体，分为 α 肾上腺素受体和 β 肾上腺素受体。传出神经受体效应总结如表 2-2。

表 2-2　传出神经受体与效应

效应器		胆碱能神经元兴奋		去甲肾上腺素能神经元兴奋	
		受体	效应	受体	效应
心脏	心肌	M_2	收缩力减弱	β_1	收缩力增强
	窦房结	M_2	心率减慢	β_1	心率加快
	传导系统	M_2	传导减慢	β_1	传导加快
血管	皮肤、黏膜、内脏			α	收缩
	骨骼肌血管			β_2、α	扩张（占优势）、收缩
	冠状动脉			β_2	舒张
内脏平滑肌	支气管	M_3	收缩	β_2	舒张
	胃肠壁	M_3	收缩	α_2、β_2	舒张
	膀胱壁	M_3	收缩	β_2	舒张
	胃肠括约肌	M_3	舒张	α_1	收缩
	膀胱括约肌	M_3	舒张	α_1	收缩
	子宫	M_3	收缩	β_2、α	舒张（占优势）、收缩

三、传出神经系统药物作用方式

1. 直接作用于受体

许多传出神经系统药物能直接与受体结合而产生作用，如结合后产生与递质相似作用的药物，称为激动药；反之，妨碍递质与受体的结合，从而阻断冲动的传递，产生与递质相反作用的药物，称为阻断药或拮抗药。

2. 影响递质

（1）**影响递质合成**　仅作为药理学研究工具药，无临床应用价值。

（2）**影响递质贮存**　如利血平通过抑制突触前膜对递质 NA 的再摄取，影响囊泡内递质的贮存而发挥减压作用。

（3）**影响递质释放**　如麻黄碱和间羟胺除了直接激动肾上腺素受体外，还能促进 NA 释放而发挥拟肾上腺素作用。

四、传出神经系统药物的分类

根据传出神经系统药物的作用性质（激动或拮抗）和对不同类型受体的选择性，将其分类如下（表 2-3）。

表 2-3　传出神经系统药物分类及其代表药物

受体激动药	受体阻断药
1. 胆碱受体激动药	1. 胆碱受体阻断药
（1）M、N 受体激动药（卡巴胆碱）	（1）M 受体阻断药（阿托品）
（2）M 受体激动药（毛果芸香碱）	（2）N_1 受体阻断药（美卡拉明）
（3）N 受体激动药（烟碱）	（3）N_2 受体阻断药（筒箭毒碱 ）
2. 抗胆碱酯酶药（新斯的明）	2. 胆碱酯酶复活药（碘解磷定）
3. 肾上腺素受体激动药	3. 肾上腺素受体阻断药
（1）α、β 受体激动药（肾上腺素、麻黄碱）	（1）α、β 受体阻断药（拉贝洛尔）
（2）α 受体激动药	（2）α 受体阻断药
①α_1、α_2 受体激动药（去甲肾上腺素）	①α_1、α_2 受体阻断药（酚妥拉明）
②α_1 受体激动药（去氧肾上腺素）	②α_1 受体阻断药（哌唑嗪）
③α_2 受体激动药（可乐定）	③α_2 受体阻断药（育亨宾）
（3）β 受体激动药	（3）β 受体阻断药
①β_1、β_2 受体激动药（异丙肾上腺素）	①β_1、β_2 受体阻断药（普萘洛尔）
②β_1 受体激动药（多巴酚丁胺）	②β_1 受体阻断药（美托洛尔）
③β_2 受体激动药（沙丁胺醇）	

能力训练

患者，女，14 岁，喝了 100ml 敌草快，随后口吐白沫、呼吸困难紧急入院。入院后出现深度昏迷状态，双瞳孔等大等圆，对光反射消失，口唇发绀，全身湿冷，大小便失禁。查体：体温 35℃，脉搏 140 次/min，呼吸频率 14 次/min，血压 95/65mmHg。诊断为：有机磷酸酯类急性中毒。治疗：立即用 2％碳酸氢钠溶液洗胃，阿托品肌注，碘解磷定滴注。

请问：1. 处方中各药物的用药目的是什么？

2. 有机磷酸酯类急性中毒出现的症状与什么受体效应有关？

项目二　影响胆碱能神经系统药物应用

知识目标

掌握毛果芸香碱、新斯的明、阿托品的药理作用、临床应用、不良反应及注意事项。熟悉山莨菪碱、东莨菪碱的药理作用、临床应用、不良反应及注意事项。了解其他拟胆碱药和抗胆碱药的作用特点及化学结构。

能力目标

根据患者疾病及药物作用特点，分析处方的合理性；能够与患者及其家属进行沟通，指导青光眼、重症肌无力患者安全合理用药。

素质目标

通过讲授有机磷酸酯类药物中毒后的临床表现和解救方法，引导树立正确的人生观、培养强大的人生自信，理解生命的意义，珍爱生命。

案例导入

患者，男，50 岁。右眼间断胀痛，伴右侧剧烈头痛两年多，每次过度劳累或情绪激动时加重，休息数日可缓解，未经过治疗。2 天前因右眼剧烈胀痛，视物模糊，在电灯泡周围可见彩虹，畏光，流泪，就诊。入院检查：右眼视力 0.2，左眼视力 0.4；右

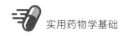

眼眼压 58mmHg；左眼眼压 21mmHg；对光反射消失，晶状体混浊、膨胀，右眼混合充血，前房角显著变浅、闭塞。诊断：双眼原发性急性闭角型青光眼，右眼急性发作期，左眼临床前期。治疗：20％甘露醇静脉滴注；1％毛果芸香碱滴眼剂。

问题：1. 毛果芸香碱属于哪类药物？为什么用于治疗闭角型青光眼？

2. 毛果芸香碱滴眼时需要注意什么？

影响胆碱能神经系统药物是指能影响神经末梢释放乙酰胆碱作用或改变胆碱酯酶活性的一类药物，包括拟胆碱药和抗胆碱药。

一、拟胆碱药

凡与乙酰胆碱作用相似的药物，统称为拟胆碱药。按其作用原理不同，可分为胆碱受体激动药和胆碱酯酶抑制药。

毛果芸香碱

1. 胆碱受体激动药

胆碱受体激动药是一类与胆碱受体结合并激动胆碱受体，产生与乙酰胆碱相似作用的药物。

硝酸毛果芸香碱

毛果芸香碱是从毛果芸香属植物中提取出的生物碱，现已实现人工合成，常用其硝酸盐。

【化学名】 4-[(1-甲基-1H-咪唑-5-基）甲基]-3-乙基二氢-2（3H)-呋喃酮硝酸盐。

【性状】 本品为无色结晶或白色结晶性粉末；无臭；遇光易变质。在水中易溶，在乙醇中微溶，在三氯甲烷或乙醚中不溶。

【药理作用】 直接激动 M 受体，产生 M 样作用，对眼和腺体作用最为明显。

（1）作用于眼 拟胆碱药和抗胆碱药对眼的作用见图 2-2。

① 缩瞳：激动瞳孔括约肌 M 受体，使瞳孔括约肌向瞳孔中心方向收缩，瞳孔缩小。

② 降低眼内压：毛果芸香碱通过缩瞳作用使虹膜向瞳孔中心拉紧，虹膜根部变薄，前房角间隙扩大，房水易于通过巩膜静脉窦进入血液循环，回流畅通，眼内压下降。

③ 调节痉挛（导致近视）：毛果芸香碱激动睫状肌 M 受体，使睫状肌向瞳孔中心方向收缩，悬韧带松弛，晶状体变凸，屈光度增加，使远物成像于视网膜前，此时视近物清楚，而难以看清远物，此作用称为调节痉挛。

（2）作用于腺体 分泌增加，尤其是汗腺和唾液腺。

【临床应用】

（1）治疗青光眼 低浓度毛果芸香碱（2％以下）对闭角型青光眼（充血性青光眼）疗效好，对开角型青光眼（单纯性青光眼）早期也有一定疗效。常用 1％～2％溶液滴眼。

（2）治疗虹膜炎 与扩瞳药交替使用，防止虹膜与晶状体粘连。

（3）解救阿托品类药物中毒 全身给药用于对抗阿托品类中毒引起的外周症状。

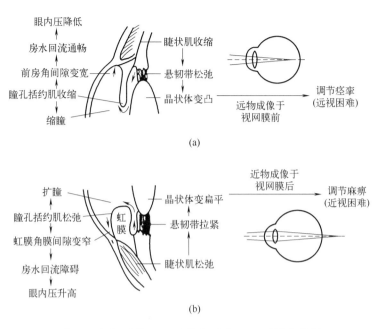

图 2-2　拟胆碱药（a）和抗胆碱药（b）对眼的作用

【不良反应】　滴眼液浓度过高（超过 2%）可引起眼痛，吸收后能引起全身性不良反应，如出现流涎、多汗、恶心、呕吐、腹痛、腹泻、支气管痉挛等 M 样症状，可用阿托品治疗。

【注意事项】　滴眼液浓度不宜过高，全身用药毒性大。滴眼时应压迫眼内眦 2min，防止药液经鼻泪管流入鼻腔吸收产生副作用。有视网膜剥离史、胃溃疡、支气管哮喘及近期发生心肌梗死的患者慎用。

 知识拓展

青光眼

青光眼是一组以视盘萎缩及凹陷、视野缺损及视力下降为共同特征的疾病，是导致人失明的三大致盲眼病之一，临床上根据病因、房角、眼压描记等情况将青光眼分为原发性、继发性和先天性三大类。原发性青光眼根据眼压升高时前房角的状态，分为闭角型青光眼和开角型青光眼，闭角型青光眼又根据发病急缓，分为急性闭角型青光眼和慢性闭角型青光眼。开角型青光眼前房角是开放型的，但是没有正常的引流功能；闭角型青光眼则是关闭型的，因此无法引流。

2. 胆碱酯酶抑制药

胆碱酯酶抑制药能与胆碱酯酶结合，抑制其活性，使胆碱酯酶水解减少，导致胆碱酯酶在体内蓄积并激动 M、N 受体，产生 M 样作用和 N 样作用。根据与胆碱酯酶结合后水解的难易程度可分为易逆性胆碱酯酶抑制药，如新斯的明、毒扁豆碱等；难逆性胆碱酯酶抑制药，如有机磷酸酯类杀虫药。

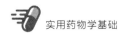

（1）**易逆性胆碱酯酶抑制药**

溴新斯的明

【化学名】 溴化 N,N,N-三甲基-3-[（二甲氨基）甲酰氧基] 苯铵。

【性状】 本品为白色结晶性粉末；无臭。在水中极易溶解，在乙醇或三氯甲烷中易溶，在乙醚中几乎不溶。

【药理作用】 本药作用具有选择性，对骨骼肌兴奋作用最强；对胃肠道、膀胱平滑肌作用次之；对眼、腺体、心血管及支气管平滑肌作用较弱。

【临床应用】

① 治疗重症肌无力：迅速缓解症状，常口服给药。严重者可皮下或肌内注射。

② 治疗腹胀气和尿潴留：兴奋胃肠平滑肌和膀胱逼尿肌，促进排气和排尿，适用于术后腹胀气和尿潴留。

③ 治疗阵发性室上性心动过速：减慢房室传导，减慢心率。

④ 治疗阿托品和非去极化型肌松药（如筒箭毒碱）中毒。

【不良反应】 治疗量时不良反应较少。过量可引起恶心、呕吐、腹痛、心动过缓、呼吸困难、肌肉震颤等。中毒量导致胆碱能危象，出现大汗淋漓、大小便失禁、瞳孔缩小，肌无力症状加重，可导致呼吸肌麻痹。

【注意事项】 用药过程中注意鉴别疾病与药物过量引起的肌无力症状。重症肌无力严重时，通常皮下或肌内注射给药，静脉注射给药有一定危险性。机械性肠梗阻、尿路梗阻和支气管哮喘患者禁用。

🎯 **知识拓展**

重症肌无力

重症肌无力（MG）是一种由神经肌肉接头处传递功能障碍引起的自身免疫病。发病原因尚不明确，普遍认为与感染、药物、环境因素有关。女性患病率大于男性，各年龄段均有发病者，1～5 岁儿童患者居多。重症肌无力患者发病初期往往感到眼或肢体酸胀不适，或视物模糊，容易疲劳，天气炎热或月经来潮时疲乏加重。随着病情发展，骨骼肌明显疲乏无力，显著特点是肌无力于下午或傍晚劳累后加重，晨起或休息后减轻，此种现象称为"晨轻暮重"。

（2）**难逆性胆碱酯酶抑制药及复活药** 难逆性抗胆碱酯酶药，主要为有机磷酸酯类，代表药有敌百虫、敌敌畏、对硫磷等，具有毒理学意义。

【中毒机制】 有机磷酸酯类化合物脂溶性高，经呼吸道、消化道、皮肤黏膜等途径吸收进入人体后，与胆碱酯酶结合，生产难以解离的磷酰化胆碱酯酶，使其失去水解乙酰胆碱的能力，导致体内乙酰胆碱过度堆积，引起中毒症状，有机磷酸酯类急性中毒的临床表现见表 2-4。

表 2-4　有机磷酸酯类急性中毒的临床表现

作用	中毒表现
M 样作用	
虹膜括约肌及睫状肌收缩	瞳孔缩小、视物模糊、眼痛、结膜充血
腺体分泌增加	流涎、流泪、流涕、口吐白沫、多汗、呼吸道分泌物增加
呼吸道平滑肌收缩	胸闷、气短、呼吸困难,严重者肺水肿
胃肠道平滑肌收缩	恶心、呕吐、腹痛、腹泻、大便失禁
膀胱括约肌松弛	小便失禁
心脏抑制	心动过缓、脉搏细弱
血管扩张	血压下降
N 样作用	
N_N 受体兴奋	心动过速、血压升高
N_M 受体兴奋	肌肉震颤、抽搐,严重者肌无力,甚至麻痹
中枢作用	
先兴奋后抑制	兴奋、惊厥、昏迷、呼吸衰竭、血压下降

【中毒防治】

① 预防：按照预防为主的方针，在生产、使用有机磷酸酯类化合物时必须加强管理，注意防护。

② 急性中毒的解救

a. 一般抢救措施：抢救原则是减少毒物吸收，加快其排泄。具体措施是立即将中毒者移出现场。经皮肤吸收者，应彻底清洗皮肤。口服中毒者，可选用 2% 碳酸氢钠溶液（敌百虫禁用，原因是碱性环境可促使其转变为毒性更强的敌敌畏）或 1：5000 高锰酸钾溶液（对硫磷禁用，原因是氧化环境易使对硫磷转变为毒性更强的对氧磷）洗胃，直至洗出液中不含农药味，然后用硫酸镁导泻。

b. 特殊解毒药：宜及早、足量、反复给药。

M 受体阻断药。阿托品为急性有机磷酸酯类中毒特效药，能迅速解除 M 样症状，大剂量还可阻断 N_1 受体，对中枢症状也有一定的作用。中、重度中毒时，不受药典极量的限制，需达 "阿托品化" 才能达到治疗作用，但须严密观察以防止出现 "阿托品中毒"，还须与胆碱酯酶复合药合用，以提高疗效。

胆碱酯酶复活药。氯解磷定能与磷酰化胆碱酯酶及体内游离有机磷酸酯结合，生成无毒的磷酰化解磷定从尿中排出，使胆碱酯酶复活而迅速解除 N 样症状，如肌束颤动等，但对 M 样症状效果差，应与阿托品合用。剂量过大或静脉注射速度过快可导致神经肌肉阻滞及抑制胆碱酯酶作用而产生乏力、复视、视物模糊、眩晕、头痛、恶心、呕吐、心率加快等一系列症状。

c. 对症治疗：中、重度中毒，应密切关注呼吸和循环功能，针对呼吸和循环系统的症状，积极进行对症治疗。

二、抗胆碱药

抗胆碱药是一类能与胆碱受体结合，阻断乙酰胆碱或胆碱受体激动药与胆碱受体结合，从而产生抗胆碱作用的药物。根据受体选择性不同，分为 M 受体阻断药和 N 受体阻断药。

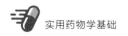

1. M 受体阻断药

硫酸阿托品

阿托品

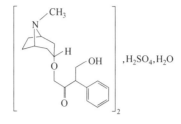

【化学名】 （±）-α-（羟甲基）苯乙酸-8-甲基-8-氮杂双环［3.2.1］-3-辛酯硫酸盐一水合物。

【性状】 本品为无色结晶或白色结晶性粉末；无臭；在水中极易溶解，在乙醇中易溶。

【药理作用】 本品竞争性拮抗乙酰胆碱对 M 样受体的激动作用，随着剂量增加依次影响腺体、眼、平滑肌、心脏，中毒量可影响中枢神经系统。

（1）**抑制腺体分泌** 通过阻断 M 受体而抑制腺体分泌。对汗腺和唾液腺作用最强，对泪腺和呼吸道腺体作用次之，对胃酸分泌影响较小。

（2）**对眼的作用** 本品局部和全身给药对眼均有扩瞳、眼内压升高和调节麻痹作用（图2-2）。

（3）**松弛内脏平滑肌** 阻断 M 受体，使多种内脏平滑肌松弛，尤其对处于痉挛状态的平滑肌作用显著。其作用强弱依次为：胃肠道＞膀胱＞胆管、输尿管、支气管＞子宫。

（4）**兴奋心脏** 较大剂量（1～2mg）本品通过阻断心脏 M 受体，使心率加快，传导加快。

（5）**扩张血管** 大剂量本品引起外周及内脏血管扩张，特别是对处于痉挛状态的微血管作用明显，可改善微循环，增加重要脏器的血液灌注。其扩张血管作用机制不明，与阻断 M 受体无关。

（6）**兴奋中枢** 本品可透过血脑屏障，较大剂量（1～2mg）可兴奋延髓呼吸中枢；大剂量（3～5mg）兴奋作用明显增强，出现烦躁不安、多语、谵妄症状；中毒剂量（10mg 以上）可使人产生幻觉、定向障碍、惊厥等。严重中毒则由兴奋转为抑制，出现昏迷及呼吸衰竭。

【临床应用】

（1）**抑制腺体分泌** 全身麻醉前给药，以减少呼吸道腺体及唾液腺分泌，防止分泌物阻塞呼吸道及吸入性肺炎的发生。也可用于严重盗汗及流涎。

（2）**眼科应用** ①虹膜睫状体炎：0.5%～1%阿托品滴眼，松弛瞳孔括约肌和睫状肌，有利于炎症消退。与缩瞳药交替使用，防止虹膜与晶状体粘连。②检查眼底：利用本品的扩瞳作用检查眼底。其扩瞳作用维持1～2 周，调节麻痹作用维持2～3 天，视力恢复较慢，现已被较短效的后马托品等取代。③验光配镜：利用其调节麻痹作用可准确测得晶状体屈光度，仅用于儿童验光配镜。

（3）**缓解内脏绞痛** 用于各种内脏绞痛，对胃肠绞痛、膀胱刺激症状（如尿频、尿急）疗效较好。对胆绞痛和肾绞痛疗效较差，常与镇痛药如哌替啶配伍使用，以增强疗效。

（4）**治疗缓慢型心律失常** 用于迷走神经过度兴奋所致的窦性心动过缓、房室传导阻滞等缓慢型心律失常。

（5）**抗休克** 大剂量本品能解除血管痉挛，改善微循环，用于多种感染引起的中毒性休克的抢救，如暴发型流行性脑脊髓膜炎、中毒性菌痢、中毒性肺炎等，但休克伴有高热或心率过速时禁用。

（6）**解救有机磷酸酯类中毒** 本品为有机磷酸酯类急性中毒的对症治疗药，可迅速有效控制 M 样症状，配合对因治疗及其他抢救措施，使患者转危为安。

【不良反应】 治疗量常见副作用有口干、皮肤干燥、视近物模糊、畏光、面部发红、心悸、排尿困难、便秘和体温升高等，停药后可逐渐消失。剂量过大出现中枢神经系统中毒反应，如烦躁不安、语言不清、精神错乱、高热、谵妄，甚至惊厥；重者由兴奋转为抑制，出现昏迷、血压下降、呼吸抑制。本品致死量成人为 80～130mg，儿童为 10mg。

【注意事项】 抢救有机磷酸酯类中毒时，需较大剂量且反复用药以达到"阿托品化"。滴眼时按压内眦，以免流入鼻腔吸收中毒。老年人和妊娠期、哺乳期妇女等慎用。高热、心率加快、青光眼、前列腺增生者禁用。

其他常用阿托品类生物碱见表 2-5。

表 2-5 其他常用阿托品类生物碱

药物	作用特点	临床应用
山莨菪碱（人工合成品，称为 654-2）	①对血管和胃肠道平滑肌解痉作用选择性高,解痉作用强度与阿托品相似而稍弱；②扩瞳和抑制腺体分泌作用弱于阿托品；③不易透过血脑屏障,故中枢作用不明显	感染性休克和胃肠绞痛
东莨菪碱	①中枢抑制作用强,治疗量产生明显镇静作用；②抑制腺体分泌、扩瞳和调节麻痹作用强于阿托品；③血管和胃肠道平滑肌作用较弱	麻醉前给药,预防晕动病和抗帕金森病

阿托品合成代用品见表 2-6。

表 2-6 阿托品合成代用品

类别	药物	作用特点	临床应用
合成扩瞳药	后马托品	扩瞳作用起效快且温和	眼科检查
	托吡卡胺	扩瞳和调节麻痹作用起效快,持续时间更短	
	尤卡托品	扩瞳作用更快,没有调节麻痹作用	
合成解痉药	溴丙胺太林	对胃肠道平滑肌选择性高,抑制胃肠道平滑肌作用强而持久,并抑制胃酸分泌	胃及十二指肠溃疡和胃肠绞痛
	贝那替嗪	缓解平滑肌痉挛,抑制胃酸分泌,有安定作用	溃疡伴焦虑症、肠蠕动亢进、膀胱刺激征

2. N 受体阻断药

本类药物分为 N_N 受体阻断药（神经节阻断药）和 N_M 受体阻断药（骨骼肌松弛药），前者因不良反应多且严重，现已少用；后者临床上作为全身麻醉的辅助用药，使肌肉松弛，减少麻醉药用量，代表药物有琥珀胆碱、泮库溴铵、罗库溴铵等。

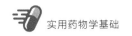

能力训练

患者，男，35 岁。喝酒后突然出现右上腹部疼痛，并向右肩背部放射，伴有恶心、呕吐，患者疼痛难忍、面色苍白、大汗淋漓。入院检查：体温 37℃，脉搏 80 次/min，呼吸频率 20 次/min，血压 100/75mmHg，巩膜无黄染。诊断：胆绞痛。医生给予肌内注射硫酸阿托品注射液和盐酸哌替啶注射液。

请问：1. 处方中阿托品与哌替啶的作用是什么？

2. 两药联合使用的目的是什么？

项目三 影响肾上腺素能神经系统药物应用

知识目标

掌握肾上腺素、去甲肾上腺素、异丙肾上腺素的药理作用、临床应用、不良反应及注意事项。熟悉多巴胺、麻黄碱的作用特点及临床应用。了解其他肾上腺素受体激动药和受体阻断药的作用特点、临床应用及化学结构。

能力目标

根据患者所患疾病及药物作用特点，分析处方的合理性；能够与患者及其家属沟通，进行安全合理用药指导及健康宣教活动。

素质目标

树立以患者为中心的服务理念，充分认识安全合理用药对患者健康的重要性，在药物应用相关工作中保持严谨、负责的态度。严格遵守职业道德规范，坚决杜绝任何形式的违规用药行为，确保患者用药安全。

> **案例导入**
>
> 患者，女，18 岁，因高热、咽痛等不适症状入院治疗。当地医院诊断为急性扁桃体炎。皮试阴性后，给予青霉素滴注时，患者出现面色苍白、手脚发凉、胸闷、呼吸困难、血压骤降、四肢抽搐等症状。诊断：过敏性休克。医生立即抢救，给予肾上腺素，皮下注射。
>
> 问题：1. 患者注射前皮试阴性，为何还会出现过敏性休克？
>
> 2. 肾上腺素为何可用于过敏性休克急救？

影响肾上腺素能神经系统药物是指能影响神经末梢释放肾上腺素或去甲肾上腺素作用的一类药物，包括肾上腺素受体激动药和肾上腺素受体阻断药。

一、肾上腺素受体激动药

本类药物是一类能与肾上腺素受体结合并激动受体，产生与肾上腺素相似作用的药物，也称为拟肾上腺素药。根据药物对受体的选择性不同，肾上腺素受体激动药分为三类：① α、β 受体激动药，常用药物有肾上腺素、多巴胺、麻黄碱等；② α 受体激动药，常用药物有去甲肾上腺素、间羟胺、去氧肾上腺素等；③ β 受体激动药，常用药物有异丙肾上腺素、多巴酚丁胺、沙丁胺醇等。

1. α、β 受体激动药

肾上腺素（AD）

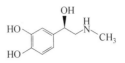

肾上腺素

【化学名】 （R）-4-[2-(甲氨基)-1-羟基乙基]-1,2-苯二酚。

【性状】 本品为白色或类白色结晶性粉末；无臭；与空气接触或受日光照射，易氧化变质；在中性或碱性水溶液中不稳定；饱和水溶液显弱碱性反应。

【药理作用】 激动 α、β 受体，产生较强的 α 样和 β 样作用。

(1) **兴奋心脏** 激动心肌、传导系统和窦房结的 β_1 受体，使心肌收缩力增强，传导加快速，心率加快，心输出量增加；激动 β_2 受体，扩张冠状血管，改善心肌血液供应，是强效心脏兴奋药。

(2) **收缩和扩张血管** 激动血管平滑肌 α_1 受体和 β_2 受体，对血管有收缩和扩张的双重作用。体内各部位血管的肾上腺素受体种类和密度各不相同，因此肾上腺素对血管的作用取决于各器官血管平滑肌上 α 受体和 β 受体的分布密度及给药剂量大小。α_1 受体对皮肤、黏膜和肾血管收缩占优势；β_2 受体对骨骼肌和冠状血管扩张占优势。

(3) **影响血压** 肾上腺素对血压的影响与剂量有关。治疗剂量或低浓度滴注时，兴奋心脏，心输出量增加，故收缩压升高；由于骨骼肌血管扩张作用对血压的影响抵消或超过皮肤黏膜血管收缩作用的影响，舒张压不变或下降；较大剂量或快速静滴时，以血管收缩为主，外周阻力增大，收缩压和舒张压均升高。

(4) **舒张支气管** 激动支气管平滑肌 β_2 受体，产生强大的舒张作用；激动支气管黏膜血管上 α_1 受体，使血管收缩，降低血管通透性，减轻黏膜水肿和充血。

(5) **促进代谢** 激动 α 受体和 β_2 受体，提高机体代谢，促进肝糖原分解、脂肪分解，使血糖升高、血中游离脂肪酸升高。

【临床应用】

(1) **心脏骤停急救** 0.5～1mg 皮下或心室内注射，用于溺水、麻醉意外、药物中毒、传染病和心脏传导阻滞等引起的心脏骤停，同时进行有效的人工呼吸和心脏按压；也可用心脏复苏三联针（肾上腺素、阿托品各 1mg 及利多卡因 50～100mg）心室内注射。

(2) **治疗过敏性休克** 通过兴奋心脏、收缩血管而升压；通过舒张支气管平滑肌，减轻喉头水肿；抑制过敏介质释放等作用缓解呼吸困难。其作用快而强，是治疗过敏性休克的首选药。

(3) **治疗支气管哮喘** 用于控制支气管哮喘的急性发作，皮下或肌内注射，于数分钟内起效，由于其兴奋心脏，禁用于心源性哮喘。

(4) **与局部麻醉药配伍及局部止血** 肾上腺素加入局部麻醉药注射液中，可延缓局部麻醉药的吸收，降低吸收中毒的可能性，同时可延长局部麻醉药的麻醉时间。当鼻黏膜和齿龈出血时，可将浸有 0.1% 盐酸肾上腺素的纱布或棉球填塞出血处，通过收缩血管作用而止血。

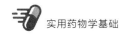

【过敏性休克急救措施】

① 脱离过敏原：立即脱离或者停止使用可疑的过敏物质，以免加重症状。

② 防止窒息：保持平卧位，松开衣扣，保持气道通畅，及时清除口、鼻咽、气管内的分泌物。

③ 用药治疗：肌内注射肾上腺素。

④ 心肺复苏：如果发生呼吸、心跳停止，则立即进行心肺复苏。

【不良反应】 治疗剂量即可出现心悸、烦躁、头痛和血压升高等症状。剂量过大或静脉注射速度过快时，血压骤升，有发生脑出血的危险。兴奋心脏，可引起心律失常，甚至心室纤颤，故应严格掌握剂量。

【注意事项】 禁用于高血压、脑动脉硬化、器质性心脏病、糖尿病和甲状腺功能亢进等患者。

其他肾上腺素受体激动药的比较见表 2-7。

表 2-7 其他肾上腺素受体激动药的比较

项目	多巴胺	麻黄碱
作用特点	对 α、β 及多巴胺（DA）受体均有激动作用，对 $β_2$ 受体作用弱。心律失常发生率比肾上腺素低	作用与肾上腺素相似，中枢神经兴奋作用较强，短期内反复使用易产生快速耐受性
临床应用	①抗休克，但必须注意补充血容量，对于伴有心肌收缩力弱及尿量减少而血容量已补足的休克患者疗效较好；②与利尿药合用治疗急性肾衰竭	①治疗鼻黏膜充血所致鼻塞；②用于防治腰麻及硬膜外麻醉引起的低血压；③治疗支气管哮喘
不良反应	恶心、呕吐，大剂量引起心律失常、心动过速、肾功能下降，可致高血压、肺淤血	中枢兴奋，如烦躁、不安、失眠等，属体育运动违禁药品
禁忌证	肺淤血、心脏前负荷高、嗜铬细胞瘤	高血压、动脉硬化、冠心病、甲状腺功能亢进
给药方式	静脉滴注	口服或注射

2. α 受体激动药

重酒石酸去甲肾上腺素（NA）

【化学名】 （R）-4-(2-氨基-1-羟基乙基)-1,2-苯二酚重酒石酸盐一水合物。

【性状】 本品为白色或类白色结晶性粉末；无臭；遇光和空气易变质。在水中易溶，在乙醇中微溶，在三氯甲烷或乙醚中不溶。

【药理作用】 对 α 受体有强大的激动作用，对心脏 $β_1$ 受体作用较弱，对 $β_2$ 受体几乎无作用。

（1）**收缩血管** 激动 α 受体，使血管收缩，主要使小动脉和小静脉收缩。由于兴奋心脏，心肌代谢产物增加，冠状血流量增大，引起冠状血管扩张。

（2）**兴奋心脏** 激动心脏 $β_1$ 受体，使心肌收缩性加强，心率加快，传导加速，心输出量增加。在整体情况下，由于血压升高，心率反射性减慢。

（3）**升高血压**　小剂量静脉滴注，血管收缩作用不剧烈，心脏兴奋使收缩压升高，而舒张压升高不明显，故脉压变大。较大剂量静脉滴注时，因血管强烈收缩，外周阻力明显升高，脉压变小。

（4）**影响代谢**　治疗剂量对代谢影响不明显，大剂量则引起血糖升高。

【临床应用】

（1）**抗休克**　目前本药仅限于早期神经源性休克，小剂量、短时间应用，使收缩压维持在 90mmHg 左右，以保证心、脑等重要器官的血液供应。

（2）**药物中毒性低血压**　对中枢抑制药（镇静催眠药、吩噻嗪类抗精神病药）中毒引起的低血压，静脉滴注去甲肾上腺素可使血压回升。

（3）**上消化道出血**　取本药 1～3mg 适当稀释后，分次口服，使上消化道黏膜血管强烈收缩而止血。

【不良反应】

（1）**局部组织缺血性坏死**　静脉滴注时间过长、过量或药液外漏时，引起局部血管强烈收缩，导致局部组织缺血性坏死。

（2）**急性肾衰竭**　用量过大或用药时间过长，使肾血管剧烈收缩，肾血流量不足而诱发急性肾衰竭。

【注意事项】　防止组织坏死，必要时用普鲁卡因或酚妥拉明局部浸润注射，防止急性肾衰竭，用药期间尿量应保持在每小时 25ml 以上。高血压、甲状腺功能亢进、动脉硬化、器质性心脏病、无尿、严重微循环障碍患者及妊娠期妇女禁用。

其他 α 受体激动药的比较见表 2-8。

表 2-8　其他 α 受体激动药的比较

项目	间羟胺	去氧肾上腺素
临床应用	治疗各种休克早期、药物性低血压（去甲肾上腺素的替代品）	治疗过敏性和中毒性休克、药物性低血压、阵发性室上性心动过速，缓解鼻充血，眼科检查扩瞳
不良反应	心律失常和肾衰竭都很少，有蓄积性，过量导致高血压	高血压、头痛、呕吐、心动过缓、幻觉、躁狂、局部不适
禁忌证	高血压、动脉硬化、心力衰竭、甲状腺功能亢进、糖尿病	高血压、动脉硬化、冠心病、青光眼、甲状腺功能亢进、糖尿病
给药方式	静脉滴注或肌内注射	注射、滴眼、滴鼻
特点	性质稳定，作用持久，可产生快速耐药性	避光

3. β 受体激动药

盐酸异丙肾上腺素（ISO，喘息定）

【化学名】　4-[（2-异丙氨基-1-羟基）乙基]-1,2-苯二酚盐酸盐。

【性状】　本品为白色或类白色的结晶性粉末；无臭；遇光和空气渐变色，在碱性溶液中更易变色。在水中易溶，在乙醇中略溶，在三氯甲烷或乙醚中不溶。

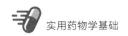

【药理作用】 对 β_1 和 β_2 受体均有强大的激动作用，对 α 受体几乎无作用。

(1) 兴奋心脏 激动 β_1 受体，表现为心肌收缩力加强、心率加快、传导加速。

(2) 扩张血管 激动 β_2 受体，使骨骼肌血管扩张，对肾、肠系膜血管扩张作用较弱。

(3) 影响血压 兴奋心脏使心输出量增加，故使收缩压升高，但血管扩张导致外周阻力减小，舒张压下降，脉压增大。

(4) 舒张支气管 激动 β_2 受体，舒张支气管平滑肌，其作用比肾上腺素略强，也具有抑制组胺等过敏介质释放的作用。但无 α 样作用，对支气管黏膜血管无收缩作用，故消除黏膜水肿作用不如肾上腺素。

(5) 影响代谢 提高机体代谢率和耗氧量，促进糖原、脂肪分解，使血糖升高，血中游离脂肪酸含量升高。

【临床应用】

(1) 治疗支气管哮喘 用于控制支气管哮喘急性发作，舌下或喷雾给药，疗效快而强。

(2) 治疗房室传导阻滞 舌下含服或静脉滴注给药，用于治疗Ⅰ、Ⅱ度房室传导阻滞。

(3) 心脏骤停急救 用于各种原因引起的心脏骤停，如溺水、手术意外、药物中毒等。

(4) 抗休克 在补足血容量的基础上，可兴奋心脏、增加心输出量及扩张血管，用于治疗感染性休克和心源性休克。

【不良反应】 常见有心悸、头晕等症状。剂量过大可致心肌耗氧量增加，易引起心律失常，甚至心室纤颤。

【注意事项】 反复应用易产生耐受性，冠心病、心肌炎和甲状腺功能亢进患者禁用。

二、肾上腺素受体阻断药

本类药物是一类能与肾上腺素受体结合，阻断去甲肾上腺素能神经递质或肾上腺素受体激动药与受体结合，从而产生抗肾上腺素作用的一类药物。根据对受体的选择性不同，肾上腺素受体阻断药分为两类：α 受体阻断药和 β 受体阻断药。

1. α 受体阻断药

酚妥拉明

【化学名】 3-[[(4,5-二氢-1H-咪唑-2-基) 甲基] (4-甲苯基) 氨基] 苯酚。

【性状】 本品为白色或类白色的结晶性粉末；无臭。在水或乙醇中易溶。

【药理作用】 选择性阻断血管平滑肌 α_1 受体，扩张小动脉和小静脉，发挥中等偏强的降压作用。血压下降，反射性地引起交感神经末梢递质释放增加，同时阻断 α_2 受体，促进去甲肾上腺素释放，使心肌收缩力加强，心率加快，心输出量增加。

【临床应用】

(1) 治疗外周血管痉挛性疾病 可用于治疗雷诺综合征、血管闭塞性脉管炎和冻伤后遗症等。

（2）**治疗去甲肾上腺素静脉滴注外漏引起的缩血管反应**　长期过量静脉滴注去甲肾上腺素或静脉滴注去甲肾上腺素外漏时，可致皮肤缺血、苍白和剧烈疼痛，甚至坏死。临床上可局部浸润注射本品，防止局部组织缺血性坏死。

（3）**治疗休克**　用于治疗感染性休克、心源性休克和神经源性休克。用药前需注意补足血容量，防止血压骤降使休克加重。

（4）**治疗顽固性充血性心力衰竭**　可扩张小静脉和小动脉，减少回心血量，降低外周血管阻力，使心脏前、后负荷明显降低，从而缓解心力衰竭症状。

（5）**治疗嗜铬细胞瘤**　可用于嗜铬细胞瘤所致的高血压危象、术前准备及嗜铬细胞瘤的鉴别诊断。

【不良反应】

（1）**心血管反应**　静脉给药剂量大可引起心动过速、心律失常、心绞痛、直立性低血压等。

（2）**胃肠道反应**　兴奋胃肠道平滑肌可致腹痛、腹泻、呕吐和诱发消化性溃疡。

【注意事项】　严重的动脉硬化、低血压、器质性心脏病及肾功能减退者禁用。因可诱发或加重消化性溃疡，胃炎及胃十二指肠溃疡患者慎用。

 知识拓展

雷诺综合征

雷诺综合征是由寒冷或情绪激动引起发作性的手指（足趾）苍白、发绀，然后变为潮红的一组综合征。病因目前尚不明确，有可能与遗传有关，多发生在 20～40 岁，女性多于男性。起病缓慢，常于寒冷刺激或情绪激动等因素的影响下发病，表现为肢端皮肤颜色间歇性苍白、发绀和潮红的改变，一般多为对称性双手手指发作，偶见于下肢。

酚苄明

酚苄明为长效 α 受体阻断药，一次用药作用可持续 3～4 日。本药通过阻断血管平滑肌的 α 受体，使血管扩张，外周阻力下降，改善微循环。本药与酚妥拉明相比，其特点为：起效缓慢，作用强大而持久；扩张血管及降压强度取决于血管受交感神经控制的程度，当患者处于直立位或低血容量时，酚苄明的降压作用更为显著；临床主要用于治疗外周血管痉挛性疾病、抗休克、治疗嗜铬细胞瘤和良性前列腺增生。常见不良反应有直立性低血压、反射性心动过速、心律失常及鼻塞，一旦发病立即采取平卧、头低足高位，必要时给予去甲肾上腺素，禁用肾上腺素。亦可见胃肠道刺激症状，如恶心、呕吐；中枢抑制症状，如嗜睡、疲乏等。静脉注射时应缓慢给药，并密切观察病情和血压。

盐酸哌唑嗪

盐酸哌唑嗪可选择性阻断血管平滑肌 α_1 受体，扩张小动脉和小静脉，发挥中等偏强的降压作用。对 α_2 受体无明显阻断作用，故不易引起反射性心率增快。临床用于轻、中度高血压，对重度高血压合用 β 受体阻断药及利尿药可增加降压效果。常见不良反应为首剂效应，即首次给药可致直立性低血压，将首次剂量减为 0.5mg，并于临睡前服用，可减少此现象发生。

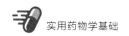

2. β受体阻断药

β受体阻断药能选择性地与β受体结合,阻断去甲肾上腺素能神经递质或肾上腺素受体激动药与β受体结合而产生抗肾上腺素效应。本类药物分为非选择性β受体阻断药和选择性 β_1 受体阻断药两类。

【药理作用】

(1) β受体阻断作用

① 心血管系统:阻断心脏 β_1 受体,心率减慢,心肌收缩力减弱,心输出量减少,心肌耗氧量下降,心房和房室结的传导减慢;阻断血管平滑肌 β_2 受体,抑制心脏功能,反射性兴奋交感神经,使血管收缩和外周阻力增加,肝、肾、骨骼肌血管及冠脉血流量减少。

② 支气管平滑肌:阻断 β_2 受体,支气管平滑肌收缩,呼吸道阻力增加。此作用对正常人影响小,对支气管哮喘患者则可诱发或加重哮喘。

③ 代谢:抑制脂肪和糖原分解,延缓使用胰岛素后血糖的恢复并遮盖低血糖时的交感神经兴奋症状。

(2) **膜稳定作用** 某些β受体阻断药较大剂量时能降低细胞膜对离子的通透性,稳定细胞膜电位,此作用临床意义不大。

(3) **内在拟交感活性** 少数β受体阻断药(如吲哚洛尔)除能阻断受体外,还对β受体具有一定激动作用,称内在拟交感活性。

【临床应用】

(1) **治疗心律失常** 对多种原因引起的快速型心律失常均有效。

(2) **治疗高血压** 治疗高血压的一线药物。

(3) **治疗心绞痛和心肌梗死** 对心绞痛有良好的疗效。心肌梗死早期患者应用普萘洛尔、美托洛尔等均可降低复发率和猝死率。

(4) **其他** 辅助治疗甲状腺功能亢进。噻吗洛尔可局部给药,用于治疗青光眼。

【不良反应】 常见不良反应有恶心、呕吐、轻度腹泻等消化道症状,偶见皮疹、血小板减少等过敏反应。严重不良反应为诱发或加重支气管哮喘,诱发急性心力衰竭、低血糖。长期用药后突然停药可产生反跳现象。

【注意事项】 严重左心室功能不全、窦性心动过缓、中度房室传导阻滞和支气管哮喘患者禁用。

β受体阻断药物的比较见表2-9。

表2-9 β受体阻断药物的比较

项目	普萘洛尔	美托洛尔	拉贝洛尔	吲哚洛尔
商品名	心得安	倍他乐克	降压乐	心得静
作用机制	拮抗 β_1、β_2 受体	拮抗 β_1 受体	拮抗 α、β 受体	拮抗 β_1、β_2 受体,对 β_2 受体部分激动
临床应用	各类型高血压、冠心病、心肌梗死、快速型心律失常、甲状腺功能亢进	各类型高血压、心绞痛、室上性心律失常	各类型高血压、冠心病、心肌梗死	各类型高血压(尤其心动过缓)、心绞痛、快速型心律失常
不良反应	低血压、心动过缓、恶心、腹泻	胃部不适、眩晕、头痛、失眠	眩晕、乏力、直立性低血压、胃肠道症状	大剂量引起反常血压升高、胃肠道症状、头晕

续表

项目	普萘洛尔	美托洛尔	拉贝洛尔	吲哚洛尔
禁忌证及禁用人群	哮喘、过敏性鼻炎、心力衰竭、传导阻滞、心动过缓	传导阻滞、心动过缓、心力衰竭、肾功能不全、糖尿病、甲状腺功能亢进；孕妇	哮喘、心动过缓、传导阻滞、脑出血；儿童、孕妇	支气管哮喘、心力衰竭、循环障碍

◁ 能力训练

　　患者，55岁，因急性心肌梗死导致低血压用去甲肾上腺素注射治疗，半小时后出现注射局部皮肤苍白、皮肤温度降低的情况。

　　请问：患者出现该症状是什么原因引起的？

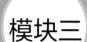

模块三

中枢神经系统疾病用药

思维导图

 思政小课堂

仁爱之心：时代赋予医药人的使命与担当

任何时代，都需要敢于在危难时刻挺身而出的英雄。每当危急关头，中国从来不会缺少一大批逆风而行的英雄，彰显仁心之美。面对突然暴发的新冠疫情，八十四岁高龄的钟南山院士冷静、无畏、迎难而上的身影，令人敬仰；身患"渐冻症"的张定宇院长，在自己生命倒计时之际，没有消极悲观，而是毫不犹豫地选择了同时间赛跑，令人感动。危难时刻，他们挺身而出，全力以赴。"正是无数向险而行、攻坚克难的平凡人，创造了人类同疾病斗争史上又一个英勇壮举。他们身上展现的忠诚、执着、朴实的鲜明品格，如同一道道耀眼的光芒，照亮我们前行的路。"

学前引导

中枢神经系统就像是人体的"司令部"，接收并处理大大小小的工作；离开它，机体便无法正常运转。它位于人体的中轴，由脑和脊髓组成。它能操控自主神经，支配躯体。除此之外，心理活动、思维活动也归中枢神经系统"管辖"。它可以将传入的信息储存起来，成为学习、记忆的神经基础，让人能说话、会认知、懂情感等。中枢神经系统紊乱通常引发精神症状、情绪症状和睡眠障碍等。随着生活节奏的加快，精神障碍对健康的危害日益突出和严重。失眠、抑郁症、焦虑症、药物依赖、自杀发生率在世界上均呈上升趋势，老年精神障碍如阿尔茨海默病、老年期抑郁症的患病率也在增高。失眠、癫痫、精神失常、帕金森病、疼痛等是中枢神经系统常见病症。本模块将围绕中枢神经系统常用药物分类、代表药物及其临床应用、不良反应等内容展开学习讨论。

项目一　镇静催眠药应用

◀ 知识目标

掌握镇静催眠药的分类；地西泮的结构特征、药理作用、临床应用、不良反应和注意事项。熟悉苯巴比妥类药物的药理作用、临床应用、不良反应、注意事项及急性中毒的解救。了解其他镇静催眠药的作用特点。

◀ 能力目标

能够分析、解释本项目涉及药物的处方合理性。能够依法、科学指导患者安全使用苯二氮䓬类药物。能够对镇静催眠药急性中毒进行判断。能够对患者使用镇静催眠药进行安全用药宣教。

◀ 素质目标

严守药品管理规定，树立职业观，保障用药安全。践行健康生活，提升公众健康重视度。

> **案例导入**
>
> 　　患者，女，24岁，大学刚毕业步入职场，经常加班。半年前出现间断性入睡困难，夜里易醒，醒来后难以入睡。白天精神不振，疲乏无力，困倦。最近常出现烦躁、情绪失控，注意力不易集中和记忆力下降症状。诊断：失眠症。治疗：艾司唑仑2mg，睡前口服。
>
> 　　问题：1. 艾司唑仑属于哪类药物？
>
> 　　2. 该药物在使用过程中注意事项有哪些？

一、概述

失眠为睡眠障碍的一种类型，是患者对睡眠时间和（或）睡眠质量不满足，导致社会功能减退，影响白天社会功能的主观体验，常与精神障碍和躯体疾病相伴。睡眠质量问题已经成为备受关注的公共卫生问题，世界卫生组织统计，全球超1/4的人受失眠困扰，并把每年3月21日定为"世界睡眠日"。药物治疗是失眠治疗的重要手段，适用于健康人暂时性失眠或间断性失眠，而长期失眠者以非药物治疗为主，药物治疗为辅助手段。

镇静催眠药是一类中枢神经系统抑制药。小剂量可缓解或消除紧张、不安、烦躁等焦虑症状，称为镇静作用；较大剂量能促进和维持近似生理睡眠状态，称为催眠作用，故统称为镇静催眠药。随着剂量的进一步增大，中枢抑制作用进一步加深，尚可产生抗惊厥和麻醉作用；过量则能导致中毒，严重者可致呼吸麻痹乃至死亡。

多数镇静催眠药属于第二类精神药品，必须严格管理，谨防滥用。常用镇静催眠药分为苯二氮䓬类、巴比妥类和其他类镇静催眠药：①苯二氮䓬类，如地西泮、硝西泮、三唑仑等；②巴比妥类，如苯巴比妥、异戊巴比妥、硫喷妥钠等；③其他类，如水合氯醛、唑吡坦、佐匹克隆等。由于苯二氮䓬类药物不良反应较轻，安全范围大，目前已基本取代巴比妥类和水合氯醛，成为常用镇静催眠药。

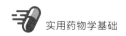

二、常用镇静催眠药

1. 苯二氮䓬类

镇静催眠药应用

目前临床常用的苯二氮䓬类有二十余种，其抗焦虑、镇静催眠、抗惊厥、中枢性肌肉松弛作用各有侧重。根据其半衰期长短分为短效、中效和长效类药物。短、中效类药物多用于治疗失眠，长效类药物更多应用于焦虑障碍和酒精依赖的戒断。

地西泮（安定）

【化学名】 1-甲基-5-苯基-7-氯-1,3-二氢-2H-1,4-苯并二氮杂䓬-2-酮。

【性状】 本品为白色或类白色的结晶性粉末；无臭。在丙酮或三氯甲烷中易溶，在乙醇中溶解，在水中几乎不溶。熔点为130~134℃。

【药理作用】

（1）**抗焦虑作用** 小剂量即可显著改善患者烦躁不安、紧张、失眠等焦虑症状。

（2）**镇静催眠作用** 常用量可呈现镇静催眠作用，改善入睡困难，明显缩短睡眠诱导时间，延长睡眠持续时间。与巴比妥类药物相比，其特点有：①安全范围大，对呼吸影响小；②依赖性、戒断症状较轻，后遗效应不明显；③对快速眼动睡眠（REMS）时相影响较小，停药后出现反跳性REMS时相延长效应较巴比妥类轻；④无肝药酶诱导作用。

（3）**抗惊厥、抗癫痫** 较大剂量能明显减轻或终止惊厥的发作和抑制癫痫病灶异常高频放电扩散作用。

（4）**中枢性肌肉松弛** 使用地西泮后，骨骼肌张力降低，但不影响正常活动。

【临床应用】

（1）**治疗焦虑症** 对各种原因引起的焦虑症均有显著疗效，是治疗焦虑症的首选药，也可用于治疗各种神经症。

（2）**治疗失眠** 目前临床上用于治疗各种原因引起的失眠症；因在镇静的同时可引起暂时性记忆缺失，麻醉前给药用于缓解患者对手术的恐惧情绪，消除对不良刺激的记忆。

（3）**治疗癫痫、惊厥** 可与其他抗癫痫药合用治疗癫痫大发作或小发作，控制癫痫持续状态时应采用静脉注射。辅助治疗破伤风、子痫、小儿高热惊厥和药物中毒性惊厥。

（4）**其他** 临床用于缓解脑血管意外、中枢或局部病变引起的肌张力增强和肌肉痉挛。

 知识拓展

人类历史上三大经典药物

阿司匹林、青霉素和地西泮并列称为世界医药史上三大经典药物。它们的出现为人类减少死亡，延长寿命，提供了简单有效而经济的手段。阿司匹林作为经典的解热镇痛药，具有

"天使药丸"的美誉，至今它仍是世界上应用最广泛的解热镇痛和抗炎药，也是作为比较和评价其他药物的标准制剂，特别是在降低心梗死亡率方面，效果显著。青霉素的发现和应用拯救了数以千万人的生命。作为人类最早发现的抗生素，青霉素的出现具有划时代的意义，对人类历史进程产生了巨大影响。地西泮可以缓解焦虑（抗焦虑）或减轻精神病性症状（抗精神病），是历史上第一个年销售额超过10亿美元的"巨磅炸弹"级的药物，同时也是抗焦虑活性的"金标准"。

【不良反应】

（1）**中枢神经系统**　治疗剂量连续应用可出现头晕、嗜睡、乏力和记忆力下降等反应。大剂量可出现共济失调、语言不清、手震颤等症状。用药期间不宜开车、操作精密仪器、从事高空作业等。

（2）**药物的依赖性**　长期用药可产生耐受性和依赖性，突然停药可出现反跳现象和戒断症状，表现为失眠、焦虑、激动、震颤等。本药不宜长期使用，停药时应逐渐减量至停药。

（3）**急性中毒**　使用过量或静脉注射过快可导致急性中毒，出现昏迷和呼吸、循环抑制，严重者可致呼吸及心跳停止。必要时用特效拮抗药氟马西尼进行鉴别诊断和抢救。

（4）**其他**　长期应用可致畸。偶有过敏反应，如皮疹、白细胞减少等。

【注意事项】　用药期间避免吸烟、饮酒、饮用咖啡等。初始用量宜小，静脉注射不宜过快。肝、肾和呼吸功能不全的患者，老年患者剂量应减半。重症肌无力、青光眼、孕妇、哺乳期妇女禁用。

常用的苯二氮䓬类药物作用特点及临床应用见表3-1。

表 3-1　常用的苯二氮䓬类药物作用特点及临床应用

类别	药物	作用特点	临床应用
长效	氯氮䓬	抗焦虑、镇静催眠、抗惊厥、抗癫痫、中枢性肌肉松弛等	焦虑症、失眠、乙醇戒断症状等
	氟西泮	催眠作用强而持久，不易产生耐受性	各型失眠症，尤其适用于不能耐受其他催眠药物者
中效	硝西泮	催眠、抗癫痫作用显著	各型失眠、癫痫持续状态、婴儿痉挛及阵发性肌痉挛
	艾司唑仑	镇静催眠、抗惊厥、抗焦虑作用显著，多无后遗作用	失眠、焦虑、癫痫、麻醉前给药
短效	三唑仑	催眠作用强而短，依赖性较强	镇静、催眠
超短效	咪达唑仑	与地西泮相似，起效快而持续时间短，代谢失活快	失眠症，尤其用于入睡困难及早醒，麻醉前给药，亦可用于外科手术时作诱导睡眠用药

 知识拓展

揭开"迷药"之谜——三唑仑

作为国家管制的一类精神药品，三唑仑具有催眠、镇静、抗焦虑等作用，且催眠、麻醉

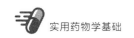

效果比地西泮强数十倍，能够让人产生头晕、困倦等症状。近年来这一药物被一些不法分子作为"迷药"，用来实施犯罪活动。三唑仑又称蒙汗药，过量服用可以使人快速昏迷晕倒。不法分子将这类"迷药"加入糖果、饮料等食物中，使服食者暂时昏迷。

国家规定管制的能够使人形成瘾癖的麻醉药品和精神药品均属毒品范畴。服用药物一定要到正规医疗机构，咨询专业医生，并严格遵照医嘱用药！药物到毒品的界限，有时只有一步之遥！

2. 巴比妥类

巴比妥类是一类弱酸性药物，为巴比妥酸的衍生物。按作用时间长短与药物的性质，将巴比妥类药物分类如下（表3-2）。

表3-2　巴比妥类药物分类

类别	药物	作用时间/h	临床应用
长效	苯巴比妥	6～8	抗惊厥、镇静、催眠、抗癫痫
中效	戊巴比妥	3～6	抗惊厥
	异戊巴比妥	3～6	镇静催眠
短效	司可巴比妥	2～3	抗惊厥、镇静、催眠
超短效	硫喷妥钠	0.25～4	静脉麻醉、抗惊厥

【药理作用】 巴比妥类对中枢神经系统表现普遍性抑制作用，随着剂量的增加其中枢抑制作用由弱到强，相继呈现镇静、催眠、抗惊厥、抗癫痫及麻醉等作用。较大剂量对心血管系统有明显的抑制作用，过量可致患者呼吸中枢麻痹而死亡。由于本类药物作为传统镇静催眠药有很多缺点，镇静催眠用途逐渐减少，目前主要用于抗惊厥、抗癫痫和麻醉。

【临床应用】

（1）**抗惊厥** 小儿高热、破伤风、子痫、脑膜炎、脑炎及中枢兴奋药引起的惊厥。

（2）**治疗癫痫** 癫痫大发作和癫痫持续状态。

（3）**麻醉前给药** 长效及中效巴比妥类可于麻醉前给药，以消除患者术前紧张情绪。

（4）**其他** 硫喷妥钠用于静脉麻醉、诱导麻醉和基础麻醉。

【不良反应】

（1）**后遗效应** 服药后次日清晨出现头晕、嗜睡、定向障碍、精神萎靡等，也称为"宿醉"反应。

（2）**耐受性和依赖性** 久服可产生耐受性，与其诱导肝药酶加速自身代谢和机体对本类药物产生适应性有关。长期使用易产生依赖性，突然停药易出现反跳现象和戒断症状。

（3）**急性中毒** 大剂量或静脉注射过快均可导致急性中毒，主要表现为昏迷、深度呼吸抑制、血压下降，甚至可导致死亡，患者多死于呼吸衰竭。抢救措施：①清除毒物（洗胃或导泻）；②维持呼吸和循环功能；③碱化血液或尿液（静脉注射碳酸氢钠或乳酸钠）；④血液透析。

（4）**超敏反应** 少数人出现药源性发热、荨麻疹、血管神经性水肿、粒细胞减少、血小板减少性紫癜等。

【注意事项】　高空作业和驾驶员服用后注意后遗效应；哮喘，严重肺功能不全，心、肝、肾功能不全者及老年患者应慎用或禁用。

3. 其他类

水合氯醛

水合氯醛是三氯乙醛的水合物，口服吸收快，催眠作用显效快（约 15min 起效）。不缩短 REMS，无宿醉后遗效应，优于巴比妥类，用于顽固性失眠或对其他催眠药疗效不佳者。大剂量可用于小儿高热、子痫和破伤风等引起的惊厥，因其安全范围较小，使用时应注意。口服对胃黏膜有强烈刺激性，易引起恶心、呕吐等胃肠道反应。胃炎及溃疡患者慎用。过量对心、肝和肾等实质性器官有损害，故患有严重心、肝、肾疾病者禁用。久用可产生耐受性和依赖性，戒断症状较严重，应防止滥用。

佐匹克隆

佐匹克隆为新型的超短效镇静催眠药物，化学结构为非苯二氮䓬类，催眠作用较苯二氮䓬类强。起效迅速，持续时间长。能减少梦境，改善睡眠，后遗效应轻，依赖性小，毒性低。主要用于各种失眠症。不良反应有口干、困倦、肌无力、头痛等，长期服用后突然停药可出现戒断症状。

 知识拓展

褪黑素——人体内的天然"安眠药"

褪黑素是由脑部松果体分泌的一种激素，在血浆中的浓度白昼降低，夜晚升高。松果体正是通过褪黑素的这种昼夜分泌周期，向中枢神经系统发放"时间信号"，在夜晚来临时让大脑和身体感知外面已经变成了黑夜、可以入睡的消息，使体温、脉搏、血压下降，并引发睡意。所以，褪黑素也被称为人体的天然"安眠药"。褪黑素不仅能改善睡眠质量，还能控制并影响其他激素的分泌量，对维持内分泌系统的功能、提高免疫力、抗氧化、抗衰老等起到重要作用。

三、镇静催眠药的合理应用

镇静催眠药是临床常用药物，这类药物能缓解患者紧张、焦虑情绪，在治疗失眠、抗惊厥、抗癫痫方面有重要作用。但长期使用几乎都能引起耐受性、习惯性和成瘾性。因此，应严格掌握适用范围，合理用药，避免滥用。

① 综合治疗：失眠症的综合治疗包括三方面，即病因治疗、心理治疗和药物治疗。

② 按需治疗和小剂量间断给药：从最小有效量开始，以最小剂量达到满意的睡眠；每周 2～4 次间断给药；短期用药，连续用药不超过 4 周，避免产生依赖性。

③ 逐渐停药：避免停药反应，每日减少原剂量的 25%，避免产生停药反应。

④ 不同类型的失眠选择不同药物治疗：急性失眠应早期以药物治疗；亚急性失眠应早期药物治疗联合认知行为治疗；慢性失眠应以非药物治疗为主，缓解症状时临时给药或间断给药。临床常用镇静催眠药物总结，具体如表 3-3 所示。

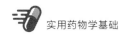
表 3-3 不同类型失眠症的推荐用药及不良反应

症状	推荐用药	主要不良反应
入睡困难或睡眠持续障碍	艾司唑仑	宿醉、口干、虚弱;高剂量可致呼吸抑制
	阿普唑仑	停药反应、呼吸抑制、头痛、发了、语言不清
	地西泮	嗜睡、头痛、乏力、共济失调
入睡困难	扎来普隆	头晕、共济失调

◀ 能力训练

患者，男，18 岁，高考很紧张，但头脑还清醒，思想单纯，只想考进重点大学，但考完后反而开始失眠，心情紧张，坐立不安，心神不宁。因病情加重，就医。诊断：焦虑性失眠。医生给予佐匹克隆片，睡前服用。

请问：佐匹克隆属于哪类药物？该药物在使用中有哪些注意事项？

——— 项目二 抗癫痫药和抗惊厥药应用 ———

◀ 知识目标

掌握抗癫痫药苯妥英钠、卡马西平、硫酸镁的药理作用、临床应用、不良反应及注意事项。熟悉丙戊酸钠、苯巴比妥的作用特点。了解癫痫发作的类型；其他抗癫痫药和抗惊厥药的作用特点及结构特征。

◀ 能力目标

能够分析、解释本项目涉及药物的处方合理性。能够科学指导患者安全使用抗癫痫和抗惊厥药并进行健康宣教。

◀ 素质目标

科学看待疾病，培养敬佑生命、尊重患者，增强公众安全用药意识，助力患者融入社会。

> **案例导入**
>
> 患者，男，35 岁，患癫痫大发作 10 余年，长期服用卡马西平，疗效显著。3 天前因工作忙而漏服药物，半小时前突然意识丧失，跌倒在地，四肢抽搐，口吐白沫，呼吸暂停。同事立即将其调整为平卧位，头偏向左侧，约 5 分钟后症状缓解，呼吸平稳，转入熟睡。
>
> 问题：1. 该患者突然出现癫痫大发作可能的原因是什么？
>
> 2. 卡马西平属于哪类药物？
>
> 3. 使用抗癫痫药物时应注意什么？

一、抗癫痫药

1. 概述

癫痫即俗称的"羊角风"或"羊癫风"，是大脑神经元突发性异常放电，导致反复发作性、短暂性、刻板性的大脑功能障碍的一种慢性疾病。临床分为原发性癫痫和继发性癫痫两种。前者可能与遗传等因素有关，后者与脑外伤、感染、肿瘤、发育异常、脑血管疾病、某些代谢异常等有关。根据癫痫发作时的临床表现，可分为局限性发作和全身性发作（表3-4）。

表 3-4 癫痫的临床类型及药物治疗

发作类型	临床特征	常用治疗药物
局限性发作（部分性发作）		
1. 单纯局限性发作	局部肢体运动或感觉异常，无意识障碍	卡马西平、苯妥英钠、苯巴比妥
2. 复杂性局限性发作（精神运动性发作）	有意识障碍，以精神症状为主，伴唇抽搐、摇头等无意识运动	卡马西平、苯妥英钠、丙戊酸钠、扑米酮
全身性发作		
1. 强直阵挛性发作（大发作）	意识丧失、全身性肌肉强直阵挛性抽搐	卡马西平、苯妥英钠、苯巴比妥、丙戊酸钠
2. 失神发作（小发作）	多见于儿童，突然短暂意识丧失，动作和语言中断，持续30秒左右迅速恢复，每日可反复发作数十次以上	乙琥胺、氯硝西泮、丙戊酸钠
3. 肌阵挛性发作	部分或全身肌群短暂阵挛性抽搐	丙戊酸钠、氯硝西泮
4. 癫痫持续状态	大发作持续状态，反复抽搐，持续昏迷，不及时抢救危及生命	地西泮、苯妥英钠、苯巴比妥

目前癫痫治疗以药物治疗为主，用药目的在于减少或防止癫痫发作，需要长期甚至终身用药。抗癫痫药的作用方式主要有两种：①直接抑制病灶神经元高频放电；②作用于病灶周围正常的脑组织，防止病灶异常高频放电向周围扩散。后者是大多数抗癫痫药的作用方式。

2. 常用抗癫痫药

苯妥英钠（大仑丁）

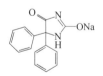

抗癫痫药应用

苯妥英钠口服吸收缓慢且不规则，6～10日达有效浓度，个体差异大。呈强碱性，刺激性大，不宜肌内注射，可静脉给药，主要经肝代谢，肾排泄。

【化学名】 5,5-二苯基乙内酰脲钠盐。

【性状】 本品为白色粉末；无臭；微有引湿性；在空气中渐渐吸收二氧化碳，分解成苯妥英；水溶液显碱性反应，常因部分水解而发生浑浊。在水中易溶，在乙醇中溶解，在三氯甲烷或乙醚中几乎不溶。

【药理作用】

（1）**抗癫痫** 通过降低神经细胞膜对 Na^+ 的通透性产生膜稳定作用，阻止癫痫病灶的异常放电向周围正常脑组织扩散。

（2）**抗外周神经痛** 对神经细胞膜的稳定作用可使疼痛减轻，减少发作次数。

（3）**抗心律失常作用**

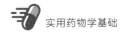

【临床应用】

(1) **治疗癫痫** 为癫痫大发作和局限性发作首选药,亦可用于精神运动性发作,但对小发作无效。

(2) **治疗外周神经痛** 对三叉神经痛疗效较好,对舌咽神经痛和坐骨神经痛也有一定的疗效。

(3) **抗心律失常** 适用于强心苷中毒所致的室性心律失常。

【不良反应】

(1) **胃肠道刺激** 本药呈强碱性,口服可致食欲减退、恶心、呕吐、上腹部疼痛。

(2) **毒性反应** ①长期使用可引起牙龈增生,多见于儿童及青少年,发生率为20%。用药期间应注意口腔卫生,经常进行牙龈按摩可减轻。一般停药后3～6个月可自行消退。②长期服用可抑制二氢叶酸还原酶而影响叶酸的吸收和代谢,导致巨幼红细胞性贫血,可用甲酰四氢叶酸治疗。③因其能诱导肝药酶,加速维生素D的代谢,长期应用可使儿童患者发生佝偻病样改变,成年患者可引起骨软化症。④过量服用引起急性中毒,表现为眼球震颤、复视及共济失调等,甚至出现语言障碍、精神错乱及昏迷等。

(3) **过敏反应** 少数患者可发生药物热、皮疹、粒细胞缺乏、血小板减少、再生障碍性贫血及肝坏死等病症,一旦发现应立即停药。

(4) **其他反应** 偶见男性乳房增大、女性多毛症、淋巴结肿大等。

【注意事项】 宜饭后服用以减少胃肠道刺激性;长期用药应常检查血常规和肝功能;久服停药可致癫痫发作加剧,甚至诱发癫痫持续状态;妊娠早期用药可致畸胎,故孕妇禁用;本药血药浓度个体差异大,临床应用注意剂量个体化。

 知识拓展

"天下第一痛"——三叉神经痛

三叉神经痛是以眼、面颊部位出现放射性、烧灼样、电击样疼痛为主要症状的一种神经系统疾病,其疼痛具有突发性、短暂性、反复性及刻板性的特点,常毫无征兆地突然发病,发病持续时间通常为数秒,突发突止,疼痛的部位也比较固定,程度剧烈,呈电击样、刀割样、针刺样,历时几秒或几分钟,漱口、吃饭、饮水、触摸,甚至说话均可诱发疼痛。女性略多于男性,发病率可随年龄增大而增长。三叉神经痛多发生于中老年人,右侧多于左侧。通常认为女性分娩时的疼痛是世界上最难忍受的疼痛,实际上根据疼痛的程度评分,如果把疼痛分为10级,女性分娩为9.8级,而大多数三叉神经痛为10级,因此三叉神经痛又称"天下第一痛"。

卡马西平

【化学名】 5H-二苯并［b,f］氮杂䓬-5-甲酰胺。

【性状】 本品为白色或类白色的结晶性粉末;几乎无臭。在三氯甲烷中易溶,在乙醇中略溶，在水或乙醚中几乎不溶。熔点为 189~193℃。

【药理作用】　为广谱抗癫痫药。

(1) **抗癫痫作用**　对复杂性局限性发作（精神运动性发作）疗效较好，是治疗精神运动性发作的首选药，对强直阵挛性发作（大发作）和单纯局限性发作也有效。对小发作和肌阵挛性发作效果差或无效。

(2) **抗外周神经性痛**　对三叉神经痛和舌咽神经痛的疗效优于苯妥英钠。

(3) **抗躁狂症和抑郁症**　对躁狂症和抑郁症有明显的治疗效果，可减轻或消除精神分裂症患者躁狂和妄想症状，对锂盐治疗无效的躁狂症也有效且副作用少。

【临床应用】

① 治疗癫痫精神运动性发作、全身性发作、强直阵挛发作。

② 治疗三叉神经痛和舌咽神经痛发作。

③ 预防或治疗躁狂症和抑郁症，可单用或与锂盐和其他抗抑郁药合用。

【不良反应】　常见恶心、呕吐、眩晕、视物模糊等，少数患者可出现共济失调、手指震颤、皮疹及粒细胞和血小板减少等，偶见再生障碍性贫血。

【注意事项】　由于结构类似三环类抗抑郁药，可能会激发潜在的精神病及老年人的精神紊乱、激动不安。

其他常用抗癫痫药物的临床应用及主要不良反应见表 3-5。

表 3-5　其他常用抗癫痫药物的临床应用及主要不良反应

药物	临床应用	主要不良反应
丙戊酸钠	广谱抗癫痫药，对各型癫痫均有效。对大发作的疗效虽不及苯妥英钠和苯巴比妥，但对上述两种药物不能控制的顽固性癫痫可能奏效。对小发作癫痫疗效优于乙琥胺，但因肝毒性较大而不作为首选药，对精神运动性发作疗效与卡马西平相似	胃肠道反应，宜饭后服用。少数患者出现肝毒性，血清碱性磷酸酶升高。有致畸作用，故妊娠早期禁用
苯巴比妥	有显效快、毒性低、价格低廉等优点，对大多数类型癫痫有效。对大发作、癫痫持续状态效果好，由于本药有明显的中枢抑制作用，目前均不作为首选药	中枢抑制，耐受性、依赖性、过敏，诱导肝药酶
扑米酮	大发作、局限性发作	似苯巴比妥
乙琥胺	对癫痫小发作有效，疗效虽不及氯硝西泮，但副作用小，不易产生耐受性，是防治小发作的首选药	胃肠道反应可有食欲不振、恶心、胃部不适；神经系统可以出现共济失调、头晕、头痛；骨髓抑制
氟桂利嗪	广谱抗癫痫药，对局限性发作、大发作效果好	少而轻，困倦，体重增加
苯二氮䓬类	广谱抗癫痫药，癫痫持续状态首选	中枢抑制，致畸
拉莫三嗪	广谱抗癫痫药，除肌阵挛发作以外，可用于治疗所有类型的癫痫发作	皮疹，突然停药可发生惊厥

3. 抗癫痫药的合理应用

药物治疗癫痫是目前最常用、最重要的手段，用药目的主要是最大限度地控制发作、减少不良反应和获得理想的生活质量。抗癫痫药使用原则如下：

(1) **对症选药**　根据癫痫发作类型合理选择抗癫痫药。

(2) **长期、规律用药**　目前药物无法根治癫痫，需坚持长期用药，症状完全控制后至少维持 3 年，并在最后 1~2 年逐渐减量停药，避免反跳现象发生。有些患者需要终身用药，

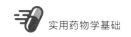

要长期规律服药，以维持有效血药浓度。

（3）**剂量个体化** 由于存在个体差异，一般先由小剂量开始给药，逐渐加量至有效控制发作而无毒性反应，之后进行维持治疗。单一药物不能控制的混合型癫痫常需联合用药。

（4）**停药换药** 癫痫治疗过程中，不宜随意更换药物。如因药物毒副作用需要更换时，应采取逐渐过渡的方法，在原药基础上添加新药，待后者发挥疗效后再逐渐减少原药用量至停药，不可突然停药或换药，以免出现发作加剧，甚至诱导产生癫痫持续状态。

（5）**定期检查** 用药期间应根据各药出现的不良反应随时观察，定期进行血象和肝、肾功能检查，一旦发现中毒，及时处理。

二、抗惊厥药

惊厥是由各种原因引起的中枢神经系统过度兴奋的一种症状，表现为全身骨骼肌不自主地强烈收缩。常见于小儿高热、破伤风、癫痫大发作、子痫、中枢兴奋药中毒等。常用的抗惊厥药有苯巴比妥类、苯二氮䓬类、水合氯醛和硫酸镁。

硫酸镁

硫酸镁不同的给药途径可产生完全不同的药理作用。口服给药可产生导泻和利胆作用；注射给药用于治疗各种原因所致的惊厥（尤其是子痫），有良好的抗惊厥作用；局部热敷用于缓解扭伤、挫伤引起的局部肿痛。

硫酸镁的安全范围小，注射过快或过量可引起中毒反应，表现为中枢抑制、血压骤降、呼吸抑制和心脏骤停。腱反射消失是呼吸抑制的前兆，应经常检查，中毒时应立即停药，缓慢注射氯化钙，并给予人工呼吸。

⟨ 能力训练

患儿，男，3岁时被诊断为癫痫，最近常出现癫痫大发作，医生开具处方：苯妥英钠片与苯巴比妥片联合使用。

请问：以上用药是否合理？为什么？

——— 项目三　抗精神失常药应用 ———

⟨ 知识目标

掌握氯丙嗪的药理作用、临床应用、不良反应及注意事项。熟悉碳酸锂、丙米嗪的药理作用、临床应用、不良反应。了解其他抗精神失常药的特点。

⟨ 能力目标

能够根据抗精神失常药物作用特点进行安全、合理用药，并能指导患者及家属用药。

⟨ 素质目标

尊重患者人格与隐私，践行人文关怀理念，消除社会对精神疾病的误解与歧视，树立乐观开朗的生活态度，深刻践行社会主义核心价值观。

案例导入

　　患者，女，21岁，性格内向，不愿与人交流。半年前因失恋精神受到打击，而后出现幻觉、妄想，因恐惧不敢出门，时而自言自语等症状。入院诊断为精神分裂症。给予利培酮治疗，服药2周后症状基本缓解。

　　问题：1. 利培酮属于哪类药物？其作用特点是什么？

　　2. 患者用药后可能会出现哪些表现？

　　3. 使用该类药物时应注意什么？

　　精神失常是由多种原因引起的认知、情感、意志、行为等精神活动障碍为主的一类疾病，治疗这类疾病的药物统称为抗精神失常药。根据临床症状不同，精神失常可分为精神病、躁狂症、抑郁症和焦虑症等。因此抗精神失常药可分为抗精神病药、抗躁狂药和抗抑郁药。

一、抗精神病药

1. 概述

　　精神分裂症是一种以思维、情感、行为之间不协调，精神活动与现实脱离为主要特征的常见精神病。根据临床症状，将精神分裂症分为Ⅰ型和Ⅱ型。Ⅰ型以阳性症状（幻觉和妄想、思维紊乱）为主，Ⅱ型以阴性症状（情感淡漠、主动性缺失、意志缺失）为主。其病因是脑内多巴胺（DA）神经系统的功能亢进，使脑部DA过量或DA受体超敏，药物的作用机制主要与阻断DA受体有关。

　　抗精神病药主要应用于治疗精神分裂症，按作用特点分为经典和非经典抗精神病药。经典抗精神病药常发生锥体外系反应，而非经典抗精神病药的作用部位不在DA受体，因此锥体外系反应较轻。经典抗精神病药对阳性症状非常有效，非经典抗精神病药对阳性及阴性症状均有效。

　　根据化学结构，经典抗精神病药分为吩噻嗪类（如氯丙嗪、奋乃静、氟奋乃静、三氟拉嗪、硫利达嗪）、硫杂蒽类（如氯普噻吨、氟哌噻吨）、丁酰苯类（如氟哌啶醇、氟哌利多）。非经典抗精神病药包括二苯丁基哌啶类（如五氟利多）、苯甲酰胺类（如舒必利）、二苯并二氮䓬类（如氯氮平）、苯并异噁唑类（如利培酮）。

2. 经典抗精神病药

(1) 吩噻嗪类

盐酸氯丙嗪（冬眠灵）

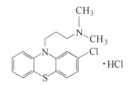

抗精神病药应用

【化学名】　N,N-二甲基-2-氯-10H-吩噻嗪-10-丙胺盐酸盐。

【性状】　本品为白色或乳白色结晶性粉末；有微臭，有引湿性；遇光渐变色；水溶液显酸性反应。在水、乙醇或三氯甲烷中易溶，在乙醚或苯中不溶。熔点为194～198℃。

【药理作用】　本品对多巴胺受体、5-HT受体、M受体、α肾上腺素受体均有阻断作

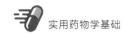

用。对中枢神经系统、自主神经系统、内分泌系统也有作用。其药理作用广泛而复杂。

① 中枢神经系统的作用

a. 镇静和抗精神分裂症作用：正常人服用治疗量氯丙嗪后，表现为安静、少动、情感淡漠和注意力下降，对周围事物不感兴趣，但神态正常，在安静环境下易诱导入睡，但易唤醒，醒后神志清醒。精神分裂症患者服用后则表现出良好的治疗作用，能迅速控制兴奋躁动，大剂量连续用药能消除患者的幻觉和妄想症状，减轻思维障碍，使患者恢复理智，情绪稳定，生活自理。抗精神病作用在长期应用时无耐受性，对抑郁症无效，甚至加重。

b. 镇吐作用：氯丙嗪有较强的镇吐作用。小剂量抑制延髓催吐化学感受区的 D_2 受体，大剂量可直接抑制呕吐中枢，产生镇吐作用。对顽固性呃逆也有显著疗效，但对刺激前庭引起的呕吐（如晕动病）无效。

c. 对体温的调节作用：抑制下丘脑体温调节中枢，导致体温调节失灵，使体温随环境温度的升降而升降。氯丙嗪可降低发热机体的体温，配合物理降温措施（如冰浴），使体温降至正常水平，也可降低正常人的体温。

② 对自主神经系统的作用：无临床治疗意义，主要与不良反应有关。氯丙嗪能阻断 α 受体，引起血管扩张、血压下降，可翻转肾上腺素的升压作用；还可阻断 M 受体，引起口干、便秘、视物模糊等症状。

③ 对内分泌系统的作用：可阻断结节-漏斗通路多巴胺受体，增加催乳素的分泌，出现乳房肿大、溢乳现象；抑制促性腺激素的分泌，出现排卵延迟、月经紊乱、停经等症状；抑制促肾上腺皮质激素，使糖皮质激素分泌减少；抑制生长激素分泌，可用于巨人症的治疗。

【临床应用】

① 精神分裂症：主要用于治疗Ⅰ型精神分裂症，可迅速控制兴奋、躁狂、幻觉、妄想等阳性症状，疗效显著，但不能根治，需长期用药，甚至终身治疗。连续用药后，镇静作用逐渐减弱，出现耐受性，症状控制后需立即停药。

② 呕吐和顽固性呃逆：可用于药物（如强心苷、吗啡、四环素、抗恶性肿瘤药）和疾病（如尿毒症、恶性肿瘤、放射病）引起的呕吐，对顽固性呃逆也有显著疗效，但对晕动病引起的呕吐无效。

③ 低温麻醉和人工冬眠：配合物理降温可用于低温麻醉。氯丙嗪与其他中枢抑制药（如异丙嗪、哌替啶）合用组成"冬眠合剂"，可用于"人工冬眠"。人工冬眠多用于严重创伤、感染性休克、中枢性高热、高热惊厥及甲状腺危象等疾病的辅助治疗。

【不良反应】

① 一般不良反应：常见嗜睡、淡漠、乏力等中枢抑制症状；出现视物模糊、口干、心动过速、便秘等 M 受体阻断表现和鼻塞、直立性低血压等 α 受体阻断表现。氯丙嗪局部刺激性较强，静脉注射可引起血栓闭塞性脉管炎。长期用药可致乳房肿大、泌乳、闭经及生长缓慢。

② 锥体外系反应：是长期大量服用氯丙嗪常见的不良反应。主要表现有 a. 帕金森综合征，多见于中老年人，表现为面容呆板、肌张力增高、肌肉震颤、动作迟缓、流涎等，一般在用药数周至数月后发生。b. 静坐不能，多见于青、中年人，表现为坐立不安、反复徘徊、不能控制。c. 急性肌张力障碍，多见于青少年，表现为强迫性张口、伸舌、斜颈、吞咽困难、呼吸障碍等，多发生于用药后 1～5 天。以上三种反应减少药量或停药后症状可减轻甚至消失，必要时加用中枢抗胆碱药（如苯海索）。d. 迟发性运动障碍，较少见，表现为口-

舌-颊不自主刻板运动（如吸吮、舔舌、咀嚼等）及四肢舞蹈样动作，且停药后难以消失，使用抗胆碱药不但无效，反而会加重，早期发现后及时停药可恢复。

③ 变态反应：偶见皮疹、光敏性皮炎、肝损害、急性粒细胞缺乏等症状。服用吩噻嗪类抗精神病药时，患者应尽量避免日光直射。

④ 急性中毒：服用超大剂量氯丙嗪可发生急性中毒，出现昏睡、血压迅速下降、心动过速等症状，应立即停药并对症治疗，目前无特效解毒药。低血压患者可用去甲肾上腺素抢救，禁用肾上腺素升压。

【注意事项】 本药宜深部肌内注射，防止局部刺激。在长期用药过程中，宜采用最小有效剂量维持，一旦发生其先兆症状，如唇肌、眼肌抽搐，应及时停药。有癫痫病史、严重肝功能损害、昏迷、青光眼者禁用。伴有心血管疾病的老年患者慎用，冠心病患者服用后易猝死，应密切关注。

(2) 硫杂蒽类

氯普噻吨（泰尔登）

抗精神分裂症、抗幻觉和妄想作用比氯丙嗪弱，但镇静作用强，具有较弱的抗抑郁作用。临床用于伴有焦虑抑郁症状的精神分裂症、焦虑性神经症、更年期抑郁症等。不良反应为锥体外系反应，较氯丙嗪轻。

(3) 丁酰苯类

氟哌啶醇

该药物抗精神病作用、镇吐作用及锥体外系反应均强于氯丙嗪。主要用于以兴奋、幻觉和妄想为主要临床表现的各种急性、慢性精神分裂症，也可用于治疗呕吐及顽固性呃逆。锥体外系反应发生率高、程度严重，长期大剂量应用可引起心肌损害。

氟哌利多（氟哌啶）

氟哌利多作用与氟哌啶醇相似，可消除精神紧张，还有抗休克、镇吐及抗焦虑作用。常与强效镇痛药芬太尼合用，产生精神恍惚、活动减少、痛觉消失但不进入睡眠状态的一种特殊麻醉状态，称为"神经安定镇痛"状态。可用于进行小手术、各种内窥镜检查、造影、严重烧伤的清创和换药等的麻醉。

3. 非经典抗精神病药

对阳性及阴性症状均有效，常用非经典抗精神病药的作用特点及应用如表3-6。

表 3-6　常用非经典抗精神病药的作用特点及应用

药物	作用特点	临床应用	不良反应
五氟利多	为长效口服抗精神病药,起效慢、持续时间久	急、慢性精神分裂症,尤其适用于慢性患者,对幻觉、妄想、退缩均有较好疗效	锥体外系反应常见
舒必利	起效快,有"药物电休克"之称	减轻患者幻觉和妄想症状;对情绪低落、忧郁、顽固性恶心、呕吐等症状有治疗作用	锥体外系反应较少
氯氮平	第一个非经典抗精神病药,广谱神经安定药,作用强,起效迅速,多在1周内见效	其他抗精神病药无效或锥体外系反应明显的患者,对Ⅰ型和Ⅱ型精神分裂症患者均有效	锥体外系反应较轻,但可引起粒细胞减少,严重者可致粒细胞缺乏(女性多于男性)。可诱发躁狂症,躁狂症患者禁用

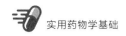

续表

药物	作用特点	临床应用	不良反应
利培酮	第二代非经典抗精神病药，口服吸收快而完全	首发急性及慢性患者，为治疗精神分裂症的一线药	较少锥体外系反应及迟发性运动障碍等毒副作用

4. 抗精神病药的合理应用

（1）**早期发现、早期治疗**　一旦诊断明确，应尽早开始用药，第一次发病是治疗的关键期，患者对抗精神病药的治疗反应好，所需剂量较小。

（2）**单一用药**　一般主张单一用药，如疗效不满意且无严重不良反应，则可在治疗剂量范围内适当增加剂量，尽量避免不必要的合并用药。建议从小剂量开始缓慢增加剂量，一般 2 周左右增加至治疗量，待病情缓解后，逐步缓慢减少至维持量，不宜突然停药。

（3）**换药注意问题**　对现有药物剂量充分、疗程充足但疗效仍不满意时，可考虑换用与原用药作用机制不同的抗精神病药治疗。

（4）**个体化用药**　由于不同个体对药物的吸收和代谢情况不尽相同，对药物的敏感性和耐受性也有差别，因此，有效剂量因人而异。在用药选择时还应对患者的年龄、身体状况、有无合并症及既往治疗情况、疗效、副反应等作综合周密的考虑。

二、抗躁狂药和抗抑郁药

躁狂抑郁症是情感性精神病，以持久的情感高涨伴有思维加速及语言、活动明显增多（躁狂），或以持久的情感低落伴有思维迟缓及语言、活动明显减少（抑郁）为主要特征的一组精神疾病。可单独一种症状反复发作（单相型），也可两种状态交替出现（双相型）。

1. 抗躁狂药

一般认为躁狂抑郁症可能与脑内 5-羟色胺（5-HT）缺乏和去甲肾上腺素（NA）过多有关。抗躁狂药通过抑制 NA 的释放和促进其再摄取，并提高脑内 5-HT 含量而发挥作用。本类药物包括锂盐、抗精神病药（如氯丙嗪、氟奋乃静、氟哌啶醇等）及抗癫痫药（如卡马西平、丙戊酸钠等），其中常用的是碳酸锂。

 知识拓展

多巴胺的"双面"效应

多巴胺是一种脑内分泌物，属于神经递质，用来帮助细胞传送脉冲，可影响一个人的情绪。这种神经递质主要负责大脑的情绪、感觉，传递兴奋及开心的信息。基于这一功能，临床上多巴胺被用来治疗抑郁症。有研究表明精神分裂、躁狂症等患者多巴胺分泌过多，帕金森病等患者多巴胺分泌不足。另一方面，多巴胺也与成瘾性之间存在密切联系，吸烟和吸毒都可以增加多巴胺的分泌，使成瘾者感到开心及兴奋。多巴胺系统是数十年来神经科学研究的焦点问题之一。随着生物学、医学等学科的迅猛发展，目前人们对多巴胺的合成、受体种类及作用机制有了更深入的了解，这些研究成果有望更大程度上将多巴胺用于药物等方面造福人类，而其所带来的如成瘾性等负面效应也需要慎之又慎，并做到合理规避。

碳酸锂

治疗量的碳酸锂对正常人的精神行为几乎无影响，但对躁狂症患者有显著疗效，为治疗躁狂症的首选药，对抑郁症也有效，被称为"情绪稳定药"。碳酸锂也可用于精神分裂症患者的躁狂症状，与抗精神病药（如氯丙嗪）合用可增强疗效，并能缓解锂盐所致的恶心、呕吐等胃肠道反应。

不良反应多，用药初期有恶心、呕吐、腹泻、乏力、口干、多尿等症状。继续用药 1～2 周内多数症状能减轻或消失。碳酸锂还可引起甲状腺功能减退或甲状腺肿，停药后可恢复。锂盐的安全范围较小，血药浓度超过 2.0mmol/L 即可引发中毒，出现脑病综合征（如意识模糊、震颤、反射亢进、癫痫发作等），甚至昏迷、休克、肾功能损害。故用药期间应随时监测血锂浓度。

2. 抗抑郁药

一般认为抑郁症是由脑内 5-HT 缺乏，并伴有 NA 不足所致。抗抑郁药主要通过增加脑内 5-HT 含量并纠正 NA 不足而发挥作用。目前临床使用的抗抑郁药包括：

① 三环类抗抑郁药：如丙米嗪、阿米替林、多塞平、氯米帕明等。

② NA 再摄取抑制药：如地昔帕明、马普替林等。

③ 选择性 5-HT 再摄取抑制药：如氟西汀（百忧解）、帕罗西汀、西酞普兰、氟伏沙明等。

④ 其他抗抑郁药：如米氮平、文拉法辛、曲唑酮等。

盐酸丙米嗪（米帕明）

【化学名】　N,N-二甲基-10,11-二氢-5H-二苯并［b，f］氮杂䓬-5-丙胺盐酸盐。

【性状】　白色结晶性粉末；无臭。易溶于水、乙醇，几乎不溶于乙醚。遇光渐变色。

【药理作用】

(1) **中枢神经系统**　正常人服用丙米嗪后出现困倦、头晕、注意力不集中、思维能力下降，但抑郁症患者连续服用后情绪提高、精神振奋、焦虑心情减轻，表现出明显抗抑郁作用。

(2) **自主神经系统**　治疗量有明显阻断 M 受体的作用，引起口干、视物模糊、便秘、尿潴留等反应。

(3) **心血管系统**　可降低血压，导致心律失常，以心动过速较为常见。故心血管疾病患者慎用。

【临床应用】　治疗各种原因引起的抑郁，对内源性和更年期抑郁症疗效好，其次为反应性抑郁症。对伴有焦虑的抑郁症患者疗效显著，对恐怖症亦有效。也可用于小儿遗尿症。服药 2～3 周后发挥抗抑郁作用。对精神分裂症伴抑郁状态疗效不佳。

【不良反应】　常见阿托品样作用，可引起多汗、口干、便秘、视物模糊等，在用药过程中可逐渐消失。严重者可能引发急性青光眼、肠麻痹、尿潴留等症状，须立即停药。也可引

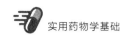

起心律失常、直立性低血压。偶见皮疹、粒细胞减少及黄疸等症状。

【注意事项】 服药期间忌用升压药。高血压、动脉硬化患者慎用。前列腺增生和青光眼患者禁用。孕妇忌用以防致畸。

常用抗抑郁药的比较见表 3-7。

表 3-7 常用抗抑郁药的比较

药物	特点	临床应用	不良反应
文拉法辛	抑制突触前膜对 5-HT 和 NA 的再摄取	各种类型抑郁症和广泛性焦虑症	轻,恶心、嗜睡、失眠、头痛
马普替林	选择性抑制 NA 再摄取,广谱、见效快、副作用小	各种类型抑郁症,尤其适用于老年患者	嗜睡、失眠、兴奋等
氟西汀	强效选择性 5-HT 再摄取抑制药	伴有焦虑的各种抑郁症,尤其适用于治疗老年期抑郁症、强迫症、神经性贪食症	安全范围较大,不良反应轻,偶见恶心、头痛、乏力、失眠等
米氮平	对 NA 和 5-HT 双重作用的新型抗抑郁药	各种抑郁症,尤其适用于伴有焦虑、失眠者	体重增加,偶见直立性低血压

能力训练

患者,男性,19 岁,大学新生,性格内向,与寝室同学产生矛盾后逐渐表现异常。常将自己锁在寝室自言自语,睡眠质量差,出现幻觉、幻听,总认为有同学要谋害他。通知其家人,由家人将其强制送诊。诊断为:精神分裂症。治疗方案为:给予氯丙嗪 300mg 口服,一日 2 次。治疗 8 周后,患者精神症状有所好转,但出现肌张力增高、动作迟缓、手抖、流涎、坐立不安、反复徘徊等表现。

请问:1. 在应用氯丙嗪治疗过程中应注意观察哪些反应?

2. 本案例给予氯丙嗪 8 周后为何会出现肌张力增高、坐立不安等表现?可以采取何种措施对抗?

项目四 抗帕金森病药和抗阿尔茨海默病药应用

知识目标

掌握左旋多巴的药理作用、临床应用及不良反应。熟悉左旋多巴增效药及其他抗帕金森病药的特点及临床应用。了解抗帕金森病药和抗阿尔茨海默病药的分类、特点及代表药化学结构。

能力目标

能够针对抗帕金森病药和抗阿尔茨海默病药,为患者进行准确的用药安全宣教和指导,达到提升患者用药依从性与安全性的能力。

素质目标

培养严谨、负责的职业态度,增强关爱患者的意识,树立正确的价值观和职业道德观,提升团队协作与沟通能力。

中枢神经系统退行性疾病是指一组由慢性进行性的中枢神经组织退行性变性而产生的疾病的总称。主要包括帕金森病（PD）、阿尔茨海默病（AD）、亨廷顿病（HD）、肌萎缩侧索硬化（ALS）等。本类疾病的共同特征是患者的脑和（或）脊髓发生神经元退行性变性、丢失，并且随时间的推移，患者的病情会逐渐恶化。因这类疾病发病机制尚不明确，有效治疗药物较少，本项目主要介绍抗帕金森病药和抗阿尔茨海默病药。

> **案例导入**
>
> 　　患者，男，57 岁，右侧肢体不自主抖动 1 年，伴行动迟缓 3 个月，最近半年出现四肢僵硬、记忆力减退症状。患者于 1 年前无明显诱因出现右侧肢体轻微抖动症状，1 个月前左侧肢体也开始抖动。抖动在静止和情绪激动时明显，入睡后消失。医生诊断：帕金森病。给予左旋多巴合并卡比多巴治疗 4 周后，症状明显缓解。
>
> 　　问题：1. 左旋多巴和卡比多巴属于哪类药物？两药合用的目的是什么？
>
> 　　2. 治疗帕金森病的药物还有哪些？
>
> 　　3. 抗帕金森病药的应用原则是什么？

一、抗帕金森病药

1. 概述

帕金森病又称震颤麻痹，是一种常见的神经系统变性疾病，通常于 40～70 岁发病，60 岁后发病率增高。该疾病起病隐匿，发展缓慢，主要临床表现为进行性运动迟缓（开始行走时活动困难，一旦开始则不能及时停止或改变方向）、静止性震颤、肌强直、姿势调节障碍，严重者伴有记忆障碍等痴呆症状。PD 的病因尚不明确，目前的研究倾向于与年老、遗传易感性和环境毒素的接触等综合因素有关。

PD 的发生与黑质-纹状体内多巴胺能神经功能减弱，胆碱能神经功能占优势有关。因此，抗帕金森病药可分为两大类：

① 中枢拟多巴胺类药：如左旋多巴、卡比多巴、苄丝肼、溴隐亭、金刚烷胺、司来吉兰等；

② 中枢抗胆碱药：如苯海索等。

2. 常用抗帕金森病药

(1) 中枢拟多巴胺类药

左旋多巴

【化学名】　（—）-3-(3,4-二羟基苯基)-L-丙氨酸。

【性状】　本品为白色或类白色的结晶性粉末；无臭。在水中微溶，在乙醇、三氯甲烷或乙醚中不溶；在稀酸中易溶。

【药理作用】　左旋多巴本身没有药理活性，通过血脑屏障之后进入大脑中枢，转化成多巴胺，补充黑质-纹状体中多巴胺的不足，改善帕金森病症状。

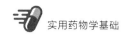

【临床应用】

① 抗帕金森病：左旋多巴是治疗 PD 的一线药物，用于治疗多种类型的 PD。其作用特点为：对轻症和年轻患者疗效好，对重症和老年患者疗效差；对肌肉僵直和运动困难者疗效好，对肌肉震颤者疗效差；起效慢，连续用药 2～3 周体征才改善，1～6 个月后才获得最大疗效；对吩噻嗪类抗精神病药所引起的帕金森综合征无效。

② 治疗肝性脑病：左旋多巴进入脑内可以合成去甲肾上腺素，有利于中枢神经功能恢复，可使肝性脑病患者的意识从昏迷转为清醒，但无法改善肝功能，故不能根治。

【不良反应】

① 早期反应：多数患者出现的胃肠道及心血管反应会在用药几周后逐渐消失。

a. 胃肠道反应：可有恶心、呕吐或上腹部不适等症状，这与多巴胺刺激延脑催吐化学感受区的 D_2 受体有关，偶见消化道溃疡、出血和穿孔。

b. 心血管反应：部分患者出现直立性低血压，也可引起心悸、心律失常、眩晕、短暂皮肤潮红。

② 长期反应

a. 运动障碍：长期用药后，出现异常不自主运动症状，多见于面部肌群（如张口、咬牙、伸舌、皱眉、头颈部扭动等），也可累及躯干和四肢肌群。

b. 不自主运动：约有一半患者在长期用药后出现异常的不自主运动，包括面舌抽搐、怪相、摇头及躯干的摇摆运动。长期服用左旋多巴，部分患者可出现"开关"现象，即患者突然多动不安（开），而后又出现肌强直运动不能（关），两种现象可交替出现，严重妨碍患者的日常活动。

c. 精神症状：有焦虑、失眠、幻觉、谵妄等精神错乱或抑郁症状，可用氯氮平对抗。

【注意事项】 高血压、心律失常、糖尿病、支气管哮喘、肺气肿、肝肾功能障碍、尿潴留者慎用。骨质疏松的老年人，用本品治疗有效者，应缓慢恢复正常的活动，以减少引起骨折的危险。用药期间需注意检查血常规、肝肾功能及心电图。

【药物相互作用】 维生素 B_6 是多巴脱羧酶的辅酶，可加速左旋多巴的外周组织转化为多巴胺，从而降低左旋多巴的疗效；利血平可耗竭黑质-纹状体中的多巴胺，会降低左旋多巴的疗效；抗精神病药（吩噻嗪和丁酰苯类）能引起帕金森综合征。

卡比多巴

卡比多巴为外周多巴脱羧酶抑制药，不能通过血脑屏障。与左旋多巴合用，能抑制外周左旋多巴转化为多巴胺，使进入脑组织的左旋多巴含量增加，还可减少左旋多巴的用量，降低其外周不良反应。本品与左旋多巴组成的复方制剂称为左卡双多巴，混合比例为 1：4 或 1：10，可使左旋多巴的最适剂量降低 75%。

司来吉兰

司来吉兰是一种选择性 B 型单胺氧化酶（MAO-B）不可逆性抑制药，可阻断多巴胺的代谢，抑制多巴胺的降解，也可抑制突触多巴胺的再摄取，从而延长多巴胺作用的时间。本药在 PD 早期应用，可延缓症状进展。与左旋多巴合用，可增强左旋多巴的作用，并可减轻左旋多巴引起的运动障碍（"开关"现象）。本药不良反应较少，可出现焦虑、失眠、幻觉等精神症状，应避免晚间服用。

恩他卡朋

恩他卡朋为选择性外周儿茶酚-O-甲基转移酶（COMT）抑制药，只能抑制外周的COMT。本品单独使用无效，常与左旋多巴合用，使左旋多巴的疗效趋于平稳。恩他卡朋与左旋多巴和卡比多巴的复方制剂为恩他卡朋双多巴片。长期使用常见的不良反应为运动障碍、恶心、腹泻及尿液颜色加深等。

溴隐亭

溴隐亭为 D_2 受体激动药，小剂量时可激动结节-漏斗通路的 D_2 受体，抑制催乳素及生长激素释放，临床用于退乳、溢乳、闭经及肢端肥大症；大剂量时能激动黑质-纹状体通路的 D_2 受体，改善运动障碍及肌强直现象。单独使用疗效不如左旋多巴，但优于苯海索，与左旋多巴合用治疗帕金森病，对重症患者疗效佳。不良反应包括胃肠道反应、直立性低血压、心律失常、运动障碍、精神症状等。

金刚烷胺

金刚烷胺原为合成抗病毒药，后发现对帕金森病有效，疗效不及左旋多巴和溴隐亭，但优于胆碱受体阻断药。能够促进黑质-纹状体多巴胺的释放和抑制多巴胺再摄取，还有较弱的抗胆碱作用。对 PD 有显著疗效，缓解肌强直、震颤和运动障碍效果好，用药后起效快，作用持续时间短，一般服药数天即可获得最高疗效。常与左旋多巴合用，协同增强疗效，减少左旋多巴的剂量与不良反应。本药不良反应较少，常见胃肠道反应，但长期用药可出现下肢皮肤网状青斑、踝部水肿等。还可引起失眠、精神不安、共济失调等，偶可致惊厥。癫痫、心力衰竭患者和妊娠期妇女禁用。肾功能不全者酌情减少剂量。

（2）中枢抗胆碱药

苯海索（安坦）

苯海索对中枢胆碱受体有明显的阻断作用，有减弱黑质-纹状体通路中乙酰胆碱的作用，临床用于早期轻症、不能耐受或对左旋多巴有禁忌的患者及抗精神病药（如氯丙嗪）引起的帕金森综合征。治疗帕金森病疗效不如左旋多巴，抗震颤疗效较好，对缓解僵直及动作迟缓疗效较差。常与左旋多巴合用。副作用与阿托品相似，前列腺增生和青光眼患者禁用，年老体弱者应酌情减量。

3. 帕金森病患者用药原则

① 个体化原则：要针对不同年龄、不同病情的患者进行个体化指导用药。

② 尽早治疗：帕金森病在早期，只是黑质变性和神经细胞减少，导致多巴胺合成下降；晚期则可出现多巴胺受体萎缩，以致不能与多巴胺结合而使疗效下降或无效。因此，早期用药疗效好。

③ 长期服药：目前药物治疗只能改善症状，不能根除本病，也难以阻止疾病进展，因此应长期服药，并根据疗效调整剂量，不要超过限量。

④ 适量原则：当服用左旋多巴类制剂时，提倡从小剂量开始，逐渐增量，直至症状改善，即达到并维持有效剂量。

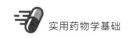

帕金森病与肠道微生物

肠道细菌与大脑之间有着千丝万缕的联系，除了影响情绪和食欲，肠道菌群在神经退行性疾病的发生过程中也起到了重要作用。目前的医疗手段只能缓解帕金森病症状，无法彻底治愈。近年来，各国研究学者证明帕金森病可能与肠道菌群有关，肠道菌群的组成及代谢产物的变化，都可能导致患者病情恶化。因此，调节患者肠道菌群或许是治疗帕金森病的一种潜在疗法。肠道菌群移植（FMT）是一种调节肠道菌群失衡的治疗方式，通过将健康人的肠道菌群移植到患者肠道内，使患者得以重新拥有健康稳定的肠道菌群，以实现对肠道及肠道外疾病的治疗，从而达到治愈的目的。目前，研究结果已证实 FMT 对帕金森病有疗效。同时还发现，FMT 对帕金森综合征的治疗效果显著，而且副作用小，安全有效。

抗阿尔茨海默病药应用

二、抗阿尔茨海默病药

案例导入

患者，女，68 岁，3 年前记忆开始出现问题，起初表现为记不住他人名字，之后发展到遗失贵重物品，半年前出现找不到回家的路的现象，近期经常与人发生争吵。入院检查显示智力明显下降，记忆力受损。CT 检查提示皮质性脑萎缩和脑室扩大。诊断为阿尔茨海默病，给予多奈哌齐等药物治疗，症状有所好转。

问题：1. 多奈哌齐属于哪类药物？

2. 治疗阿尔茨海默病的药物还有哪些？

3. 阿尔茨海默病患者出现情绪改变后可以与哪些药物联合使用？

1. 概述

阿尔茨海默病（AD）是最常见的一种痴呆类型，多发于 65 岁以上老人，是一种与年龄高度相关的、以进行性认知功能障碍和行为损害为特征的中枢神经系统退行性疾病。临床主要表现为记忆障碍、失语、失用、失认、视空间能力损害、执行功能障碍，以及人格和行为改变。

阿尔茨海默病确切的病因尚不明确，但与多因素共同作用有关，如年龄、基因、生活方式、环境、颅脑损伤史及心血管疾病等。

目前，AD 尚无有效治疗方法，主要治疗药物包括胆碱酯酶抑制药和 N-甲基-D-天冬氨酸受体（NMDAR）拮抗药。

世界阿尔茨海默病日

1901 年，法兰克福精神病医院的阿尔茨海默博士（Alois Alzheimer）检查了一名患有不寻常精神疾病的患者——奥古斯特·迪特。她表现为记忆力退化、容易发脾气、多疑和攻击行为。在迪特去世后，阿尔茨海默博士利用最新的染色技术和电子显微镜发现了奇怪的淀粉样斑块和神经原纤维缠结。这些斑块和缠结现在被认为是阿尔茨海默病的特征性病理改变。

1910 年，克雷佩林在其著作《精神病学》中首先将这种疾病以阿尔茨海默命名并建立了一套诊断标准，这一名称开始被广泛使用，因而有了阿尔茨海默病（Alzheimer's disease，AD）。

每年的 9 月 21 日定为"世界阿尔茨海默病日"。我国已经进入老龄化社会，生育率降低，人均寿命延长，老年人口占比不断攀升。截至 2024 年底，全国 60 周岁及以上老年人口数量超过 3.1 亿，老龄化使阿尔茨海默病人群大幅增加，我国已成为全球阿尔茨海默病患病人数最多的国家。

2. 抗阿尔茨海默病药

(1) 胆碱酯酶抑制药

多奈哌齐

多奈哌齐为第二代可逆性胆碱酯酶抑制药，脂溶性大，易透过血脑屏障，使脑内乙酰胆碱浓度增加，从而改善认知功能。多奈哌齐是目前国内唯一一个能同时用于治疗轻、中、重度阿尔茨海默病的药物，对血管性痴呆患者也有显著疗效。本药选择性高，且正常剂量下无肝毒性。常见不良反应有恶心、腹泻、疲劳和肌肉痉挛等，症状轻微、短暂，连续用药后2~3 周自行消失。

卡巴拉汀

卡巴拉汀为第二代胆碱酯酶抑制药，具有安全性、无肝毒性、耐受性好等优点。本药能缓解因胆碱能神经功能缺陷所致的认知功能障碍，改善日常生活能力，减轻精神行为症状。临床用于轻、中度 AD 患者。不良反应与多奈哌齐相似。严重肝、肾功能损害及哺乳期妇女禁用。

石杉碱甲

石杉碱甲是由中国科学院上海药物研究所与浙江医学研究院药物研究所于 1982 年从中药千层塔中分离出的一种生物碱。本药可强效抑制胆碱酯酶，并具有抗氧化应激和抗神经细胞凋亡的作用，能保护神经细胞。临床用于老年性记忆功能减退和轻、中度 AD 患者，还可治疗重症肌无力。常见不良反应有恶心、出汗、腹痛、头晕、视物模糊等，严重者可用阿托品对抗。

加兰他敏

加兰他敏为第二代胆碱酯酶抑制药。临床用于轻、中度 AD，无肝毒性，主要不良反应为胃肠道反应，用药后 6~8 周疗效明显。

(2) N-甲基-D-天冬氨酸受体阻断药

美金刚

美金刚是第一个在治疗 AD 痴呆和血管性痴呆方面有显著疗效的 N-甲基-D-天冬氨酸受

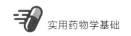

体阻断药，临床用于治疗中、重度 AD，可显著改善患者的认知功能，提高日常生活能力。其耐受性较好，与胆碱酯酶抑制药或尼莫地平联合使用治疗效果优于单独使用，且安全性较高。常见不良反应有头晕、头痛、便秘、意识错乱等。肝功能不全、意识紊乱患者及妊娠期和哺乳期妇女禁用。

3. 抗阿尔茨海默病药的合理应用

① 尽早诊断，及时治疗，终身管理。

② 药物虽不能逆转疾病，但可以延缓其进展，应尽可能坚持长期治疗。

③ 针对痴呆伴发的精神行为症状，非药物干预为首选，抗痴呆是基本，必要时可使用精神药物，但应定期评估疗效和副作用，避免长期使用。

能力训练

患者，男，68 岁，2 年前被医院诊断为帕金森病，一直遵医嘱常年服用复方卡比多巴，治疗 3 个月后症状明显改善，但最近因双手震颤症状加重，医生加用苯海索，结果出现急性尿潴留。

请问：1. 分析复方卡比多巴的成分及作用。

2. 分析患者为什么加服苯海索后出现急性尿潴留。

3. 作为药师，请你给患者提供用药指导。

——— 项目五　镇痛药应用 ———

知识目标

掌握吗啡、哌替啶的药理作用、临床应用、不良反应及注意事项。熟悉可待因、芬太尼、美沙酮、纳洛酮的作用特点。了解其他镇痛药的作用特点；镇痛药应用的基本原则。

能力目标

能够应用药物的基本理论和基本知识，提供用药咨询服务；能够分析、解释本项目涉及药物的处方合理性，能够将疾病与其治疗药物相联系。

素质目标

远离毒品、珍爱生命，增强社会公德意识，加强遵纪守法观念，树立职业风范。

案例导入

患者，男，42 岁，胆结石病史 2 年。一日因进食油腻食物后突然出现右上腹绞痛，疼痛蔓延至右肩背部，剧烈疼痛，难以忍受，面色苍白，大汗淋漓，同时伴有恶心、呕吐等症状。入院 B 超检查诊断为结石性胆囊炎急性发作。医嘱：卧床休息，进食，输液，纠正水和电解质紊乱，应用抗生素。给予静脉滴注盐酸哌替啶注射液和硫酸阿托品注射液。

问题：1. 哌替啶属于哪类药物？其药品管理有哪些规定？

2. 两药合用的目的是什么？

　　疼痛是一种组织损伤或潜在损伤所引起的一种主观感觉，是机体的一种保护性反应，常伴有不愉快的情绪或心血管和呼吸方面的变化。疼痛按其发生的性质分为慢痛（钝痛）和快痛（锐痛）。剧烈疼痛不仅给患者带来痛苦和紧张不安等情绪，还可引起生理功能的紊乱，甚至诱发休克而危及生命。

　　镇痛药主要作用于中枢神经系统特定部位的阿片受体，在不影响意识和其他感觉的情况下，选择性缓解或消除疼痛，故又称为中枢性镇痛药或阿片类镇痛药。本类药物中大多数药反复应用易成瘾，故又称为成瘾性镇痛药或麻醉性镇痛药，属于麻醉药品管理范畴，必须按照国家颁布的《麻醉药品和精神药品管理条例》严格控制使用。

　　按来源和机制不同，目前临床常用镇痛药可分为三类：

　　① 阿片生物碱类镇痛药：如吗啡、可待因等；

　　② 人工合成镇痛药：如哌替啶、芬太尼等；

　　③ 其他镇痛药：如曲马多、布桂嗪、罗通定等。

一、阿片生物碱类镇痛药

盐酸吗啡

$$H_3C - N$$
$$H$$
$$,HCl, 3H_2O$$
$$HO \quad O \quad H \quad OH \quad H$$

　　【化学名】　17-甲基-4,5α-环氧-7,8-二脱氢吗啡喃-3,6α-二醇盐酸盐三水合物。

　　【性状】　本品为白色、有丝光的针状结晶或结晶性粉末；无臭；遇光易变质。在水中溶解，在乙醇中略溶，在三氯甲烷或乙醚中几乎不溶。

　　吗啡是阿片中的主要生物碱，含量高达 10%。口服易吸收，但首过效应明显，故常采用注射给药。吗啡可通过胎盘屏障进入胎儿体内，主要在肝代谢，经肾排泄，少量经乳汁排泄。

 知识拓展

阿片的由来

　　阿片由罂粟科植物罂粟的未成熟蒴果被划破后渗出的乳状液干燥而得，是含有 25 种生物碱的混合物。阿片主含吗啡、可待因、蒂巴因、那可汀及罂粟碱等成分。《本草纲目》中指出："罂子粟壳，酸主收涩，故初病不可用之，泄泻下痢既久，则气散不固而肠滑肛脱，咳嗽诸病既久，则气散不收而肺胀痛剧，故俱宜此涩之、固之、收之、敛之。"

　　【药理作用】　吗啡为阿片受体的激动药。

　　(1) 中枢神经系统

　　① 镇痛和镇静：吗啡镇痛作用强大，对多种疼痛有效，其中对慢性持续性钝痛的效果优于急性间断性锐痛，且不影响意识和其他感觉。皮下注射吗啡 5～10mg 明显减轻或消除

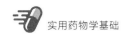

疼痛，疗效维持 $4\sim5h$。吗啡还可消除因疼痛引起的焦虑、紧张、恐惧等情绪反应，并可产生镇静和欣快感，有利于提高患者对疼痛的耐受力和加强吗啡的镇痛效果。

镇痛药应用

② 抑制呼吸：吗啡通过降低呼吸中枢对 CO_2 的敏感性及直接抑制呼吸中枢两种机制产生呼吸抑制作用。治疗量吗啡即可抑制呼吸，使呼吸频率变慢，潮气量减少。剂量增大时呼吸抑制作用增强，急性中毒时呼吸频率可减至 $2\sim3$ 次/min。呼吸抑制是吗啡中毒致死的主要原因。

③ 镇咳：抑制延脑咳嗽中枢，使咳嗽反射消失，产生中枢性镇咳作用。因易产生成瘾性，临床常用可待因代替，用于剧烈无痰干咳。

④ 其他：吗啡可兴奋支配瞳孔的副交感神经，引起瞳孔括约肌收缩。针尖样瞳孔常作为诊断吗啡过量中毒的重要依据之一。兴奋延脑催吐化学感受区（CTZ），引起恶心和呕吐，连续用药时催吐作用可消失。抑制下丘脑释放促性腺激素释放激素和促肾上腺皮质激素释放激素，导致垂体的黄体生成素、卵泡刺激素和促肾上腺皮质激素释放减少，最终造成血中睾酮和皮质醇水平降低；促进抗利尿激素、催乳素和促生长激素释放。

 知识拓展

阿片类镇痛药作用机制

镇痛作用有关的阿片类受体可分为 μ、κ、δ 三种类型的受体。μ_1 受体与中枢镇痛、欣快感和依赖性有关；μ_2 受体激动可抑制呼吸，抑制胃肠道运动，引起心动过缓和恶心呕吐；κ 受体激动可镇痛、镇静和轻度抑制呼吸；δ 受体激动可镇痛，引起血压下降、缩瞳、欣快感和调控 μ 受体活性。

吗啡镇痛机制

阿片类镇痛药物不仅可以与外周神经阿片受体相结合，还可以与位于人体内脊髓背角胶状质（第二层）感觉神经元内的阿片受体相结合，同时还可以抑制 P 物质的释放，从而有效阻止疼痛的感觉传入大脑内。

(2) 心血管系统 扩张外周血管，降低外周阻力，可引起直立性低血压。其降压作用机制与吗啡促进组胺释放而扩张血管有关，也与抑制血管运动中枢有关。吗啡抑制呼吸，使 CO_2 蓄积，引起脑血管扩张，导致颅内压升高。

(3) 兴奋平滑肌

① 胃肠道：吗啡兴奋胃肠道平滑肌和括约肌，引起痉挛，使胃排空和推进性肠蠕动减弱；抑制消化液分泌；抑制中枢而使便意迟钝，最终导致肠内容物推进受阻，引起便秘。

② 胆道：治疗量吗啡可引起胆道平滑肌和括约肌收缩，胆道和胆囊内压升高，引起上腹部不适，甚至诱发胆绞痛。

③ 其他平滑肌：治疗量吗啡增强子宫平滑肌张力，影响分泌，延长产程；增强膀胱括约肌张力，收缩输尿管，导致尿潴留；胆绞痛和肾绞痛患者不宜单独使用吗啡。大剂量吗啡能收缩支气管平滑肌，诱发或加重哮喘。

(4) 免疫系统 可抑制免疫系统，包括抑制淋巴细胞的增殖，减少细胞因子的分泌、减弱自然杀伤细胞的细胞毒作用。还可抑制人类免疫缺陷病毒（HIV）蛋白诱导的免疫反应，这可能是吗啡吸食者易感染 HIV 的主要原因。

【临床应用】

(1) **治疗急性锐痛**　吗啡对各种原因引起的疼痛均有强大的镇痛作用，但因有依赖性，一般仅短期内用于其他镇痛药无效的急性锐痛，如严重创伤、术后、烧伤等引起的剧痛或癌症晚期疼痛等。对内脏平滑肌痉挛引起的绞痛，如胆绞痛和肾绞痛应合用解痉药（如阿托品）。对心肌梗死引起的剧痛，如血压正常可应用吗啡，除能缓解疼痛和减轻焦虑外，还可通过扩张血管减轻心脏负荷，降低心肌耗氧量，有利于治疗。

(2) **治疗心源性哮喘**　急性左心衰竭突发肺水肿而引起的呼吸困难称为心源性哮喘。治疗时除应用强心苷、氨茶碱及吸氧外，静脉注射吗啡可产生良好的疗效。其机制是：①扩张外周血管，减轻心脏前、后负荷，有利于消除肺水肿；②镇静作用，有利于消除患者的焦虑、恐惧情绪；③抑制呼吸，降低呼吸中枢对 CO_2 的敏感性，缓解急促浅表的呼吸。

(3) **止泻**　适用于减轻急、慢性消化性腹泻症状，可选用阿片酊或复方樟脑酊。如伴有细菌感染，应同时服用抗菌药。

【不良反应】

(1) **副作用**　治疗量吗啡可引起恶心、呕吐、眩晕、嗜睡、便秘、排尿困难、直立性低血压、呼吸抑制、胆绞痛等。

(2) **耐受性和依赖性**　长期反复应用易产生耐受性和依赖性。连续用药 2～3 周即可产生耐受性，且剂量越大，给药间隔越短，耐受性发生越快越强。连续用药 1～2 周即可产生依赖性，一旦停药 6～10 小时则会出现戒断症状（如兴奋、失眠、流涕、流泪、震颤、出汗、呕吐、腹泻、肌肉疼痛、发热、瞳孔散大、焦虑，甚至虚脱和意识丧失等）。成瘾者为获得欣快感，常产生强迫性觅药行为，不择手段获取吗啡，给社会带来极大危害，故应严格控制吗啡的使用。按国家颁布的《麻醉药品和精神药品管理条例》规定使用，一般连续用药不得超过 1 周。

(3) **急性中毒**　使用剂量过大可导致急性中毒，表现为昏迷、呼吸抑制、针尖样瞳孔三大特征，还可伴有严重缺氧、血压下降，甚至休克。呼吸麻痹是吗啡致死的主要原因。抢救措施主要是对症治疗，如人工呼吸、适量吸氧和静脉注射阿片受体阻断药纳洛酮。

【注意事项】　本药禁用于支气管哮喘、肺源性心脏病、颅脑外伤所致的颅内压升高，分娩止痛，哺乳期妇女止痛，新生儿和婴儿及肝功能严重减退患者。镇静催眠药、抗精神病药和抗抑郁药可加重吗啡的中枢抑制作用。

 知识拓展

癌痛的三阶梯止痛原则及疗法

癌痛的三阶梯止痛原则：①首选口服给药（优点是经济、安全，易于调整剂量，便于长期用药，可减少依赖性和成瘾性）；②有规律按时给药，而不是出现疼痛时再给药；③按阶梯给药，根据 WHO 推荐的癌痛三阶梯疗法用药；④用药应该个体化；⑤注意具体细节监护，密切观察疼痛缓解程度及身体反应，使用抗焦虑、抗抑郁和激素等辅助药物，可提高镇

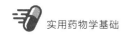

痛治疗效果。

癌痛药物治疗的三阶梯疗法：①非阿片类镇痛药，用于轻、中度癌性疼痛患者，如对乙酰氨基酚或非甾体抗炎药（如阿司匹林、吲哚美辛、布洛芬等）；②弱阿片类镇痛药，用于使用非阿片类镇痛药时疼痛持续或加剧患者，如可待因、曲马多等；③强阿片类镇痛药，用于治疗重度癌性疼痛，当前两阶段药物疗效差时使用，如吗啡、芬太尼等。

可待因（甲基吗啡）

可待因口服易吸收，首过效应低于吗啡。可待因与阿片受体的亲和力很低，药理作用与吗啡相似，但作用较吗啡弱。其镇痛作用为吗啡的 1/12～1/10，镇咳作用为吗啡的 1/4，对呼吸抑制作用也较轻，无明显的镇静作用。临床用于中等程度的疼痛和剧烈干咳。无明显便秘、尿潴留及直立性低血压等副作用。久用亦可成瘾，但成瘾性低于吗啡。

二、人工合成镇痛药

吗啡虽然具有强大的镇痛作用，但其依赖性及呼吸抑制等不良反应较严重，在临床上限制了其适用范围。目前临床多选用比吗啡依赖性小的人工合成镇痛药。

哌替啶

哌替啶于 1937 年在人工合成阿托品类似物时被发现具有吗啡样作用，是目前临床常用的人工合成镇痛药。

【化学名】 1-甲基-4-苯基-4-哌啶甲酸乙酯。

【性状】 本品为白色结晶性粉末；无臭或几乎无臭。在水或乙醇中易溶，在三氯甲烷中溶解，在乙醚中几乎不溶。

【药理作用】

(1) **中枢神经系统** 哌替啶镇痛作用为吗啡的 1/10～1/7，作用持续时间较短，仅为 2～4 小时。镇静、致欣快作用较吗啡弱。呼吸抑制和催吐作用与吗啡相当，无明显镇咳、缩瞳作用。

(2) **心血管系统** 机制与吗啡相似，治疗量可致直立性低血压和颅内压升高。

(3) **内脏平滑肌** 兴奋胃肠平滑肌作用较吗啡弱，持续时间短，故不引起便秘，无止泻作用；能收缩胆道括约肌，升高胆内压，但作用较吗啡弱；大剂量可收缩支气管平滑肌；对妊娠晚期子宫平滑肌无明显抑制作用，不延长产程。

【临床应用】

(1) **治疗急性锐痛** 用于各种剧痛（如创伤、术后、癌症晚期疼痛等），内脏绞痛（如胆绞痛、肾绞痛）者应与阿托品配伍应用。用于分娩镇痛时，须监测本品对新生儿的呼吸抑制作用，故临产前 2～4 小时内不宜使用。

(2) **治疗心源性哮喘** 可替代吗啡作为心源性哮喘的辅助治疗。

(3) **麻醉前给药及人工冬眠** 麻醉前给予哌替啶可消除患者术前紧张、恐惧情绪，减少麻醉药用量。本药与氯丙嗪、异丙嗪组成冬眠合剂用于人工冬眠。

【不良反应】 治疗量的哌替啶不良反应与吗啡相似，出现头晕、出汗、口干、恶心、呕吐、心悸、直立性低血压等；长期连续用药易出现耐受性和依赖性；用量过大可抑制呼吸，偶尔出现震颤、肌肉挛缩、反射亢进，甚至惊厥等中枢兴奋症状。

【注意事项】 本品中毒出现的兴奋惊厥等症状，除应用纳洛酮外，还需配合使用抗惊厥药（巴比妥类）。支气管哮喘、肺心病、颅脑外伤致颅内压升高患者。肝功能严重减退患者及新生儿、婴儿禁用。

芬太尼

芬太尼为强效、短效镇痛药，其镇痛强度为吗啡的 100 倍。主要用于剧痛、麻醉的辅助镇痛和静脉复合麻醉，与氟哌利多配伍组成"神经安定镇痛合剂"，用于外科小手术或医疗检查。现有的芬太尼透皮贴是无法口服止疼药或需长时间使用止疼药但无法耐受肌内注射患者的最佳选择，血药浓度可维持 72 小时，用于治疗中度至重度慢性疼痛。不良反应较吗啡少，常见眩晕、恶心、呕吐及胆道括约肌痉挛等；静脉注射过快可抑制呼吸；依赖性较轻。禁用于支气管哮喘、重症肌无力、脑肿瘤或颅脑损伤引起的昏迷者及 2 岁以下儿童。

阿芬太尼和舒芬太尼

阿芬太尼和舒芬太尼均为芬太尼的类似物。阿芬太尼的镇痛作用弱于芬太尼，而舒芬太尼镇痛作用是吗啡的 1000 倍。两药起效快，作用时间短。阿芬太尼 $t_{1/2}$ 为 1～2 小时，舒芬太尼 $t_{1/2}$ 为 2～3 小时，为超短效镇痛药。因对血管系统影响小，常用于心血管手术麻醉。

瑞芬太尼

瑞芬太尼为新型芬太尼衍生物，具有起效快、作用时间短、镇痛效价强等优点。注射给药后 1～1.5 分钟起效，$t_{1/2}$ 为 8～20 分钟，故临床需采用静脉滴注持续给药，且需要调整适当的镇痛剂量。临床主要用于全麻诱导和全麻中维持镇痛。

美沙酮

美沙酮口服易吸收，镇痛作用强度与吗啡相似，维持时间比吗啡长。镇静、呼吸抑制、缩瞳、引起便秘及升高胆内压等作用较吗啡弱。其优点是耐受性和成瘾性发生较慢，戒断症状较轻。临床主要用于创伤、手术及癌症晚期所致的剧痛，也可用于吗啡或海洛因成瘾者的脱毒治疗。不良反应常见眩晕、恶心、呕吐、出汗、嗜睡、便秘、直立性低血压等。因呼吸抑制时间较长，禁用于分娩止痛。

喷他佐辛（镇痛新）

喷他佐辛是一种中等强度的止痛药物，属于人工合成的吗啡类衍生物，镇痛效果是吗啡的 1/3，呼吸抑制效果是吗啡的 1/2，其镇痛起效时间短，持续时间长，镇静作用弱，不易产生依赖性。因依赖性小，戒断症状轻，已被列入非麻醉药品管理范围。临床上用于各种原因引起的慢性疼痛，如创伤性疼痛、术后疼痛、癌性疼痛。也可用于术前或麻醉前给药，作诱导麻醉或维持麻醉的辅助用药，可以减少不良反应的发生率。常见不良反应为嗜睡、眩晕、恶心、呕吐、出汗，大剂量可引起呼吸抑制、血压升高及心动过速等，剂量过大可引起焦虑、噩梦、幻觉、思维障碍等精神症状。

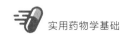

三、其他镇痛药

曲马多

曲马多的镇痛强度约为吗啡的 1/10，镇咳强度为可待因的 1/2。治疗量不抑制呼吸，对胃肠道无影响，不引起便秘，无明显心血管作用。临床用于中至重度急、慢性疼痛。不良反应有恶心、呕吐、多汗、眩晕、口干、疲倦等。长期或大剂量服用产生依赖性，停药后的戒断症状非常强烈。世界卫生组织将其列入全球五大被滥用的药物，我国已于 2008 年将曲马多列为精神药品进行管制，是唯一对其采取管制措施的国家。

布桂嗪（强痛定）

布桂嗪镇痛强度为吗啡的 1/3，一般注射后 10 分钟起效，可维持 3～6 小时，为速效镇痛药。本药有轻度镇静、镇咳作用，但呼吸抑制和胃肠道作用较轻。临床常用于偏头痛、三叉神经痛、炎症性及外伤性疼痛、关节痛、痛经、癌症晚期疼痛等。偶见恶心、头晕、困倦等神经系统反应，停药后症状即消失。连续使用本药可致依赖性，故不可滥用，我国已将其列为麻醉药品。

四、阿片受体阻断药

纳洛酮

纳洛酮为阿片受体阻断药，对各种类型阿片受体均有竞争性阻断作用，能阻断吗啡的所有作用。口服易吸收，首过效应明显，故常注射给药。本药可迅速缓解阿片类镇痛药过量中毒所致的呼吸抑制和昏迷，能迅速改善呼吸，使意识清醒，也可诱发严重戒断症状。临床主要用于：①阿片类药物急性中毒，解救呼吸抑制和改善中枢症状；②阿片类药物成瘾的鉴别诊断；③急性酒精中毒、休克、脑外伤、脑卒中等的救治。

纳曲酮

纳曲酮的作用与纳洛酮相同，但口服生物利用度较高，适合口服给药。其作用维持时间较纳洛酮长。临床主要用于阿片类药物毒瘾者脱毒后的康复期辅助治疗，使戒除毒瘾者能维持正常生活，防止或减少复吸。其治疗必须在纳洛酮诱导实验阴性的情况下进行。本药还可用于治疗酗酒成瘾。

◁ 能力训练

患者，男，35 岁，因车祸致左右侧腓骨骨折入院，进行手术治疗。术后服用氨酚待因（含对乙酰氨基酚 325mg、可待因 30mg），每 3 小时服用 1 次，镇痛效果不佳；改用氨酚氢可酮（含对乙酰氨基酚 500mg、氢可酮 30mg），每 4 小时服用 1 次，患者仍诉疼痛。体征：呼吸 24 次/min、心率 110 次/min、血压 140/85mmHg。改服吗啡 30mg，每 4 小时 1 次，疼痛缓解。

请问：1. 为何患者术后服用氨酚待因和氨酚氢可酮镇痛效果不佳？

2. 为何改服吗啡后疼痛缓解？

3. 服用吗啡过程中有哪些注意事项？

项目六　解热镇痛抗炎药和抗痛风药应用

知识目标

掌握阿司匹林、对乙酰氨基酚、布洛芬的药理作用、临床应用、不良反应及注意事项。熟悉解热镇痛抗炎药的分类。了解抗痛风药和其他解热镇痛抗炎药的作用特点。

能力目标

能够根据解热镇痛抗炎药的作用特点，开展发热、慢性疼痛、风湿及类风湿性关节炎、痛风的健康宣教活动；能够分析、解释本项目涉及药物的处方合理性。

素质目标

从药物的研发历程中，感悟科研探索的艰辛与价值，激发对药学研究的兴趣和热情；引导运用科学思维方法看待药物的利弊，学会全面、客观地分析问题。

> **案例导入**
>
> 　　患者，男，30岁，1天前受凉，出现头痛、咽痛、发热症状，体温39℃。检查：扁桃体Ⅱ度肿大，咽部充血，白细胞12.5×10^9/L。诊断：急性化脓性扁桃体炎。医生给予处方：青霉素和对乙酰氨基酚片。
>
> 　　问题：1. 处方中对乙酰氨基酚属于哪类药物？用药目的是什么？
>
> 　　2. 除了对乙酰氨基酚外还可以选择哪些药物？

一、解热镇痛抗炎药

解热镇痛抗炎药是一类具有解热、镇痛作用，大多数还具有抗炎、抗风湿作用的药物。其化学结构和作用机制与甾体抗炎药糖皮质激素不同，故此类药物又称为非甾体抗炎药（NSAID）。根据化学结构不同，通常分为以下四类：水杨酸类、苯胺类、吡唑酮类和其他有机酸类。本类药物化学结构各异，但解热、镇痛及抗炎作用机制相同，均通过抑制体内环氧合酶（COX）活性而减少局部组织前列腺素（PG）的生物合成。根据其对COX作用是否有选择性，可分为非选择性COX抑制药和选择性COX-2抑制药。

知识拓展

环　氧　合　酶

环氧合酶是一种双功能酶，有过氧化氢酶、环氧合酶的活性，并且也具有催化花生四烯酸向前列腺素转化的效果，其有COX-1、COX-2两种同工酶，COX-1在血管和胃部等组织中存在，属于原生型的酶，参与体内血小板聚集、血管舒缩及胃黏膜血流过程，具有保护胃肠黏膜、调节肾血流量分布等功能；而COX-2为诱导型的酶，主要作用是催化加氧产生前列腺素，一般在受到炎症刺激后，COX-2数值会明显升高。如果在检查时发现环氧合酶数值异常，需要尽快配合医生进行纠正，因为数值过高或过低都可能会表示肝细

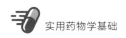

胞有变性的情况存在，如果不进行治疗，可能会导致肝脏产生不可逆的损伤，威胁患者的生命健康。

1. 解热镇痛抗炎药的作用

（1）**解热作用** 正常体温通过下丘脑体温调节中枢对散热和产热的调节以保持动态平衡，使正常人体体温维持在 37℃ 左右。发热是由于感染、组织损伤、炎症或其他疾病状态下，病原体及其代谢产物或其他致热因素作为外源性致热原进入人体后，刺激中性粒细胞产生并释放内源性致热原（如白细胞介素-1、白细胞介素-8、肿瘤坏死因子等），作用于下丘脑体温调节中枢，使该部位的前列腺素 E_2（PGE_2）合成和释放增加，体温调定点升高，使产热增加，散热减少，导致体温升高。

NSAID 通过抑制 COX 活性，减少 PGE_2 的合成和释放，恢复体温调节中枢的功能，使发热体温下降，而对正常体温无影响。

发热是机体的一种防御反应，发热的类型是诊断疾病的重要依据，因此对于一般的发热，不宜过早应用 NSAID。若体温过高或发热时间过久、小儿高热惊厥及严重危及生命的高热，应及时使用本类药物。

（2）**镇痛作用** 组织损伤或炎症时，局部产生和释放某些致痛物质（如缓激肽、PG、组胺、5-HT 等），作用于痛觉感受器，引起局部慢性疼痛。其中 PG 还可提高痛觉神经末梢对于其他致痛物质的敏感性。NSAID 通过抑制炎症局部 COX 的活性，减少 PG 的合成，消除其致痛物质和增敏的双重效应，对慢性钝痛有较好的镇痛效果，故其镇痛作用部位主要在外周，不产生欣快感与成瘾性，临床应用广泛。

（3）**抗炎作用** 炎症是机体对外界伤害性刺激产生的一种防御性反应。PG 是参与炎症反应的主要活性物质，能使局部血管扩张、通过性增加，引起局部组织充血、水肿和疼痛，同时还能与缓激肽等致炎因子产生协同作用。NSAID 抑制炎症局部自主 COX 活性，减少 PG 的合成和释放，发挥抗炎、抗风湿作用。

本类药物中除苯胺类外，大多数药都具有抗炎、抗风湿作用，能有效缓解风湿、类风湿炎症的渗出，减轻炎症引起的红、肿、热、痛等症状。

2. 常用解热镇痛抗炎药

（1）**非选择性 COX 抑制药**

阿司匹林

【化学名】 2-(乙酰氧基)苯甲酸。

【性状】 本品为白色结晶或结晶性粉末；无臭或微带醋酸臭；遇湿气即缓缓水解。在乙醇中易溶，在三氯甲烷或乙醚中溶解，在水或无水乙醚中微溶；在氢氧化钠溶液或碳酸钠溶液中溶解，但同时分解。

【药理作用】 本药为非选择性 COX 抑制剂，抑制 COX，使前列腺素（PG）合成减少。

① 解热作用：通过作用于下丘脑体温调节中枢引起外周血管扩张、皮肤血流增加、出

解热镇痛抗
炎药作用

汗等，使散热增加而发挥解热作用。

②镇痛作用：通过抑制外周前列腺素及缓激肽、组胺等的合成，产生镇痛作用，对钝痛的作用优于对锐痛的作用。

③抗炎、抗风湿作用：通过抑制前列腺素或其他能引起炎性反应的物质（如组胺）的合成而起抗炎作用。本药较大剂量（3～5g/d）有明显的抗炎、抗风湿作用，可以迅速减轻炎症引起的红、肿、热、痛等症状。急性风湿热患者可在24～48h内迅速退热，减轻关节红肿、疼痛、血沉下降。对于类风湿性关节炎也可迅速使炎症消退。

④抑制血小板聚集：小剂量可抑制血小板中的COX，使血小板中血栓素 A_2（TXA_2）形成减少，抑制血小板聚集；大剂量的阿司匹林抑制血管壁中COX，减少前列环素 I_2（PGI_2）的生产，PGI_2 的合成减少可促进血栓形成。

【临床应用】

①本药解热镇痛作用较强，主要用于治疗感冒发热及头痛、牙痛、神经痛、肌肉痛、痛经、关节痛等慢性钝痛，目前常与其他解热药物配成复方制剂。

②急性风湿热及类风湿性关节炎的首选药，但需配合对因治疗。用于抗风湿时剂量较大，需用至最大耐受剂量（成人一般为3～5g/d分4次于饭后服用）。

③采用小剂量（口服50～100mg/d）阿司匹林防止血栓形成，用于预防缺血性心脏病、脑缺血发作及预防术后血栓形成等。

④儿科可用于治疗皮肤黏膜淋巴结综合征（川崎病）；用于治疗胆道蛔虫病（有效率达90％以上）。

【不良反应】　本药小剂量或短期应用不良反应较少，长期大量应用治疗风湿病则不良反应较多。

①胃肠道反应：最为常见。口服可直接刺激胃黏膜，引起上腹不适、恶心、呕吐等症状。较大剂量口服（抗风湿治疗）可诱发胃溃疡及无痛性胃出血。餐后服药、服用肠溶制剂、同服抗酸药或胃黏膜保护药可减轻或避免胃肠道反应。

②凝血障碍：一般剂量阿司匹林可抑制血小板凝集，延长出血时间。大剂量或长期服用可抑制凝血酶原的形成，引起凝血障碍，使用维生素K可以预防。

③水杨酸反应：大剂量（>5g/d）时，可出现头痛、眩晕、恶心、呕吐、耳鸣、视力和听力减退，称为水杨酸反应，为水杨酸类中毒的表现，严重者可出现过度呼吸、高热、脱水、酸碱平衡失调，甚至神经错乱。

④过敏反应：少数患者可出现皮疹、荨麻疹、哮喘、血管神经性水肿或黏膜充血等过敏反应。某些哮喘患者用药后可诱发支气管哮喘，称为"阿司匹林哮喘"，严重者可导致死亡。肾上腺素治疗效果不佳，糖皮质激素雾化吸入治疗有效。

⑤瑞氏综合征：极少数病毒感染伴有发热的儿童或青少年应用阿司匹林后可出现严重的肝功能损害合并脑病，严重者可致死。

【注意事项】

①患有胃及十二指肠溃疡的患者服用阿司匹林可导致出血或穿孔，应禁止使用。

②严重肝损害、有出血倾向的患者如血友病患者，以及产妇和孕妇禁用；术前1周应停用本药，以防出血。

③不宜长期大量服用，易出现酸碱平衡失调，应立即停药，静脉滴注碳酸氢钠溶液以碱化尿液，加速药物排泄。

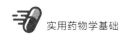

④ 支气管哮喘、慢性荨麻疹患者禁用。

⑤ 病毒感染（如流感、水痘、麻疹、流行性腮腺炎等）患儿不宜用阿司匹林，可用对乙酰氨基酚代替。

 知识拓展

阿司匹林的传奇

阿司匹林是现在世界上较常用，也是历史悠久的一种药，从使用至今已有 100 多年的历史。中国古人很早就发现柳树的药用价值，《神农本草经》记载，柳之根、皮、枝、叶均可入药，有祛痰明目，清热解毒，利尿防风之效，外敷可治牙痛。1853 年用水杨酸和乙酸合成了乙酰水杨酸，但未引起重视。1898 年德国化学家进行了乙酰水杨酸的合成，并用其治疗风湿性关节炎，疗效很好。之后阿司匹林开启了工业化生产的历史篇章。随着科学的发展，近些年还发现其在防治心血管系统疾病、降低某些肿瘤危险性及预防阿尔茨海默病等领域中的新进展。

对乙酰氨基酚

【化学名】 4′-羟基乙酰苯胺。

【性状】 本品为白色结晶或结晶性粉末；无臭。在热水或乙醇中易溶，在丙酮中溶解，在水中略溶。

【药理作用】 其解热镇痛作用与阿司匹林相似，但作用缓和持久，几乎无抗炎、抗风湿作用。通过抑制中枢神经系统前列腺素合成，产生解热作用，抑制外周前列腺素合成的作用弱，因此其解热作用强而持久，镇痛作用弱。

【临床应用】 本药常作为复方感冒药物的成分之一。临床主要用于治疗发热、头痛、偏头痛、关节痛、神经痛、肌肉痛、痛经等慢性钝痛，尤其适用于对阿司匹林不能耐受或过敏的患者。

【不良反应】 治疗剂量不良反应较少。偶见皮疹、恶心、呕吐或高铁血红蛋白血症、粒细胞减少等。长期或大剂量服用可致肾损害，过量可致急性中毒性肝坏死。

【注意事项】 本品可透过胎盘和在乳汁中分泌，故孕妇及哺乳期妇女不推荐使用。严重肝肾功能不全患者及对本品过敏者禁用。

布洛芬

布洛芬具有较强的解热、镇痛和抗炎作用，主要用于风湿性及类风湿性关节炎、骨关节炎、强制性脊柱炎等，也可用于发热及慢性钝痛的治疗。本药胃肠反应较轻，易耐受。常见恶心、上腹不适，偶致胃出血，长期服用仍应注意消化性溃疡和出血。

吲哚美辛

吲哚美辛是最强的 PG 合成酶抑制药之一，抗炎、镇痛作用明显强于阿司匹林，对炎症性疼痛有明显的镇痛作用。不良反应较多，不作为首选，仅用于其他药不能耐受或疗效不显著的患者，如急性风湿性和类风湿性关节炎、强直性脊柱炎、骨关节炎、恶性肿瘤引起的发热及其他不易控制的发热患者。不良反应有食欲减退、恶心、腹痛、腹泻、头痛、眩晕、精神失常等。

吡唑酮类药物是安替比林的衍生物，毒性较大，治疗剂量即可引起粒细胞严重减少。这类药物包括氨基比林、保泰松、羟基保泰松等。氨基比林已被淘汰，临床上仅用其与其他药配合成的复方制剂，如索米痛片（去痛片）、氨咖甘片、安痛定片等。由于吡唑酮类药物有较严重的毒副作用，一般应用较少。

（2）选择性 COX-2 抑制药　近年来，选择性 COX-2 抑制药相继问世，常用药物有尼美舒利、塞来昔布、帕瑞昔布等。本类药物对环 COX-1 抑制较轻，因此胃肠道不良反应显著减少。但研究发现其心血管系统不良反应较突出，故不作为 NSAID 首选药。

尼美舒利

尼美舒利是一种新型非甾体抗炎药。具有抗炎、镇痛和解热作用，对 COX-2 的选择性抑制作用较强，因而其抗炎作用强，副作用较小。临床常用于慢性关节炎（如骨性关节炎、类风湿性关节炎等）、手术和急性创伤后疼痛、耳鼻咽部炎症引起的疼痛、痛经、上呼吸道感染引起的发热等症状。其胃肠道反应发生率低，但可致急性肝炎、重症肝炎和重症肝损害。尼美舒利口服制剂禁止用于 12 岁以下儿童。

塞来昔布

塞来昔布具有抗炎、镇痛和解热作用。其抑制 COX-2 的作用较抑制 COX-1 高 375 倍，是选择性 COX-2 抑制药。临床常用于风湿性、类风湿性关节炎的治疗，也可用于术后镇痛、牙痛、痛经的治疗。不论小剂量或大剂量，本品胃肠道不良反应、出血和溃疡发生率均较其他非选择性 NSAID 低，故如患者对传统 NSAID 不耐受，本品可作其替代品。但仍有水肿、多尿和肾损害等不良反应，有血栓形成倾向的患者需慎用，磺胺类过敏的患者禁用。

二、抗痛风药

案例导入

患者，男，28 岁，自述发病当晚与朋友吃饭并饮酒，晚上到家洗漱之后就开始休息。凌晨一两点的时候感觉左脚大踇趾关节处有阵痛感，且越来越强烈，疼痛处有发红、发热、肿大现象，体温偏高。体检：血尿酸值为 $513\mu mol/L$。就诊后医生诊断为痛风。

问题：治疗该疾病应选择什么药物？

痛风是体内嘌呤代谢紊乱所引起的一种代谢性疾病，以高尿酸血症为特征。急性发作时因尿酸盐结晶在关节、肾和结缔组织沉积，引起局部粒细胞浸润、炎症反应和疼痛。如未及时治疗可发展为慢性痛风性关节炎，表现为全身各部位形成痛风石，甚至引发肾脏病变。急性痛风的治疗在于迅速缓解急性关节炎，纠正高尿酸血症，主要采用秋水仙碱和非甾体抗炎药；慢性痛风的治疗主要通过抑制尿酸合成或促进尿酸排泄而降低血中尿酸浓度，主要使用别嘌醇和丙磺舒等。临床上按药物作用机制不同将抗痛风药物分为三类：①抑制炎症反应

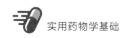

药，如秋水仙碱；②抑制尿酸生成药，如别嘌醇；③促进尿酸排泄药，如丙磺舒和苯溴马隆。

秋水仙碱

$$H_3CO \quad OCH_3 \quad NH \quad CH_3 \quad O \quad OCH_3 \quad O$$

【化学名】 N-(5,6,7,9-四氢-1,2,3,10-四甲氧基-9-氧-苯并〔α〕庚间三烯并庚间三烯-7-基）乙酰胺。

【性状】 本品为类白色至淡黄色结晶性粉末；无臭；略有引湿性；遇光色变深。在乙醇或三氯甲烷中易溶，在水中溶解（但在一定浓度的水溶液中能形成半水合物的结晶析出），在乙醚中极微溶解。

【药理作用】 秋水仙碱通过抑制痛风急性发作时的粒细胞浸润，对急性痛风性关节炎产生选择性抗炎作用，迅速解除急性痛风发作症状，口服用药后 12～24h 起效，90%患者在服药 24～48h 后关节红、肿、热、痛等症状消失，为抗急性痛风首选药。对其他类型关节炎和疼痛无效。因不影响尿酸盐的生成、溶解及排泄，无降尿酸作用，故对慢性痛风无效。

【临床应用】 治疗及预防痛风性关节炎的急性发作。应及早用药，急性发作期马上用药效果好，发作超过两到三天不再使用。及时停药，症状消退后即可停药或减量维持数日，以防症状反跳。预防性用药，在使用排尿酸药和抑制尿酸合成药时，为避免诱发关节炎急性发作，可预防性使用秋水仙碱。

【不良反应】 本品毒性大，主要导致胃肠道反应如恶心、呕吐、腹痛、腹泻。中毒时出现水样腹泻及血便、脱水、休克；对肾及骨髓液有损害作用，故应及时查血常规和肝肾功能，出现异常应慎用。出现严重异常应立即停用，并采取相应措施。胃肠道反应是严重中毒的前兆，应立即停药。

【注意事项】 当痛风症状明显减轻或出现胃肠道症状时，应立即停药。慢性痛风患者、对秋水仙碱过敏者、孕妇、育龄妇女及哺乳期妇女禁用。

常用抗痛风药见表 3-8。

表 3-8 常用抗痛风药

药物	药理作用	临床应用	不良反应
秋水仙碱	抑制急性发作时粒细胞浸润、代谢及吞噬功能	对急性痛风性关节炎有选择性抗炎作用,疗效极佳	胃肠道反应;中毒时出现水样便;血便、骨髓抑制
丙磺舒	抑制肾小管对尿酸的重吸收,促进尿酸排泄	慢性痛风	较少;磺胺类过敏及肾功能不全者禁用,孕妇慎用
别嘌醇	抑制黄嘌呤氧化酶,减少尿酸生成	慢性痛风,防止尿酸盐在尿路形成结石	较少;偶见皮疹、白细胞减少、周围神经炎、胃肠反应
苯溴马隆	抑制肾小管对尿酸的重吸收	慢性痛风	胃肠道反应,偶见过敏反应

能力训练

患者，男，4 岁，2 天前出现发热，体温 38℃，伴有头痛。1 天前胸、背、颈部皮肤出现红色斑、丘疹，逐渐变成水疱。自患病以来，精神疲倦，食欲缺乏，大小便正常。入院后医生诊断为水痘。

请问：1. 患儿应使用哪种退热药？

2. 能否使用阿司匹林进行退热？为什么？

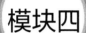

模块四

心血管系统疾病用药

思维导图

 思政小课堂

人民情怀：人民至上，健康至上

心血管疾病是威胁我国人民健康的头号杀手，对高血压患者来说，长期服用降压药会产生较高的医疗费用。为进一步加强重大慢性病防治，国家加快推进集中招标采购，扩大采购范围，降低购药成本，多措并举减轻患者负担。国家医保药品谈判一次次"灵魂砍价"，让越来越多的药物被纳入医保，凸显我国医保改革过程中始终坚持"以人民为中心"的初心和根本遵循，维护了最广大人民群众的根本健康权益。从"灵魂砍价"中感悟人民至上、健康至上的理念，是国家将人民群众放在最高位置的认真践行。

 学前引导

在当代社会，健康问题愈发备受瞩目，而心血管疾病已然成为威胁民众生命健康的"头号杀手"。深入开展健康中国行动，倡导文明健康生活方式，减少相关风险因素的产生，同时做好二级预防及医疗资源配置等，都是降低我国心血管疾病人数和死亡风险的重要举措。

药物治疗是目前心血管疾病治疗的基础，本模块将围绕目前心血管系统常用治疗药物分类、代表药物及其临床应用、不良反应等内容展开学习讨论。

—— 项目一　抗高血压药应用 ——

知识目标

掌握利尿药、β受体阻断药、钙通道阻滞药、血管紧张素转化酶抑制药及血管紧张素Ⅱ受体阻断药的作用特点、临床应用及不良反应。熟悉抗高血压药分类、作用机制及合理应用原则。了解目前高血压治疗药物新进展；其他抗高血压药作用特点及临床应用。

能力目标

能够根据患者疾病及抗高血压药特点，分析处方的合理性；能够正确介绍抗高血压药，为高血压患者提供基础的安全用药指导和健康宣教。

素质目标

增强对个人和他人身心健康的关注，养成合理、安全用药的职业习惯，履行道德责任与义务，在工作中展现人文关怀，践行"药者仁心"精神。

案例导入

患者，男，62岁，吸烟20年，平时饮食好重油重盐，好烟酒，少运动，情绪波动较大。自述无明显诱因反复出现头晕，无胸痛、心悸，无晕厥，平时最高血压180/100mmHg，曾诊断为高血压，间断服用尼群地平片等治疗，血压控制不理想。一日，患者吃完午饭在牌桌上打牌，由于过于激动，顿时感到手脚麻木，头晕。测得血压188/110mmHg。医生处方：硝苯地平缓释片，口服，一次1片，一日2次；马来酸依那普利片，口服，一次1片，一日2次；卵磷脂片，口服，一次0.3～0.5g，一日3次。

问题：1. 尼群地平、马来酸依那普利和卵磷脂分别属于哪类药物？

2. 医生为何给患者联合使用上述药物？

3. 常用于高血压治疗的药物还有哪些？

一、概述

高血压是以动脉血压持续增高为主要临床综合征。根据《中国高血压防治指南》，高血压定义为在未使用降压药物的情况下，3次非同日测量，诊室血压值均高于正常，即收缩压（又称高压）大于或等于140mmHg和（或）舒张压（又称低压）大于或等于90mmHg。根据血压升高的水平，将高血压分为高血压1级（轻度）、2级（中度）、3级（重度）（表4-1）。

表4-1　血压水平分级　　　　　　　　　　单位：mmHg

分类	收缩压	关系	舒张压
正常血压	<120	和	<80
正常高值	120～139	和（或）	80～89
高血压	≥140	和（或）	≥90
1级高血压(轻度)	140～159	和（或）	90～99

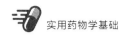

续表

分类	收缩压	关系	舒张压
2 级高血压(中度)	160~179	和(或)	100~109
3 级高血压(重度)	≥180	和(或)	≥110
单纯收缩期高血压	≥140	和	<90
单纯舒张期高血压	<140	和	≥90

注：当收缩压和舒张压分属于不同级别时，以较高的分级为准（《中国高血压防治指南》2024 修订版）。

绝大部分高血压病因至今未明，称为原发性高血压。少数高血压是由一定的基础疾病引起，称为继发性高血压。高血压的并发症有脑血管意外、肾衰竭、心力衰竭和眼底病变等。

高血压患者的主要治疗目标是最大程度地降低心血管并发症发生与死亡的总体危险。降压治疗根据年龄、合并症的严重程度、对治疗的耐受性及坚持治疗的可能因素，综合考虑患者的降压目标（表 4-2）。

表 4-2 高血压的治疗标准

人群	降压目标
一般高血压	<140/90mmHg(部分稳定 130/80mmHg 左右)
老年(65~79 岁)	<150/90mmHg,可耐受者降至<140/90mmHg
80 岁以上	<150/90mmHg
一般糖尿病	<130/80mmHg,伴有老年和冠心病则<140/90mmHg
慢性肾脏病	<140/90mmHg,伴有蛋白尿则 130/80mmHg
冠心病	<140/90mmHg
脑血管病	<140/90mmHg
妊娠高血压	<150/100mmHg
心力衰竭	<130/80mmHg

合理选择抗高血压药控制血压正常和平稳，防止或减少心、脑、肾等重要脏器损伤，从而提高患者的生活质量，延长寿命。当前，抗高血压药的研发主要向新作用靶点、缓控释技术、固定复方制剂三大方向发展。

抗高血压药知多少

二、常用抗高血压药

目前抗高血压药种类繁多，根据其作用机制可分为以下几类（表 4-3）。

表 4-3 抗高血压药分类

药物分类	常用药
利尿药	氢氯噻嗪、吲达帕胺和呋塞米等
钙通道阻滞药(CCB)	硝苯地平、尼群地平和氨氯地平等
交感神经抑制药	
中枢性降压药	可乐定、甲基多巴和莫索尼定等
神经节阻断药	樟磺咪芬和美加明等
去甲肾上腺素能神经末梢阻断药	利血平和胍乙啶等
肾上腺素受体阻断药	
α_1 受体阻断药	哌唑嗪和特拉唑嗪等
β 受体阻断药	普萘洛尔、美托洛尔、阿替洛尔和阿利沙坦酯
α、β 受体阻断药	拉贝洛尔和阿罗洛尔等

续表

药物分类	常用药
肾素-血管紧张素-醛固酮系统抑制药	
血管紧张素转化酶抑制药（ACEI）	卡托普利、依那普利和雷米普利等
血管紧张素Ⅱ受体拮抗药（ARB）	氯沙坦、缬沙坦和厄贝沙坦等
血管扩张药	
直接扩血管药	肼屈嗪、硝普钠
钾通道开放药	米诺地尔、吡那地尔

注：上述药物中利尿药、钙通道阻滞药、β受体阻断药、血管紧张素转化酶抑制药和血管紧张素Ⅱ受体拮抗药是国际高血压学会认证的一线抗高血压药，其他抗高血压药较少单独使用。

1. 利尿药

常用于治疗高血压的利尿药为噻嗪类，以氢氯噻嗪最为常用，常作为降压的基础药物。

氢氯噻嗪

【化学名】　6-氯-3,4-二氢-2H-1,2,4-苯并噻二嗪-7-磺酰胺-1,1-二氧化物。

【性状】　本品为白色结晶性粉末；无臭。在丙酮中溶解，在乙醇中微溶，在水、三氯甲烷或乙醚中不溶；在氢氧化钠试液中溶解。

【药理作用】　噻嗪类为中效利尿药，降压作用缓慢、温和、持久，对血压正常者无降压作用，长期使用不易产生耐受性。多数患者用药 2～4 周达到最大疗效。

用药初期的降压机制是排钠利尿，减少血容量。长期使用可通过持续排钠造成血管平滑肌细胞内 Na^+ 浓度降低，从而减少 Na^+-Ca^{2+} 交换而使细胞内 Ca^{2+} 减少，血管平滑肌舒张而降压。

【临床应用】　单独应用，是治疗轻度高血压的首选药，尤其适合老年收缩期高血压和合并有心功能不全的高血压；常作为基础降压药与其他降压药联合治疗中、重度高血压，协同降压，并能对抗其他抗高血压药所致的水钠潴留现象。

【不良反应】　长期大剂量使用会导致电解质紊乱和机体代谢异常，引起低血钾、低血镁、高血糖、高血脂、高尿酸血症和肾素活性升高等。

【注意事项】　与磺胺类药物有交叉过敏反应，无尿或严重肾功能减退、糖尿病、高尿酸血症或有痛风病史的患者，严重肝功能损害、高钙血症、低钠血症者，运动员慎用。服药应该从最小有效剂量开始，以减少药物副作用的发生。

吲达帕胺

吲达帕胺是一种强效、长效抗高血压药，具有利尿作用和钙拮抗作用。通过抑制肾远曲小管近端对钠的重吸收而发挥作用，通过减少 Ca^{2+} 内流，扩张血管，降低血压。适用于轻中度高血压、老年人糖尿病及肾功能不全的高血压患者，还适用于高脂血症患者。不良反应有腹泻、头痛、食欲降低、失眠等，对磺胺过敏、严重肾功能不全、肝性脑病或严重肝功能不全、低钾血症者禁用。

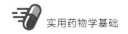

2. 钙通道阻滞药（CCB）

钙通道阻滞药又称钙拮抗药，通过阻滞钙通道，抑制 Ca^{2+} 内流，减少细胞内 Ca^{2+} 浓度，松弛血管平滑肌，降低血压。其按化学结构可分为二氢吡啶类和非二氢吡啶类。前者对血管平滑肌具有选择性，对心脏影响较少，临床常用于降压治疗，如硝苯地平、尼群地平、氨氯地平等；后者对心脏和血管均有作用，如维拉帕米等。

硝苯地平

【化学名】 2,6-二甲基-4-(2-硝基苯基)-1,4-二氢-3,5-吡啶二甲酸二甲酯。

【性状】 本品为黄色结晶性粉末；无臭；遇光不稳定。在丙酮或三氯甲烷中易溶，在乙醇中略溶，在水中几乎不溶。

【药理作用】 硝苯地平口服后吸收迅速、完全。口服 15min 起效，1～2h 作用达高峰，作用持续 4～8h；舌下给药 2～3min 起效，20min 达高峰。

本品降压作用快而强，血压波动大，常伴有反射性心率加快，血浆肾素活性增高，与 β 受体阻断药合用可对抗。降压时不降低重要脏器（如心、脑、肾）血流量，不引起脂类代谢异常。

【临床应用】 用于各型高血压，可单独使用或与利尿药、β 受体阻断药、ACEI 类合用，以增强疗效，减少不良反应。尤其适合伴有心绞痛或肾脏疾病、糖尿病、哮喘、高脂血症的高血压患者。目前主张应用长效制剂，安全可靠，疗效显著。国内外临床诊疗指南中高血压急症和亚急症均不推荐舌下含服硝苯地平。

【不良反应】 最常见头痛、颜面部潮红、心悸和踝部水肿等，一般停药后即可自行消失。从小剂量开始逐步加大剂量，可减少这些不良反应的发生。

【注意事项】

① 普通片服用后，可于 1～2 小时达到最大血药浓度，每天需服用 3 次，不易平稳控制血压，因此临床上已经很少应用。目前常见的缓释片每天用药 1～2 次，控释片每天用药 1 次即可。某些硝苯地平缓释片可以掰开服用（一般中间有刻痕），但大部分缓控释硝苯地平片不能掰开或研磨后服用。

② 心源性休克患者、孕妇及哺乳期妇女禁用。有肝肾功能不全或正在服用 β 受体阻断药的患者应该慎用。不能骤然停药，以免发生停药综合征或出现反跳现象。

氨氯地平

本药为长效钙通道阻滞药。可导致小动脉、冠状动脉和肾动脉扩张，降低心脏负荷，逆转左心室肥厚。降压作用缓慢、平稳而持久，持续时间较硝苯地平显著延长。口服吸收好，生物利用度高，每日只需服药一次，用于治疗各种类型高血压。不良反应少，可见头痛、头晕、水肿、恶心、腹痛等症状，但发生率低。

其他常用钙通道阻滞药见表 4-4。

表 4-4　其他常用钙通道阻滞药

药物名称	作用特点	临床应用及不良反应
尼群地平	对血管的选择性比心肌高,血管扩张作用强于硝苯地平,作用温和持久	临床应用:各种类型高血压及冠心病。 不良反应:头痛、面部潮红、头晕、恶心、低血压、脚踝部水肿等。妊娠和哺乳期妇女慎用
非洛地平	扩张冠状动脉同时有一定的抗动脉粥样硬化作用	临床应用:轻、中度高血压。 不良反应:某些患者会出现面色潮红、头痛、头晕、心悸和疲劳,应用时间延长后消失
尼莫地平	选择性作用于脑血管,对外周血管作用较小,对缺血性脑损伤有保护作用	临床应用:预防和治疗由蛛网膜下腔出血后脑血管痉挛引起的缺血性神经损伤及老年性脑功能损伤、偏头痛、突发性耳聋等。 不良反应:偶见面红、头晕、皮肤瘙痒、口唇麻木、皮疹等。哺乳期妇女禁用
拉西地平	血管选择性强,不易引起反射性心动过速。降压作用持久,具有抗动脉粥样硬化作用。踝部水肿发生率很低,对靶器官保护作用更强	临床应用:轻、中度高血压。 不良反应:心悸、头痛、面红、水肿等

3. β 受体阻断药

β 受体阻断药具有较好的降压作用,其通过阻断 β 受体,减少心输出量,抑制肾素分泌,抑制外周交感活性,抑制去甲肾上腺素释放等发挥降压作用。

普萘洛尔

【化学名】　1-异丙基氨基-3-(萘-1-氧基)丙-2-醇。

【性状】　本品为白色或类白色的结晶性粉末;无臭。在水或乙醇中溶解,在三氯甲烷中微溶。

【药理作用】　普萘洛尔为非选择性 β 受体阻断药,对 β_1 和 β_2 受体都有作用。降压作用温和、缓慢、持久,不易产生耐受性,伴有心率减慢,降压作用中等。降压时不引起直立性低血压和心率加快,长期用药无水钠潴留现象。

【临床应用】　用于治疗各种原发性高血压,可单独应用,也可与其他降压药合用。尤其适用于心输出量及肾素活性偏高,伴有心绞痛、心动过速、脑血管病变患者。

【不良反应】　用药初期可出现乏力、嗜睡、头晕、失眠、低血压、心动过缓等副作用。长期应用可导致血脂异常。

【注意事项】　本药用量个体差异较大,应从小剂量开始,逐渐加大剂量。长期用药后,突然停药可出现反跳现象,导致病情复发或加重。严重心功能不全、窦性心动过缓、重度房室传导阻滞和支气管哮喘患者禁用,心肌梗死和肝功能不全者慎用。

美托洛尔和阿替洛尔

美托洛尔和阿替洛尔降压机制与普萘洛尔相似,降压作用优于普萘洛尔,为选择性 β_1 受体阻断药,对支气管 β_2 受体影响较小。口服用于治疗各种类型高血压,降压作用持续时间较长,每日服药 1~2 次,不良反应较少。

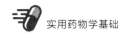

4. 肾素-血管紧张素-醛固酮系统抑制药

肾素-血管紧张素-醛固酮系统（RAAS）参与高血压发病和维持；RAAS 抑制药治疗高血压被临床广泛应用，其中主要包括血管紧张素转化酶抑制药（ACEI）、血管紧张素 II 受体拮抗药（ARB）、醛固酮拮抗剂（AA）和直接肾素抑制剂（DRI）。它们作用于 RAAS 不同靶点。

肾素-血管紧张素-醛固酮系统抑制药的作用环节见图 4-1。

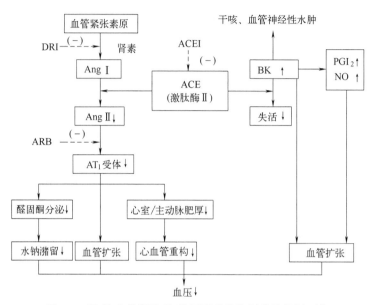

图 4-1　肾素-血管紧张素-醛固酮系统抑制药的作用环节

↑或↓—在药物作用下降低或升高；- - -→（—）—抑制作用；Ang I —血管紧张素 I；Ang II —血管紧张素 II；AT$_1$ 受体—血管紧张素 II 受体；BK—缓激肽；PGI$_2$—前列腺素；NO——氧化氮

（1）血管紧张素转化酶抑制药（ACEI）　通过抑制血管紧张素转化酶（ACE）活性，使 Ang II 减少，减少缓激肽的降解，扩张血管，降低血压。主要包括第一代的卡托普利及第二代的依那普利、培哚普利等。降压特点为：降压时不伴有反射性心率加快，对心输出量无明显影响；可预防和逆转心肌与血管重建；增加肾血流量，保护肾脏；能改善胰岛素抵抗，不引起电解质紊乱和脂肪代谢变化；久用不易产生耐受性。

卡托普利

【化学名】　1-[(2S)-2-甲基-3-巯基-丙酰基]-L-脯氨酸。

【性状】　本品为白色或类白色结晶性粉末；有类似蒜的特臭。在甲醇、乙醇或三氯甲烷中易溶，在水中溶解。

【药理作用】　具有中等强度的降压作用，可降低外周阻力，但不伴有反射性心率加快，同时可增加肾血流量。降压机制：①抑制血管紧张素 I 转化酶（ACE），使 Ang II 生成减少，血管扩张，外周阻力降低；②抑制 Ang II 生成，同时使醛固酮分泌减少，水钠排出增多；③抑制 ACE 受体，缓激肽水解减少，可加强缓激肽的血管扩张作用，使血压进一步下降。

【临床应用】　适用于治疗各型高血压，尤其适用于合并有糖尿病、左心室肥厚、心力衰竭、心肌梗死的高血压患者。重度及顽固性高血压宜与利尿药及 β 受体阻断药合用。

【不良反应】

① 干咳：是卡托普利常见的不良反应，也是患者不能耐受药物而被迫停药的主要原因。患者偶尔还会发生支气管痉挛性呼吸困难，但无痰干咳的不良反应可以通过吸入色甘酸钠缓解。

② 高血钾：卡托普利会间接导致醛固酮分泌减少，导致醛固酮保钠保水排钾作用降低，出现高血钾症状。

③ 首剂低血压：卡托普利作为口服吸收快、生物利用度高的药物，在首次使用时，容易出现首剂低血压的不良反应，与初始用量过大有关，宜从小剂量开始应用。

④ 肾功能损伤：卡托普利会加重肾脏疾病患者的病变程度，出现氮质血症、血肌酐浓度升高等症状。

【注意事项】　当发现有血管性水肿症（如面部、眼、舌、喉、四肢肿胀、吞咽或呼吸困难、声音嘶哑），应立即停药。妊娠期妇女，高钾血症、双侧肾动脉狭窄、动脉狭窄患者禁用。用药期间需注意首剂低血压反应，监测肾毒性和药物引起的干咳。

其他常用血管紧张素转化酶抑制药的临床应用及不良反应见表 4-5。

表 4-5　其他常用血管紧张素转化酶抑制药的临床应用及不良反应

药物名称	临床应用及不良反应
依那普利	临床应用：各种程度高血压、肾血管性高血压及糖尿病合并高血压，各级心力衰竭。为高血压治疗首选药。 不良反应：与卡托普利相似，禁忌证亦同
培哚普利	临床应用：各种高血压及充血性心力衰竭。 不良反应：与卡托普利相似，禁忌证亦同
雷米普利	临床应用：肾性、轻度、中度及重度高血压；中度和恶性充血性心力衰竭。 不良反应：与卡托普利相似，禁忌证亦同

（2）血管紧张素Ⅱ受体拮抗药（ARB）　本类药物可有效平稳降低血压，同时也可以逆转心肌肥厚，减轻心力衰竭，也不影响血糖和血脂的代谢，还有促进尿酸排泄的作用，可以改善高血压患者的胰岛素抵抗，所以这类药物可显著降低心脏和脑卒中急性发病的危险。其代表药主要有氯沙坦、缬沙坦、厄贝沙坦等。

氯沙坦

【化学名】　2-丁基-4-氯-5-(羟甲基)-1-[[2′-(1H-四氮唑-5-)联苯基-4-]甲基]咪唑。

【性状】　本品为白色或类白色结晶性粉末，具有引湿性。本品在水、甲醇中易溶。

【药理作用】　为血管紧张素Ⅱ受体 AT_1 的拮抗药，具有松弛血管平滑肌、对抗醛固酮分

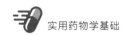

泌、减少水钠潴留的作用,降压作用强大而持久。

【临床应用】 适用于不能耐受 ACEI 的高血压患者,对高肾素型高血压疗效尤佳。长期应用还有促进尿酸排泄的作用。对伴有糖尿病、肾病和慢性心功能不全患者有良好疗效。

【不良反应】 不良反应较 ACEI 少,少数患者可出现眩晕、低血压、肾功能障碍、高血钾等,并影响胎儿发育,但不引起咳嗽和血管神经性水肿。

【注意事项】 肾动脉狭窄者、孕妇及哺乳期妇女禁用。低血压及严重肾功能不全、肝病患者慎用。

其他常用血管紧张素 II（AT_2）受体拮抗药见表 4-6。

表 4-6　其他常用血管紧张素 II（AT_2）受体拮抗药

药物名称	作用特点与临床应用
缬沙坦	起效快,作用强,维持时间长,不良反应发生率较低。用于治疗轻、中度原发性高血压
厄贝沙坦	降压时对心率影响很小。用于治疗原发性高血压
坎地沙坦酯	口服后吸收过程中分解为有活性的坎地沙坦,具有强效、选择性高的特点,长期应用还可逆转左室肥厚,对肾脏有保护作用。用于治疗原发性高血压,可单独使用,也可与其他抗高血压药联用

5. 其他抗高血压药

（1）**$α_1$ 受体阻断药**　哌唑嗪降压作用中等偏强。选择性阻断突触后膜的 $α_1$ 受体,不引起明显的心率加快和肾素分泌增加。适用于轻、中度高血压,与利尿药或 β 受体阻断药合用对高血压伴肾功能不全者更适用,也可用于治疗充血性心力衰竭,主要是严重的难治性患者。部分患者首次给药后出现直立性低血压、眩晕、出汗、心悸等首剂现象,可将首次剂量减半,并选择睡前服用,避免此现象发生。本类药物还有特拉唑嗪和多沙唑嗪。

（2）**直接扩血管药**　通过松弛血管平滑肌,降低外周阻力,产生降压作用。长期应用,其神经内分泌及植物神经的反射作用能抵消药物的降压作用,增加心肌收缩力和心输出量;增高肾素活性,导致外周阻力增加和水钠潴留。不宜单独使用,常与利尿药和 β 受体阻断药合用加以纠正。根据作用特点,血管扩张药分为两种类型:①仅作用或主要作用于小动脉平滑肌（如肼屈嗪）;②对小动脉和小静脉均有扩张作用（如硝普钠）。

（3）**中枢性降压药**　降压作用中等偏强,降压时可伴有心率减慢,心输出量减少,对肾血流量和肾小球滤过率无明显影响。此外,该类药物尚有镇静、镇痛、抑制胃肠运动和分泌作用。较少单独使用,常与噻嗪类利尿药或其他降压药合用。代表药物有可乐定和甲基多巴等。

（4）**去甲肾上腺素能神经末梢阻断药**　本类药物主要通过抑制交感神经末梢摄取去甲肾上腺素和多巴胺,耗竭递质而产生降压作用,如利血平和胍乙啶等。此类药物曾多年用于临床并有一定的降压疗效,但因副作用较多,目前不主张单独使用,但可用于复方制剂或联合治疗。

其他降压药的临床应用及不良反应见表 4-7。

表 4-7　其他降压药的临床应用及不良反应

药物名称	临床应用	不良反应
可乐定	用于治疗其他药无效的中度高血压,尤其适用于伴有溃疡的高血压患者	常见口干、便秘、嗜睡及心动过缓

续表

药物名称	临床应用	不良反应
硝普钠	主要用于高血压急症,如高血压危象、高血压脑病和恶性高血压、难治性充血性心力衰竭及外科手术的控制性降压	若给药速度过快,使血压过度下降,易引起呕吐、心悸、头痛等。长时间大量用药可致硫氰化物蓄积中毒,引起急性精神病和甲状腺功能减退
哌唑嗪	用于治疗轻、中度高血压,尤其适用于高血压合并高脂血症、肾功能不全者。由于能减轻排尿困难症状,亦适用于高血压合并前列腺肥大的老年患者	部分患者首次用药后出现严重的直立性低血压、心悸、晕厥等,称为首剂现象,用药数次后可消失,首次剂量减半及临睡前服用可避免发生

 知识拓展

高血压危象

高血压危象是指在有诱因的情况下,血压急剧、恶化地升高,通常可达到收缩压180mmHg、舒张压120mmHg以上。同时可能伴有严重的靶器官损害,出现急性心脑血管并发症、肾脏的急进性损害或眼部的视网膜动脉发生急性并发症。若伴有血压突然发生严重程度的升高,且有急性靶器官损害加重症状,通常称为高血压急症。若血压突然升高,并未伴有急进性的靶器官损害,可称为高血压亚急症。高血压的急症和高血压的亚急症统称为高血压危象。临床表现有神志变化、剧烈头痛、恶心呕吐、心动过速、面色苍白、呼吸困难等,如不尽快治疗,可导致死亡。

三、抗高血压药的合理应用

1. 高血压用药原则

高血压治疗需要采用综合措施,包括低盐饮食、限酒、戒烟、加强体育锻炼等非药物治疗和药物治疗,以有效降低血压、减轻器官损害、改善患者生活质量、延长生命为治疗目标。对高血压的药物治疗采用个体化治疗方案,为达到疗效最好、不良反应最少的目的,一般应遵循以下原则:

(1) **根据病情特点选药** 轻、中度高血压患者可采用单一药物治疗,常选择一线降压药。若单一用药治疗后血压不能控制在140/90mmHg以下,需要二联用药,如仍不能达到预期效果,则考虑三联用药。

(2) **根据高血压合并症选药** ①高血压合并慢性肾脏病,可选血管紧张素转化酶抑制药(ACEI),血管紧张素Ⅱ受体拮抗药 (ARB)、钙通道阻滞药 (CCB)、噻嗪类利尿药,袢利尿药,α、β受体阻断药等,其中 ACEI 或 ARB 为首选药。②高血压合并冠心病,β受体阻断药、ACEI 和 ARB 作为首选药物。③高血压合并糖尿病,首选 ACEI 和 ARB。④高血压合并外周动脉粥样硬化,CCB、ACEI、ARB、β受体阻断药及利尿药等均具有抗动脉粥样硬化作用,其中CCB抗动脉粥样硬化作用显著优于其他降压药。⑤高血压合并消化性溃疡者不宜选用利血平。⑥高血压合并支气管哮喘、慢性阻塞性肺部疾病者,不宜选用β受体阻断药。⑦老年高血压人群,CCB、ARB、ACEI 及小剂量利尿药均为推荐的一线抗高血压药。

(3) **剂量与疗程** 剂量个体化,应根据患者的年龄、病理特点、合并其他疾病等情况及药物的特点,采用个体化治疗方案。从小剂量开始,逐渐增加剂量,调整至适合患者的最佳剂

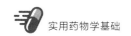

量。优选长效制剂，用药需长期规律，避免频繁更换药物和突然停药，以确保平稳控制血压。

2. 联合用药设计方案

联合应用降压药已成为降压治疗的基本方法。为了达到目标血压水平，大部分高血压患者需要使用2种或2种以上降压药。联合用药的适用条件：血压≥160/100mmHg或高于目标血压20/10mmHg的高危人群。往往初始治疗即需要应用2种降压药。如血压超过140/90mmHg，也可考虑初始小剂量联合降压药治疗。如仍不能达到目标血压，可在原药基础上加量，可能需要3种甚至4种以上降压药。

（1）两药联合应用方案 两药联合应用时，降压作用机制应具有互补性，同时具有相加的降压作用，并可互相抵消或减轻不良反应。具体联合用药推荐参考方案见表4-8。

表4-8　联合用药推荐参考方案

优先推荐	一般推荐	不常规推荐
CCB＋ARB	利尿药＋β受体阻断药	ACEI＋β受体阻断药
CCB＋ACEI	α受体阻断药＋β受体阻断药	ARB＋β受体阻断药
ARB＋噻嗪类利尿药	D-CCB＋保钾利尿药	ACEI＋ARB
ACEI＋噻嗪类利尿药	噻嗪类利尿药＋保钾利尿药	中枢作用药＋β受体阻断药
CCB＋噻嗪类利尿药		
CCB＋β受体阻断药		

注：CCB为钙通道阻滞药；ACEI为血管紧张素转化酶抑制药；ARB为血管紧张素Ⅱ受体拮抗药。

（2）多种药物的合用方案

① 三药联合的方案：在上述各种两药联合方式中加上另一种抗高血压药便构成三药联合方案，其中二氢吡啶类CCB＋ACEI（或ARB）＋噻嗪类利尿药组成的联合方案最为常用。

② 四药联合的方案：主要适用于难治性高血压患者，可以在上述三药联合基础上加用第4种药如β受体阻断药、醛固酮受体阻断药、氨苯蝶啶、可乐定或α受体阻断药等。

（3）单片复方制剂（SPC） 我国传统的单片复方制剂包括复方利血平（复方降压片）、复方利血平氨苯蝶啶片、珍菊降压片等，以当时常用的利血平、氢氯噻嗪、盐酸肼屈嗪或可乐定为主要成分。新型的单片复方制剂一般由作用机制不同的两种药物组成，多数每天口服1次，使用方便，可改善用药依从性，降低药物副作用，有利于延长降压作用时间。常用药有氨氯地平贝那普利片、培哚普利吲达帕胺片、厄贝沙坦氢氯噻嗪片等。

🔘 能力训练

患者，男，52岁，高血压病史10年。平时抽烟、喝酒，喜欢吃肥肉，口味重，不喜欢运动，其父母均患有高血压。曾服用硝苯地平片后产生头痛、头晕等不适症状，自行停药。近半个月出现头痛、头晕、失眠症状，到医院就诊。查体：血压160/100mmHg，心脏超声显示左心室肥厚，空腹血糖6.6mmol/L，尿常规蛋白（＋）。经医生诊断为原发性高血压。给予厄贝沙坦片、氨氯地平片、氢氯噻嗪片联合使用。

请问：案例中三种药物联合使用的目的是什么？

项目二　抗心绞痛药应用

🔘 知识目标

掌握硝酸甘油、普萘洛尔、硝苯地平抗心绞痛的作用特点、临床应用、不良反应。熟悉抗心绞痛药的分类及合理应用原则。了解常用治疗心绞痛的中成药及目前治疗药物新进展；抗心绞痛药的作用机制及其他抗心绞痛药的作用特点。

能力目标

能够根据患者疾病及抗心绞痛药的作用特点，分析处方的合理性；能够正确介绍抗心绞痛药，为心绞痛患者提供基础的安全用药指导和健康宣教。

素质目标

关注用药安全，具备人文关怀精神，养成严谨的工作习惯和高度的职业责任感。

案例导入

患者，男，65岁，反复发作劳累后胸骨后压榨性疼痛2个月，休息后症状缓解。患者有高血压病史5年，长期服用氨氯地平治疗。近日情绪激动后出现胸骨闷痛，并蔓延至左上肢，持续3~5min，舌下含服速效救心丸后缓解。体格检查：血压160/95mmHg，心率90次/min。诊断：冠心病（稳定型心绞痛）；高血压。医生处方：硝酸甘油片和美托洛尔片。

问题：1. 硝酸甘油、美托洛尔、速效救心丸分别属于哪类药物？

2. 氨氯地平与美托洛尔联合使用需要注意什么？

3. 常用的心绞痛治疗药物还有哪些？

一、概述

心绞痛是冠状动脉供血不足，心肌急剧暂时缺血与缺氧所引起的以发作性胸痛或胸部不适为主要表现的临床综合征。发作时，患者胸骨后部或左前胸出现压榨性、闷胀性或窒息性疼痛，可波及心前区，蔓延至左肩和左上肢，疼痛持续时间1~5min，一般不超过15min，休息或含服硝酸甘油可缓解。本病多见于男性，多数40岁以上，劳累、情绪激动、饱食、受寒等为常见诱因。

心绞痛的发病机制主要是心肌需氧与供氧之间的平衡失调，冠状动脉血流量不能满足心肌代谢的需要，引起心肌急剧暂时性的缺血、缺氧，心肌无氧代谢产生大量酸性物质，刺激神经末梢导致疼痛。

临床根据其发作特点可分为稳定型心绞痛、不稳定型心绞痛和变异型心绞痛，其中前两者又称为劳力性心绞痛（表4-9）。

表 4-9　心绞痛类型及特点

类型	特点
稳定型心绞痛	常见，多在劳累或情绪激动时发作，一般是动脉粥样硬化导致冠状血管狭窄，心肌供血、供氧不足，从而引起心绞痛
不稳定型心绞痛	不定时性频繁发作，有加重趋势，易于发展为心肌梗死，可能与斑块破裂、病灶出血或血栓形成有关
变异型心绞痛	多在静息或睡眠状态下发病，主要是冠状动脉痉挛造成的

目前抗心绞痛药开发的总体目标是将症状缓解与对预后的不良影响结合，减少长期治疗药物的不良反应风险。

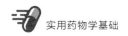

二、常用抗心绞痛药

抗心绞痛的药物主要有以下类型（表 4-10）：

表 4-10 常用心绞痛治疗药物类型

分类	代表药物
硝酸酯类	硝酸甘油、硝酸异山梨酯、单硝酸异山梨酯
β受体阻断药	普萘洛尔、美托洛尔、阿替洛尔
钙通道阻滞药	硝苯地平、尼群地平、氨氯地平、非洛地平
中成药	速效救心丸、复方丹参滴丸

1. 硝酸酯类

硝酸酯类药物包括硝酸甘油、硝酸异山梨酯（消心痛）、单硝酸异山梨酯等，此类药物作用相似，仅显效快慢和维持时间有所不同，其中以硝酸甘油最为常用。

硝酸甘油

$O_2NO\diagdown\overset{\displaystyle ONO_2}{\diagdown}\diagup ONO_2$

【化学名】 1,2,3-丙三醇三硝酸酯。

【性状】 本品为无色的澄清液体；有乙醇的特臭。

【体内过程】 硝酸甘油脂溶性大，口服易吸收，但首过效应强，生物利用度仅为 8%，故不宜口服给药。舌下含服易经口腔黏膜迅速吸收，$2\sim5min$ 出现作用，$3\sim10min$ 作用达峰值，维持 $20\sim30min$，血浆 $t_{1/2}$ 约为 3min，舌下含化的生物利用度为 80%。舌下含服为硝酸甘油常用的给药方式，也可经皮肤给药或静脉滴注。主要经肝代谢，经肾排泄。

【药理作用】 本药抗心绞痛作用的基础是松弛血管平滑肌。小剂量通过扩张静脉血管，减少回心血量，减轻心脏前负荷。稍大剂量扩张动脉血管，使外周阻力降低，减轻心脏后负荷。前后负荷均降低，使心室壁张力降低，从而降低心肌耗氧量。此外，硝酸甘油可直接扩张较大的冠状动脉及侧支血管，扩张心外膜血管及侧支，使冠状动脉血流重新分布，改善缺血区血液供应（图 4-2）。

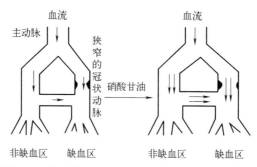

图 4-2 硝酸甘油对冠状动脉血流分布影响示意图

【临床应用】

（1）**各种类型心绞痛的预防和治疗** 为稳定型心绞痛首选药。

（2）**急性心肌梗死** 早期应用可减少心肌耗氧量，改善缺血区供血，明显缩小梗死范围，减少心肌梗死并发症的发生。但血压过低者不宜应用，且剂量不可过大，否则血压下降明显，冠状动脉的灌注压下降，心肌供血减少，加重病情。

（3）**心功能不全**　可用于心功能不全的治疗，急性左心衰竭时采用静脉给药，慢性心功能不全可采用长效制剂，需与强心药合用。

【不良反应】　常见搏动性头痛、面红、直立性低血压。剂量过大可使血压过度下降，反射性兴奋心脏，加重心绞痛发作。连续用药2～3周或不间断地静脉滴注数小时后可出现耐受性，停药1～2周后可恢复。超剂量时会引起高铁血红蛋白血症，出现呕吐、发绀等症状。

【注意事项】　青光眼、脑出血、颅内压增高者禁用。硝酸甘油应存放在棕色玻璃瓶内，避免因潮热、光照而失效。注意检查药物的有效期。

其他常用硝酸酯类药物临床应用及不良反应见表4-11。

表4-11　其他常用硝酸酯类药物临床应用及不良反应

药物名称	临床应用及不良反应
硝酸异山梨酯（消心痛）	临床应用：同硝酸甘油。舌下给药2～5分钟后起效。血药浓度达峰时间在服药后1小时，一次用药作用持续2～4小时。 不良反应：用药初期可能会出现血管扩张性头痛、面部潮红、眩晕、直立性低血压和反射性心动过速。偶见血压明显降低、心动过缓和心绞痛加重，罕见虚脱及晕厥。青光眼患者禁用
单硝酸异山梨酯	临床应用：为硝酸异山梨酯的主要活性代谢产物，口服吸收迅速，无肝脏首过效应，有效血药浓度稳定，持续时间长，可用于预防心绞痛。 不良反应：与硝酸甘油相似

 知识拓展

硝酸甘油的奥秘在于一氧化氮

硝酸甘油可以有效地缓解心绞痛，但它的作用机制困扰了医学家、药理学家百余年，直到20世纪80年代才因为三位药理学家的研究工作而得以解决：硝酸甘油及其他有机硝酸酯通过释放一氧化氮气体而舒张血管平滑肌，从而扩张血管。由于这一发现，三位药理学家获得了1998年诺贝尔生理学或医学奖。他们研究发现一氧化氮通过扩张血管、调整血压，阻止诱发脑卒中和心脏病的血栓形成，并阻止血管内斑块的形成，并提出"一氧化氮是身体中对健康最重要的化学分子之一"。一氧化氮是一种很强的信号分子，存在于心血管系统、神经系统乃至全身，并指导机体完成某种功能。如扩张血管，阻止血栓形成，减慢动脉粥样硬化斑块在血管壁的沉积，抵御细菌、病毒和寄生虫的侵袭等。

从炸药到救命药
之硝酸甘油

诺贝尔与硝酸甘油

1847年，意大利化学家苏布雷罗在实验中发明了硝酸甘油。但硝酸甘油非常不稳定，很容易发生爆炸事故。之后，瑞典化学家阿尔弗雷德·诺贝尔经过不懈努力，在硝酸甘油的基础上，又发明了安全炸药，并获得专利。诺贝尔并没有忘记最早研制出硝酸甘油的苏布雷罗，他聘请苏布雷罗担任自己公司的顾问。诺贝尔一生获得发明专利355项，其中仅炸药类的发明专利就达129项，被誉为"炸药大王"。1896年，诺贝尔因心脏病发作逝世，并将遗产设立为奖励基金，也就是今天的诺贝尔奖。诺贝尔曾说："科学研究的进展及其日益扩充的领域将唤起我们的希望。"他坚持探索、追求真理的科研精神，实现了"科学无国界"的伟大理想，也激励着更多的人为科研事业而不懈奋斗。

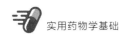

2. β 受体阻断药

β 受体阻断药可减少心绞痛发作次数，增加运动耐量，改善预后。常用药物有普萘洛尔、美托洛尔、比索洛尔和阿替洛尔等。

普萘洛尔（心得安）

【化学名】 1-异丙氨基-3-(萘氧基)-2-丙醇。

【性状】 本品为白色或类白色的结晶性粉末；无臭。在水或乙醇中溶解，在三氯甲烷中微溶。

【药理作用】

(1) **降低心肌耗氧量** 阻断心脏 $β_1$ 受体，可使心率减慢，心肌收缩力减弱，心输出量减少，血压下降，心肌耗氧量降低；阻断肾脏 $β_1$ 受体，肾素分泌减少，肾素-血管紧张素-醛固酮系统功能降低，扩张动脉和静脉血管，减少心脏前、后负荷，降低心肌耗氧量。

(2) **增加缺血区血液供应** β 受体阻断药使非缺血区的血管阻力增高，而缺血区的血管由于缺氧呈现代偿性扩张状态，促使血液更多地流向缺血区；减慢心率而延长心脏的舒张期，增加冠状动脉的灌注时间，有利于血液向缺血区流动。

(3) **改善心肌代谢** 改善缺血心肌对葡萄糖的摄取和利用，改善糖代谢，减少耗氧；促进组织中氧和血红蛋白的解离，增加组织供氧。

【临床应用】 可用于稳定型和不稳定型心绞痛，对伴有高血压或心动过速者更为适宜，但不适用于变异型心绞痛。也用于心肌梗死，能缩小梗死范围。

【不良反应】

(1) **一般不良反应** 有恶心、呕吐、轻度腹泻等消化道症状及眩晕或头晕等神经系统症状，偶见过敏性皮疹和血小板减少。

(2) **心血管系统反应** 阻断 β 受体引起窦性心动过缓、房室传导阻滞及心肌收缩力减弱；可致外周血管收缩，引起四肢冰冷、指（趾）麻木、异常疲乏等。

(3) **其他** 加剧哮喘与慢性阻塞性肺部疾病；加剧降血糖药的降血糖作用，诱发低血糖。

【注意事项】 有过敏史、充血性心力衰竭、房室传导阻滞、糖尿病、哮喘及肺部疾病者禁用。普萘洛尔个体差异较大，一般宜从小剂量开始使用。长期应用应逐渐减量至停药，如突然停药，可出现反跳现象。

3. 钙通道阻滞药

常用于抗心绞痛的钙通道阻滞药有硝苯地平（心痛定）、氨氯地平、维拉帕米（异搏定）和地尔硫草等。

本类药物对冠状动脉的扩张及解痉作用较硝酸酯类强大而持久。与 β 受体阻断药比较有如下优点：①扩张冠状动脉作用强大，对变异型心绞痛疗效佳；②松弛支气管平滑肌，适合伴有支气管哮喘的患者；③扩张外周血管，适合伴有外周血管痉挛性疾病的心肌缺血患者；④抑制心肌作用较弱，较少诱发心力衰竭。

【药理作用】 本类药物通过阻滞钙通道，抑制 Ca^{2+} 内流，使血管扩张和心肌收缩力减弱，降低心肌耗氧量，增加缺血区心肌的血流灌注，保护缺血的心肌细胞，抑制血小板聚集，防止血栓形成。

【临床应用】 本类药物是冠状动脉痉挛诱发的变异型心绞痛首选药物，对支气管平滑肌有一定的舒张作用，对伴有哮喘和阻塞性肺部疾病患者更为适用。临床可用于各种类型的心绞痛。

硝苯地平舒张冠状动脉痉挛作用强，抑制心脏作用弱，对变异型心绞痛疗效佳，伴有高血压者尤佳，与 β 受体阻断药联用可增强疗效，减少不良反应；维拉帕米扩张冠状动脉作用较弱，抑制心脏作用较强，适用于稳定型心绞痛；地尔硫䓬疗效介于两药之间，对各型心绞痛均适用。

【不良反应】 详见模块四项目一抗高血压药应用。

【注意事项】 硝苯地平可引起心率加快，增加心肌缺血的风险，应慎用。不稳定型心绞痛，选用维拉帕米和地尔硫䓬安全性较高。钙通道阻滞药可引起患者踝关节水肿，还可引起直立性低血压，用药时应注意体位变化。

三、心绞痛的合理用药

1. 常用抗心绞痛药的比较

硝酸酯类、β 受体阻断药和钙通道阻滞药是临床常用的抗心绞痛药，其作用比较见表 4-12。

表 4-12　三类常用抗心绞痛药的作用比较

药物	心率	外周阻力	血压	稳定型心绞痛	不稳定型心绞痛	变异型心绞痛
硝酸酯类	加快	减少	下降	首选	可用	可用
β 受体阻断药	减慢	增加	下降	可用	慎用	忌用
钙通道阻滞药	±	减少	下降	可用	可用	首选

注：±表示可以导致加快和减慢。

2. 合理用药原则

（1）**心绞痛急性发作** 选用硝酸甘油或硝酸异山梨酯舌下含服。

（2）**预防心绞痛** 选用抗血栓药物，如阿司匹林或氯吡格雷；β 受体阻断药，如美托洛尔或比索洛尔；硝酸酯类药物，如硝酸甘油软膏或贴剂、硝酸异山梨酯缓释剂。

（3）**根据心绞痛类型选药** 硝酸酯类、钙通道阻滞药适用于各型心绞痛；β 受体阻断药适用于稳定型心绞痛，不适用于变异型心绞痛。

（4）**根据心绞痛合并症选药** 心绞痛伴高血压选用 β 受体阻断药或钙通道阻滞药；伴支气管哮喘或血管痉挛性疾病或心动过缓者不适宜用 β 受体阻断药，可选用硝苯地平等二氢吡啶类钙通道阻滞药；伴心动过速者宜选用 β 受体阻断药。

（5）**联合应用** β 受体阻断药与硝酸酯类药物合用不仅能协同降低心肌耗氧量，改善缺血区心肌供血供氧，而且前者可抵消后者引起的反射性心率加快，后者可对抗前者所致心脏扩大，两药合用取长补短，增强疗效，减少不良反应。β 受体阻断药与硝苯地平等二氢吡啶类钙通道阻滞药合用，特别适用于心绞痛伴高血压或运动时心率明显加快者。硝酸酯类与钙通道阻滞药合用，以与地尔硫䓬合用为主，与硝苯地平合用有时可加重头痛及反射性心动过

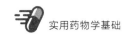

速，故应引起重视。联合用药时应注意适当减少药量，避免过度降压。

能力训练

患者，男，58岁，有10年高血压病史，血压控制不佳。近1年，快走或情绪激动时会出现心前区压榨性疼痛，休息3~5分钟可缓解。近半个月，疼痛发作愈发频繁，轻微活动就会诱发疼痛，且疼痛程度加剧，持续5~10分钟，含服硝酸甘油后缓解效果不如从前。就诊后医生诊断为不稳定型心绞痛，2级高血压。给予单硝酸异山梨酯缓释片、美托洛尔片、阿司匹林肠溶片。

请问：1. 单硝酸异山梨酯缓释片和硝酸甘油在治疗心绞痛方面，各自的优势体现在哪些地方？

2. 如果患者在服用阿司匹林肠溶片一段时间后，出现了黑便的症状，可能是什么原因导致的？应该采取怎样的处理措施？

————— 项目三　抗心律失常药应用 —————

知识目标

掌握奎尼丁、普萘洛尔、胺碘酮、维拉帕米的临床应用和不良反应。熟悉抗心律失常药的分类及代表药物的化学结构特点。了解其他抗心律失常药作用特点。

能力目标

能够对本类药品分类识别，能够解读处方，为患者进行用药指导与健康宣教。

素质目标

树立辩证思维，认识药物治疗利弊，养成严谨负责的职业素养。

案例导入

患者，男，60岁，近十年常出现无明显诱因反复发作的心悸，伴胸闷，无明显胸痛、晕厥等不适症状，每次发作持续数分钟自行缓解，其间未进行特殊治疗。今再次出现心悸伴头晕，持续发作未缓解，去医院就诊。查体：脉搏98次/min，呼吸20次/min，血压110/80mmHg，心电图提示心律不齐伴心房颤动。医生诊断：心律失常。给予处方：口服盐酸胺碘酮片。

问题：1. 胺碘酮属于哪类药物？

2. 胺碘酮最严重的不良反应是什么？如何防止？

3. 常用的抗心律失常药还有哪些？

一、概述

心律失常是指心动频率和节律的异常。心律失常可见于各种器质性心脏病，其中以冠状动脉粥样硬化性心脏病、心肌病、心肌炎和风湿性心脏病为多见，尤其在发生心力衰竭或急性心肌梗死时伴发。心律失常可导致心脏产生过快、过慢或不协调的收缩，使心脏泵血功能障碍，影响全身器官的供血，甚至危及生命。心律失常的症状轻重不一，取决于发病的类型、持续的时间及原发病的严重程度。典型症状包括心悸、乏力等，但很多患者早期常无任何症状或症状较轻。很多因素可引起心律失常或加剧心律失常症状，如器质性心脏病、严重水和电解质代谢紊乱、酸碱平衡失调、药物等因素。正常情况下，心脏的冲动由窦房结发出，依次经房室结、房室束和浦肯野纤维，最后传至心室肌。

临床上根据心率的快慢分为缓慢型心律失常（心率低于 60 次/min）和快速型心律失常（心率超过 100 次/min）两大类。缓慢型心律失常有窦性心动过缓、窦性停搏、房性传导阻滞等，常用阿托品及异丙肾上腺素治疗，以提高心率；快速型心律失常主要包括房性心动过速、房性期前收缩、心房扑动、心房纤颤、室性期前收缩、阵发性室上性心动过速、室性心动过速和心室颤动等，可用多种药物治疗，以期控制心律失常，恢复正常血流动力学状态。本项目所述抗心律失常的药物主要用于快速型心律失常的治疗。

二、心律失常的电生理学基础及抗心律失常药的作用机制

1. 正常心肌电生理

心肌细胞可分为两类。一类为工作细胞，包括心房肌及心室肌，主要起机械收缩的作用，并具有兴奋性及传导性；另一类为自律细胞，具有自动产生节律功能的特殊分化细胞，包括窦房结、房室结（房室交界区）和浦肯野纤维，具有兴奋性、传导性和自律性，但无收缩性。

（1）**静息电位**（RP）　心肌细胞在静息期，膜两侧处于内负外正的点位状态，又称为极化状态。此时 K^+ 通道开放，K^+ 顺浓度梯度，由膜内向膜外扩散，达到平衡电位，人及哺乳动物的静息电位约为 $-90mV$。

（2）**动作电位**（AP）　心肌细胞兴奋时，随着细胞膜对离子通透性的改变，膜两侧离子浓度分布变化，发生去极化和复极化，形成动作电位。动作电位可分为 0、1、2、3、4 五个时相（图 4-3）。

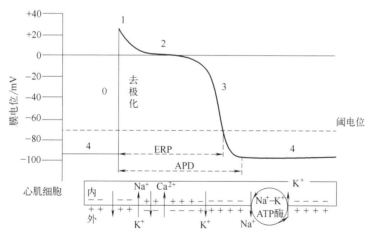

图 4-3　心肌细胞的动作电位与主要离子活动示意图

（3）**动作电位时程**（APD）　指 0 相至 3 相的过程。

（4）**有效不应期**（ERP）　指从除极开始到膜电位恢复至能对刺激产生可扩布动作电位之前的这段时间。

2. 心律失常发生机制

心律失常发生的原因是心脏的冲动形成异常、冲动传导异常或二者兼有。

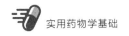

（1）冲动形成异常

① 自律性增高：自律细胞 4 相自动除极速率加快、最大舒张电位减小、阈电位下移都会使冲动形成增多，如图 4-4（a）。

② 后除极：后除极是在一个动作电位中继 0 相除极后所发生的除极，容易引起异常冲动发生，导致心律失常，如图 4-4（b）、(c)。

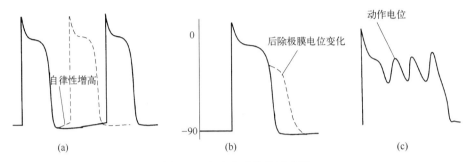

图 4-4　冲动形成异常示意图

(a)—心肌细胞动作电位自律性增高；(b)—后除极膜电位变化；(c)—后除极引起一连串触发动作电位

（2）冲动传导异常

① 单纯性传导异常：包括传导减慢、单向传导阻滞等，可用阿托品治疗。

② 折返激动：指冲动经传导通路折回原处而反复运行的现象，是引起心律失常的重要机制之一。单次折返可引起期前收缩，连续折返则可引起阵发性心动过速、扑动和颤动（图 4-5）。消除折返的药物通常通过进一步减慢传导，使单向传导阻滞变为双向阻滞。

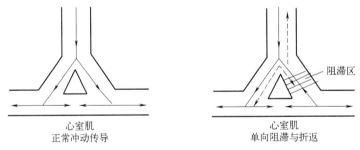

图 4-5　冲动正常传导和折返形成示意图

3. 抗心律失常药的作用机制

（1）降低自律性　可通过降低动作电位 4 相斜率（β肾上腺素受体阻断药）、提高动作电位的发生阈值（钠通道或钙通道阻滞药）、增加静息膜电位绝对值（腺苷）、延长两类细胞动作电位时程（APD）（钾通道阻滞药）等方式降低自律性。

（2）减少后除极　钠通道或钙通道阻滞药（如奎尼丁或维拉帕米）可减少迟后除极的发生，缩短 APD 的药物可减少早后除极的发生。

（3）消除折返

① 改变传导性：钙通道阻滞药和β肾上腺素受体阻断药可减慢房室结的传导而消除房室结折返所致的室上性心动过速。

② 延长有效不应期：钠通道阻滞药和钾通道阻滞药可延长快反应细胞的 ERP，钙通道阻滞药（维拉帕米）可延长慢反应细胞的 ERP。

三、常用抗心律失常药

抗心律失常药种类繁多，根据药物作用的主要通道和电生理特点，目前广泛常用抗心律失常药的分类（Vaughan Williams 分类法）见表 4-13。

表 4-13　常用抗心律失常药的分类

类别	药物作用	代表药物
Ⅰ类 钠通道阻滞药		
Ⅰa 类	适度阻滞钠通道,抑制 Na^+ 内流,抑制 K^+ 外流和 Ca^{2+} 内流	奎尼丁、普鲁卡因胺
Ⅰb 类	轻度阻滞钠通道,抑制 Na^+ 内流,促进 K^+ 外流	利多卡因、苯妥英钠
Ⅰc 类	重度阻滞钠通道,抑制 Na^+ 内流	普罗帕酮、氟卡尼
Ⅱ类 β受体阻断药	阻断 β受体	普萘洛尔、美托洛尔
Ⅲ类 延长动作电位时程药	阻滞钾通道,显著抑制 K^+ 外流,抑制 Na^+ 和 Ca^{2+} 内流	胺碘酮、索他洛尔
Ⅳ类 钙通道阻滞药	阻滞钙通道,抑制 Ca^{2+} 内流	维拉帕米、地尔硫草

1. Ⅰ类——钠通道阻滞药

（1）Ⅰa 类　适度阻滞 Na^+ 通道，使 0 相上升的速度减慢，不同程度抑制心肌细胞膜对 K^+、Ca^{2+} 的通透性，延长复极化过程，且以延长有效不应期更为显著。常用药物有奎尼丁和普鲁卡因胺等。奎尼丁不良反应较多，目前应用较少。

钠通道阻滞药

奎尼丁

【化学名】　（9S）-6′-甲氧基-脱氧辛可宁-9-醇。

【性状】　本品硫酸盐为白色细针状结晶；无臭；遇光渐变色。在沸水中易溶，在三氯甲烷或乙醇中溶解，在水中微溶，在乙醚中几乎不溶。

【药理作用】　奎尼丁是由金鸡纳树皮中提取的生物碱，是应用最早的抗心律失常药之一。对细胞膜有直接作用，抑制心肌的自律性，减慢传导速度，延长有效不应期，此外本药还具有明显的抗胆碱作用和阻断外周血管 α 受体作用。

【临床应用】　本药为广谱抗心律失常药，对室上性心律失常疗效好于室性心律失常。因不良反应较多，目前主要用于心房颤动或心房扑动、室上性和室性心动过速经电转复后的维持治疗。现在都是口服给药，肌内注射和静脉注射已经被禁止。

【不良反应】　本药不良反应较多，安全范围小。

① 胃肠道反应：较常见，表现为食欲减退、恶心、呕吐、腹泻等。

② 心血管反应：较为严重，可导致低血压、房室及室内传导阻滞、心力衰竭，甚至室性心动过速或室颤，严重者可致"奎尼丁晕厥"，发作时患者意识丧失，四肢抽搐，呼吸停止，甚至室颤而导致死亡。

③ 金鸡纳反应：是特征性不良反应，表现为头晕、耳鸣、听力下降、视物模糊、复视、畏光、色觉障碍等。严重时可出现意识不清、谵妄、惊厥等中枢神经系统症状。

④ 过敏反应：极少数患者出现血管神经性水肿、血小板减少、粒细胞减少等症状。

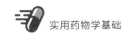 实用药物学基础

【注意事项】 中度房室传导阻滞、低血压、强心苷中毒及对奎尼丁过敏者禁用。用药期间应监测血压及心电图，注意调整剂量。出现过敏反应者应及时停药。

普鲁卡因胺

普鲁卡因胺为局麻药普鲁卡因的衍生物，药理作用与奎尼丁相似。主要用于治疗室性心律失常如室性心动过速，静脉注射或静脉滴注用于抢救危急病例；但对于急性心肌梗死时的持续性室性心律失常，普鲁卡因胺不作为首选（首选利多卡因）。长期应用可出现胃肠道反应、皮疹、药物热、粒细胞减少等。大剂量可致窦性停搏、房室传导阻滞。久用数月或 1 年，有 $10\%\sim20\%$ 的患者出现狼疮样综合征，其发生与肝中乙酰化反应的快慢有关，慢者容易发生。

（2）Ⅰb 类　本类药物轻度阻滞 Na^+ 通道，对 0 相去极化抑制作用较弱，减慢传导速度；促进 K^+ 外流，缩短 APD，相对延长 ERP。

盐酸利多卡因

盐酸利多卡因为局麻药，也是 Na^+ 通道阻滞药中最具临床价值的抗心律失常药之一。其具有降低自律性、改变传导性和相对延长 ERP 作用，属于窄谱抗心律失常药。临床仅用于治疗室性心律失常，特别适用于危重病例，是治疗急性心肌梗死所致的室性心律失常首选药，对强心苷中毒所致心律失常者也有效。治疗量一般无明显不良反应，大剂量引起中枢神经系统症状和心脏毒性。严重房室传导阻滞、休克、慢性心功能不全者禁用。

美西律

美西律化学结构、药理作用与利多卡因相似，对心肌抑制作用较小，可进入脑组织，具有抗惊厥及麻醉作用。口服适用于各种室性心律失常，特别是对心肌梗死引起的急性室上性心律失常效果较好，对利多卡因治疗无效的心律失常往往有效。

约 $20\%\sim30\%$ 患者口服发生不良反应，静脉用药不良反应更容易发生。最常见的为胃肠道反应，如恶心、呕吐等，在静脉注射及口服剂量较大时，可引发神经系统症状，包括头晕、震颤（最先出现手细颤）、共济失调、眼球震颤、嗜睡等；心血管系统可出现窦性心动过缓、房室传导阻滞及低血压；其他不良反应有过敏性皮疹等。

（3）Ⅰc 类　本类显著阻滞 Na^+ 通道，抑制心肌细胞 4 相和 0 相 Na^+ 内流，显著抑制心肌自律性和传导性，延长 APD 和 ERP，消除折返激动。

盐酸普罗帕酮

本药具有局麻和膜稳定作用，属于广谱抗心律失常药。化学结构与普萘洛尔相似，有较弱的 β 受体阻断作用。临床口服用于预防或治疗室性、室上性期前收缩和心动过速。静脉注射可终止阵发性室性心动过速、室上性心动过速、预激综合征伴室上性心动过速。

不良反应主要有心动过缓、窦性停搏和传导阻滞。严重心力衰竭、心源性休克、心动过缓、严重房室传导阻滞和低血压者禁用。

2. Ⅱ类——β 受体阻断药

β 受体阻断药主要通过阻断心脏的 β 受体而发挥抗心律失常作用，同时可阻滞 Na^+ 内流，促进 K^+ 外流，并具有抗心肌缺血等作用。常用药物的临床应用及不良反应见表 4-14。

表 4-14　常用 β 受体阻断药临床应用及不良反应

药物	临床应用	不良反应
普萘洛尔	室上性心律失常,对甲状腺功能亢进及嗜铬细胞瘤等引起的窦性心动过速效果良好,特别适用于伴有心绞痛或高血压的心律失常	心动过缓、传导阻滞、心力衰竭、血脂异常和低血压。哮喘患者禁用。糖尿病患者慎用。突然停药可产生停药反跳现象
阿替洛尔	室性及室上性心律失常,也可用于糖尿病和哮喘	与普萘洛尔相似
艾司洛尔	室上性心律失常	低血压、轻度心肌抑制

3. Ⅲ类——延长动作电位时程药（又称为钾通道阻滞药）

本类药可阻滞细胞膜 K^+ 通道，减少 K^+ 外流，选择性延长 APD。

胺碘酮

【化学名】　（2-丁基-3-苯并呋喃基）[4-[2-(二乙氨基)乙氧基]-3,5-二碘苯基] 甲酮。

【性状】　本品的盐酸盐为白色至微黄色结晶性粉末；无臭。在三氯甲烷中易溶，在乙醇中溶解，在丙酮中微溶，在水中几乎不溶。

【药理作用】　显著延长房室结、心房肌、心室肌的 APD 和 ERP，有利于消除折返激动。同时阻滞 Na^+ 通道及 Ca^{2+} 通道而减慢房室结的传导，降低窦房结的自律性，尚能阻断 α、β 受体，扩张血管，减少心肌耗氧量。

【临床应用】　本药为广谱抗心律失常药，用于治疗各种室上性和室性心律失常。对心房颤动、心房扑动和室上性心动过速有较好疗效，也可以用于预激综合征的治疗。静脉注射可用于利多卡因治疗无效的室性心动过速。

【不良反应】　口服引起胃肠道反应，长期使用可引起肝损害；静脉注射过快可导致心动过缓、房室传导阻滞、低血压等。少数患者用药后发生甲状腺功能亢进或减退，角膜或皮肤出现褐色颗粒沉淀，停药后自行消退。严重不良反应表现为致死性肺毒性和肝毒性。

4. Ⅳ类——钙通道阻滞药

降低窦房结、房室结细胞的自律性，减慢房室结传导速度，延长房室结细胞膜钙通道复活时间，延长其有效不应期。

盐酸维拉帕米

本药为治疗阵发性室上性心动过速的首选药，静脉注射数分钟后可终止发作，恢复窦性心律。对心房扑动或心房颤动疗效好，可降低心室率；对室性心律失常疗效差。不良反应常见便秘，亦有胃部不适、恶心、呕吐、头痛、眩晕、颜面潮红、踝部水肿等；静脉给药可引起窦性心动过缓、低血压。一般不与 β 受体阻断药合用，以免引起心动过缓、传导阻滞，甚至心搏骤停。与地高辛合用，可使地高辛血药浓度升高，需调整地高辛剂量。

5. 其他类

其他抗心律失常药有腺苷、硫酸镁、门冬氨酸钾镁、强心苷类、伊伐布雷定和中药参松

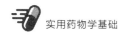
养心胶囊、稳心颗粒等。

腺苷

腺苷半衰期小于10s，因此需快速静脉注射给药。本药通过激动腺苷受体，激活心房、房室结、心室的乙酰胆碱敏感性钾通道，K^+ 外流加快，缩短 APD，降低自律性；抑制 Ca^{2+} 内流，延长房室结 ERP，抑制交感神经兴奋所致的迟后除极。临床主要用于迅速终止折返性室上性心律失常。目前，腺苷被推荐为终止室上性心律失常的首选药。静脉注射速度过快可致短暂心脏停搏。治疗剂量下，多数患者会出现胸闷、呼吸困难症状。

 知识拓展

靶向治疗：心律失常药物治疗新观点

心律失常药物治疗和研究已有百年历史，迄今，临床上仍未获得医生认可度比较高的抗心律失常药。现有的抗心律失常药仍存在诸多局限性。而理想的抗心律失常药特点为起效快、疗效稳定、副作用小、价格和用药依从性较好等。因此，研发特异、安全和高效的抗心律失常药迫在眉睫。未来药物应能够精确作用于心律失常起源点等关键部位，即靶向治疗。目前，选择性作用于心房肌的药物维那卡兰是研究热点之一，该药可能快速转复房颤患者心律。维那卡兰是一种具有心房选择性的新型Ⅲ类抗心律失常药，初步研究显示，该药对新近发作房颤的急性终止转复成功率较高，且安全性良好，可能成为房颤复律中有广泛应用前景的药物。

四、抗心律失常药的合理应用

1. 治疗原则

药物治疗是心律失常的主要治疗手段。治疗原则包括：①先单独用药，然后联合用药；②以最小剂量取得满意的治疗效果；③先考虑降低危险性，再考虑缓解症状；④充分注意药物的不良反应及致心律失常的作用。

2. 根据心律失常类型选择药物

首先要针对原发病进行治疗，对室颤等恶性心律失常应首先电除颤，选择药物时可结合心律失常的类型（表4-15）。

表4-15　常见心律失常类型及推荐药物

心律失常类型	推荐药物
窦性心动过速	β受体阻断药、维拉帕米、地尔硫草
阵发性室上性心动过速	普罗帕酮、维拉帕米、β受体阻断药、胺碘酮
心房颤动和心房扑动	β受体阻断药、维拉帕米、胺碘酮
室性心动过速	胺碘酮、利多卡因、维拉帕米

3. 药物致心律失常的防治

各种抗心律失常药均有致心律失常作用，为预防药物致心律失常作用的发生，应严格掌握抗心律失常药的适用指征。一旦发现抗心律失常药有致心律失常作用，应立即停用有关药物，纠正易患因素，并根据心律失常的性质制定进一步的治疗方案。

缓慢型心律失常患者可给予阿托品或异丙肾上腺素（高血压、冠心病患者禁用），有条件可进行临时起搏治疗。快速型心律失常患者合并明显血流动力学障碍者立即电复律，但对洋地黄中毒引起的快速型心律失常患者，通常不宜用电复律，而应用钾盐、苯妥英钠或利多卡因治疗。

◁ 能力训练

患者，男，47岁，十年前出现无诱因间断性心悸，与活动无关，突然发作，伴有轻度胸闷、出汗及头晕，无胸痛，持续几分钟可自行缓解，未进行过特殊诊治。今再发心悸，持续1小时未缓解。检查生命体征：脉搏98次/min，呼吸20次/min，血压110/82mmHg，心律不齐，心电图提示心房颤动。注射普罗帕酮终止发作。

请问：案例中用普罗帕酮治疗的依据是什么？

—— 项目四　抗充血性心力衰竭药应用 ——

◁ 知识目标

掌握血管紧张素转化酶抑制药、强心苷类、利尿药、β受体阻断药的药理作用、临床应用及不良反应。熟悉常用代表药物的化学结构；熟悉血管紧张素 Ⅱ 受体拮抗药、醛固酮受体阻断药、血管扩张药的临床应用、不良反应。

◁ 能力目标

能够根据治疗充血性心力衰竭药的特点，分析并解释本项目涉及药物处方的合理性；能够正确介绍常用治疗充血性心力衰竭药，初步具备为患者提供用药咨询和健康宣教服务能力。

◁ 素质目标

具有高度责任感，严守用药规范，持续学习更新知识，对患者用药安全负责。培养逻辑思维，权衡药物利弊，精准分析解决用药问题。

> **案例导入**
>
> 患者，男，72岁，最近常运动后感觉心慌、气短，上楼时明显呼吸困难。夜间常因呼吸困难而被迫坐起。高血压病史20年，间断服用降压药。入院检查：血压160/99mmHg，呼吸28次/min，心电图显示心房颤动，胸部 X 线平片显示心脏扩大。诊断：高血压 Ⅱ 级、心房颤动、慢性心功能不全。给予治疗药物口服卡托普利、地高辛、呋塞米、氯化钾。
>
> 问题：1. 卡托普利、地高辛、呋塞米、氯化钾分别属于哪类药物？
>
> 2. 常用于心力衰竭的治疗药物还有哪些？

一、概述

充血性心力衰竭（CHF）又称慢性心功能不全，是指各种原因导致的心脏泵血功能受损，心输出量不能满足全身组织基本代谢需要，同时出现肺循环和（或）体循环淤血，是各

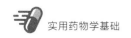

种心脏病发展到严重阶段的临床综合征。主要表现为呼吸困难，体力活动受限和体液潴留。本疾病以药物治疗及对因治疗为主，必要时可考虑手术治疗。患者若能及时治疗，积极纠正病因，症状通常可得到改善；反之则预后不良，甚至危及生命。

药物治疗是目前治疗 CHF 的主要手段，可缓解症状，防止并逆转心室肥厚，提高患者生存质量，降低病死率，改善预后。抗心力衰竭药是一类能增强心肌收缩力或减轻心脏前、后负荷，增加心输出量的药物。

二、常用抗充血性心力衰竭药

根据主要药理作用的不同，目前临床上治疗 CHF 的药可分为以下几类。

① 肾素-血管紧张素-醛固酮系统（RAAS）抑制药：如血管紧张素转化酶抑制药（ACEI，如卡托普利、依那普利等）、血管紧张素 II 受体（AT_1 受体）拮抗药（ARB，如氯沙坦、缬沙坦等）、醛固酮受体阻断药（如螺内酯、依普利酮等）。

② 正性肌力药：如强心苷类（地高辛、去乙酰毛花苷等）、非苷类正性肌力药（β 受体激动药、磷酸二酯酶抑制药）。

③ 减轻心脏负荷药：如利尿药（氢氯噻嗪、呋塞米等）、血管扩张药（钙通道阻滞药、硝酸酯类、直接扩张血管药、$α_1$ 受体阻断药）。

④ β 受体阻断药：如美托洛尔、比索洛尔和卡维地洛。

1. 肾素-血管紧张素-醛固酮系统抑制药

RAAS 抑制药能缓解患者心力衰竭临床表现，提高生活质量，长期用药还能防止或逆转心血管重构，显著降低病死率、改善预后，已成为治疗 CHF 的一线药物。

（1）血管紧张素转化酶抑制药（ACEI） ACEI 是被大量循证医学证据证实能降低心力衰竭患者病死率的第一类药物，是公认的治疗心力衰竭的首选药物。代表药物有卡托普利、依那普利、培哚普利、雷米普利、赖诺普利。

【抗充血性心力衰竭作用】

① 降低心脏前、后负荷：ACEI 通过抑制血管紧张素 I 转化酶，减少血管紧张素 II（Ang II）的生成和缓激肽的降解，扩张血管，降低心脏前、后负荷。

② 抑制心肌及血管重构：长期应用 ACEI 可减少心肌和血管壁中 Ang II、醛固酮的生成，逆转心室和血管重构，改善心肌收缩和舒张功能，以及血管的顺应性，改善预后。

③ 降低交感神经活性：ACEI 可减少 Ang II 生成。抑制去甲肾上腺素释放，降低交感神经活性，减轻心肌损伤，改善心功能。

④ 对血流动力学的影响：ACEI 降低全身血管阻力，使心输出量增加；降低左心室充盈压，改善心脏舒张功能；降低肾血管阻力，增加肾血流量。用药后能使心力衰竭症状缓解，运动耐力增加。

【临床应用】 ACEI 用于各级 CHF，为治疗 CHF 的一线药和基础药物。轻症可单独应用，中、重症可与利尿药、β 受体阻断药或地高辛合用，为高血压合并 CHF 的首选药。宜从小剂量开始，逐渐递增，调整到最佳剂量后长期维持用药，避免突然停药。

（2）血管紧张素 II 受体（AT_1）**拮抗药**（ARB） ARB 通过阻断血管紧张素 II 与 AT_1 受体结合，抗 CHF 作用与 ACEI 相似，但 AT_1 受体阻断药的选择性更强，不影响缓激肽降解，故不引起咳嗽、血管神经性水肿等不良反应。长期应用对心率无明显影响，无耐受性。常用药物有氯沙坦、缬沙坦、厄贝沙坦、坎地沙坦等。

（3）醛固酮受体阻断药

螺内酯和依普利酮

二者均通过阻断醛固酮受体，防止左室肥厚时心肌间质纤维化，明显改善血流动力学和临床症状，降低室性心律失常的发生率和病死率。临床用于经 ACEI、β 受体阻断药和利尿药等常规治疗仍有严重症状的各种原因引起的 CHF，与 ACEI 合用疗效更佳。

2. 正性肌力药

（1）**强心苷类正性肌力药**　强心苷是一类选择性作用于心脏，增强心肌收缩力的药物，主要从洋地黄类植物中提取，故又称洋地黄类药。常用药物有地高辛、洋地黄毒苷、毛花苷C 和毒毛花苷 K 等。临床常用的为地高辛。

目前认为强心苷选择性与心肌细胞膜上 Na^+-K^+-ATP 酶结合并抑制其活性，使 Na^+-K^+ 交换减少，Na^+-Ca^{2+} 交换增加，从而使 Ca^{2+} 内流增加，心肌细胞内 Ca^{2+} 增多，心肌收缩力增强。

地高辛

【化学名】　3β-[[O-2,6-二脱氧-β-D-核-吡喃己糖基-(1→4)-O-2,6-二脱氧-β-D-核-吡喃己糖基(1→4)-2,6-二脱氧-β-D-核-吡喃己糖基]氧基]-12β,14β-二羟基-5β-心甾-20（22）烯内酯。

【性状】　本品为白色结晶或结晶性粉末；无臭。在吡啶中易溶，在稀醇中微溶，在三氯甲烷中极微溶解，在水或乙醚中不溶。

【临床应用】

① 治疗心力衰竭：可用于多种原因所致的心力衰竭。对伴有心房颤动和心室率快的CHF 疗效佳；对瓣膜病、高血压和风湿性心脏病、冠心病所致的 CHF 疗效较好；对贫血、甲状腺功能亢进及维生素 B 缺乏等引起的 CHF 疗效较差；对肺源性心脏病、心肌炎等引起的 CHF 疗效差且易致中毒；对心肌外机械因素（如心包积液等）引起的 CHF 无效。

② 治疗某些心律失常：地高辛减慢房室传导及延长房室结有效不应期，减慢心室率，增加心输出量，用于治疗心房颤动；其增强迷走神经功能，降低心房的兴奋性而终止阵发性室上性心动过速。

知识拓展

心房扑动与心房颤动

心房扑动简称房扑，指心房异位起搏点频率达到 250～350 次/min 且呈规则时，引起心

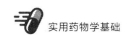

房快而协调的收缩。心房颤动简称房颤，指心房发生 $350 \sim 600$ 次/min 的不规则异常冲动，引起不协调的心房颤动。两者的共同危害是传入心室的冲动过多，导致心室率过快，严重者可诱发心绞痛、心力衰竭，甚至晕厥。

【不良反应】

① 胃肠道反应：为常见的早期中毒症状，表现为厌食、恶心、呕吐及腹泻等。剧烈呕吐可导致失钾而加重地高辛中毒，应注意补钾或考虑停药。

② 中枢神经系统反应：表现为眩晕、头痛、失眠、谵妄及视觉障碍（黄视、绿视、视物模糊等）。中枢症状多见于老年人。视觉异常常为强心苷中毒的先兆，可作为停药指征。

③ 心脏毒性反应：是强心苷最严重的毒性反应之一，也是致死的主要原因。主要表现为各种类型的心律失常。强心苷中毒最多见和最早见的是室性期前收缩。

【注意事项】 强心苷类的安全范围小，易中毒。为保证用药安全，应随时监测血药浓度，给药剂量个体化。首先注意诱发或加重中毒的因素，如低钾血症、高钙血症、低镁血症、心肌缺血缺氧等。当出现中毒先兆时，及时停药。氯化钾是治疗强心苷中毒所致快速型心律失常最有效的药物之一。对强心苷引起的窦性心动过缓及传导阻滞应使用阿托品治疗；苯妥英钠和利多卡因等抗心律失常药对强心苷引起的快速型心律失常有效。

（2）非苷类正性肌力药 非苷类正性肌力药包括 β 受体激动药和磷酸二酯酶抑制药等。此类药物长期应用可能增加 CHF 病死率，故不宜作常规治疗药物。

① β 受体激动药：常用药物有多巴胺和多巴酚丁胺，常作静脉滴注。多巴胺激动多巴胺受体、$β_1$ 受体等，发挥正性肌力和扩张血管作用，多用于急性心力衰竭。多巴酚丁胺兴奋心脏 $β_1$ 受体，增强心肌收缩力，增加衰竭心脏心输出量。主要用于对强心苷反应不佳的心力衰竭患者紧急处理。

② 磷酸二酯酶抑制药：常用药物有氨力农、米力农等。氨力农是最早应用的磷酸二酯酶抑制药，增强心肌收缩力，扩张血管。短期静脉滴注，因不良反应较多，仅用于急性 CHF 或经其他药治疗无效者。米力农抑制磷酸二酯酶作用是氨力农 20 倍以上，用于严重 CHF 治疗，但仅限于短期静脉滴注用药。

3. 减轻心脏负荷药

（1）利尿剂 通过利尿排钠，消除水钠潴留，减少血容量和回心血量，扩张血管，减轻心脏前、后负荷，缓解心力衰竭。轻、中度 CHF 选用中效能噻嗪类利尿药；严重 CHF 选用高效能利尿药如呋塞米。低效能利尿药多与高效能、中效能利尿药合用治疗 CHF，既可使利尿效果增强，又可防止因高效能、中效能利尿药排钾诱发强心苷中毒导致心律失常。

（2）血管扩张药 通过扩张静脉和动脉减轻心脏前、后负荷，缓解心力衰竭症状，提高运动耐力，用于治疗重度及难治性 CHF，但不降低病死率，故只作为治疗 CHF 的辅助用药。以扩张静脉为主的药物有硝酸酯类；以扩张小动脉为主的药物有肼屈嗪、哌唑嗪、钙通道阻滞药；均衡扩张小动脉和小静脉的药物有硝普钠。静脉给药必须严密监护，注意调整剂量，从小剂量开始逐渐增加剂量至疗效满意。主要不良反应为水钠潴留，应联合使用利尿药。

4. β 受体阻断药

β 受体阻断药在心肌状况严重恶化之前应用，可改善 CHF 症状，降低死亡率，提高生活质量。常用药物有卡维地洛、美托洛尔、比索洛尔等，卡维地洛在同类药中疗效较优。

此类药物可用于轻、中度 CHF 患者，只有在常规治疗无效或 CHF 合并高血压、心律失常、冠心病及心肌梗死的二级预防时使用。宜从小剂量开始，逐渐调整到最大耐受剂量并长期使用，不宜突然停药。严重左心室功能衰退、重度房室传导阻滞、低血压、支气管哮喘及肝肾功能不全者慎用或禁用。

三、治疗充血性心力衰竭药的合理应用

充血性心力衰竭治疗药物包括 ACEI、ARB、醛固酮受体阻断药、β 受体阻断药、利尿药、强心苷类。前四种药物不仅可以改善心力衰竭症状，还可以改善预后；后两种药物主要改善心力衰竭症状。新诊断的心力衰竭患者，在纠正其病因和诱因基础上尽早应用 ACEI（或 ARB）和 β 受体阻断药（有禁忌证者除外）。ACEI 是被证实能降低心力衰竭患者病死率的第一类药物，是公认治疗心力衰竭的首选药，对各阶段心力衰竭患者均有效。醛固酮受体阻断药与 ACEI 合用不仅增强疗效，安全性好，适用于使用 ACEI（或 ARB）和 β 受体阻断药仍有持续症状的患者，常与排钾利尿药合用减少高钾血症风险。醛固酮受体阻断药与 ACEI、β 受体阻断药合用是心力衰竭的基本治疗方案。若上述治疗效果不理想，需增加地高辛或血管扩张药肼屈嗪等。

心力衰竭是各种心脏疾病严重或晚期阶段的表现，药物是心力衰竭治疗的基石。ACEI 和 β 受体阻断药被誉为心力衰竭治疗中的"黄金搭档"。但这两大类药物需要逐渐加量至充分有效的剂量才能达到最大的治疗效应。对于心力衰竭症状较轻或严重心力衰竭者心功能改善后应尽快使用 β 受体阻断药，一般病情稳定的心力衰竭患者应终身用药。随着研究的深入，醛固酮受体阻断药在慢性心力衰竭治疗中的重要地位不断被验证和运用，如患者血钾水平和肾功能正常，可加入螺内酯，形成治疗的"金三角"。近年来推荐血管紧张素受体脑啡肽酶抑制剂（ANRI，如沙库巴曲缬沙坦钠），认为是优于 ACEI 或 ARB 类的药物，与 β 受体阻断药及醛固酮受体阻断药合称为"新金三角药物"。

◁ 能力训练

患者，男，65 岁，患高血压十余年，间断服用降压药治疗，近日因劳累出现咳嗽、咳白色泡沫样痰、心悸、呼吸困难就诊。诊断为：原发性高血压 3 级、心力衰竭。医生给予硝苯地平控释片、福辛普利钠片和美托洛尔片。

请问：1. 分析处方中每种药物的用药目的。

2. 美托洛尔抑制心肌收缩力，为什么可用于心力衰竭治疗？

3. 如何对该患者进行用药指导？

项目五 调血脂药与抗动脉粥样硬化药应用

◁ 知识目标

掌握他汀类常用药物名称、药理作用、临床应用、不良反应及注意事项。熟悉贝特类药物的作用特点及临床应用；他汀类、贝特类常用代表药的化学结构。了解其他调血脂药的作用特点和临床应用。

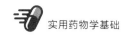 **能力目标**

能够根据调血脂药和抗动脉粥样硬化药的特点，分析并解释本项目涉及药物处方的合理性；能够正确介绍常用调血脂药和抗动脉粥样硬化药，具备初步为患者提供用药咨询和健康宣教服务的能力。

素质目标

形成合理用药、安全用药的职业素养，理解药物安全性评价的必要性，领悟严谨求实的学习态度，增强使命感。

案例导入

患者，男，55 岁。体态肥胖，6 年前体检发现高血压，最高达 170/110mmHg，无头痛、头晕及心悸，规律服用氨氯地平及美托洛尔治疗，血压控制在 130/80mmHg。吸烟 30 年，每天 20 支。1 个月前体检血清总胆固醇 28.2mmol/L，甘油三酯 14mmol/L，低密度脂蛋白胆固醇 2.8mmol/L，高密度脂蛋白胆固醇 0.87mmol/L。诊断：高血压、高脂血症。治疗：口服阿伐他汀钙片。

问题：1. 阿伐他汀钙片属于哪类药物？

2. 高血压合并高脂血症如何联合用药？

一、概述

动脉粥样硬化（AS）是冠心病、脑梗死、外周血管病的主要原因。脂质代谢障碍为动脉粥样硬化的病变基础，常累及大、中动脉，如冠状动脉、脑动脉、肾动脉等，受累动脉的病变从内膜开始，局部有脂质积聚、纤维组织增生和钙质沉着，形成的斑块在动脉内膜积聚，脂质外观呈黄色粥样，因此称为动脉粥样硬化。

动脉粥样硬化是多因素共同作用引起的，发病机制目前尚未完全阐明，主要危险因素有高血压、高血脂、糖尿病、肥胖、遗传、大量吸烟等。多见于 40 岁以上男性及绝经期妇女。

防治动脉粥样硬化，首先倡导合理的膳食结构如限制食物性胆固醇、脂肪、高热量的摄入，戒烟限酒，避免熬夜，适当进行体育锻炼，积极治疗原发病如高血压、糖尿病等；也可从调节血脂的成分和浓度（调血脂药）、抗氧化和保护血管内皮等方面进行药物治疗；还可进行外科手术及基因治疗。

 知识拓展

血　　脂

血脂是血浆中所含脂类的总称，包括胆固醇（CH）、甘油三酯（TG）和游离脂肪酸（FFA）等。CH 又分为胆固醇酯（ChE）和游离胆固醇（FC），两者合称为总胆固醇（TC）。血脂和载脂蛋白（Apo）结合形成脂蛋白（LP）后能溶于血浆，并进行转运和代谢。脂蛋白可分为乳糜微粒（CM）、极低密度脂蛋白（VLDL）、低密度脂蛋白（LDL）和高密度脂蛋白（HDL）。血清总胆固醇（TC）和 LDL 胆固醇（LDL-C）升高及 HDL 胆固醇（HDL-C）降低是动脉粥样硬化发病的主要危险因素，而降低胆固醇水平可以减少动脉粥样硬化的危险性。

各种脂蛋白在血浆中有基本恒定的浓度以维持相互间的平衡，如果比例失调则为脂代谢失常或紊乱，是引起动脉粥样硬化的重要因素。某些血脂或脂蛋白高出正常范围称为高脂血症或高脂蛋白血症。本疾病可直接引起一些严重危害人体健康的疾病，如动脉粥样硬化、冠心病、胰腺炎等。按病因可分为原发性高脂血症和继发性高脂血症。原发性高脂血症为遗传性脂代谢紊乱，继发性高脂血症常由糖尿病、酒精中毒、肾病综合征、慢性肾衰竭、甲状腺功能减退、肝脏疾病和药物等因素所致。

根据血脂异常表型不同，高脂血症临床分类见表4-16。

表 4-16　血脂异常的临床分类

分类	TC	TG	HDL-C
高胆固醇血症	增高	—	
高甘油三酯血症	—	增高	
混合型高脂血症	增高	增高	
低 HDL-C 血症	—	—	降低

二、常用调血脂药与抗动脉粥样硬化药

1. 主要降低 TC 和 LDL 的药物

（1）他汀类　他汀类药物又称为羟甲戊二酰辅酶 A（HMG-CoA）还原酶抑制药，通过抑制 HMG-CoA 还原酶，阻碍内源性胆固醇的合成发挥降脂作用。代表药有洛伐他汀、辛伐他汀、普伐他汀及人工合成的氟伐他汀、阿托伐他汀和瑞舒伐他汀等，其中辛伐他汀、阿托伐他汀和普伐他汀较为常用，是目前治疗高胆固醇血症的一线药物。

洛伐他汀

【化学名】　(S)-2-甲基丁酸(4R,6R)-6-[2-[(1S,2S,6R,8S,8αR)-1,2,6,7,8,8α-六氢-8-羟基-2,6-二甲基-1-萘基]乙基]四氢-4-羟基-2H-吡喃-2-酮-8-酯。

【性状】　本品为白色或类白色结晶或结晶性粉末；无臭、无味，略有引湿性。在三氯甲烷中易溶，在丙酮中溶解，在乙醇、乙酸乙酯或乙腈中略溶，在水中不溶。

【药理作用】　本药是第一个上市的他汀类药物。①调血脂作用：竞争性抑制 HMG-CoA 还原酶，减少内源性胆固醇的合成；代偿性地增加肝细胞膜 LDL-C 受体数量并提高其活性，增加肝对 LDL 的摄取，加速 LDL 分解生成胆汁酸排出体外，降低 LDL 水平。②非调血脂作用：抑制血管平滑肌细胞的增殖和迁移，减少动脉壁巨噬细胞及泡沫细胞的形成，抑制血小板聚集和提高血管内皮对扩血管物质的反应性等作用。这些均有助于发挥抗动脉粥样硬化作用。

【临床应用】　①高胆固醇血症：是治疗高胆固醇血症的首选药，晚餐时顿服效果佳，严

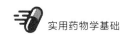

实用药物学基础

重者可与其他调血脂药合用。②预防心脑血管急性事件：预防或降低脑卒中及心肌梗死的发生率。③肾病综合征：除调血脂作用外，还可通过抑制肾小球细胞的增殖和延缓肾动脉硬化、抗炎、免疫调节等发挥对肾的保护作用。

【不良反应】 不良反应少而轻，大剂量应用时偶出现胃肠道反应、肌痛、皮肤潮红、肌酸磷酸激酶（CK）升高，停药后即恢复正常。横纹肌溶解症较罕见，可出现肌痛、无力、发热、肌红蛋白尿等不良反应，严重者可导致急性肾衰竭，尤其是与贝特类药物合用时，可导致发病率升高。

【注意事项】 长期用药需定期检查肝功能。孕妇、哺乳期妇女及活动性肝病者禁用。

 知识拓展

拜斯亭全球停售事件

西立伐他汀（商品名：拜斯亭）由德国某公司研制，于 1997 年上市，1999 年进入中国市场。自推入市场后，全世界 80 多个国家有超过 600 万患者使用该药，全球共有 52 例因服用拜斯亭产生横纹肌溶解致死的报告。据 FDA 资料记录，拜斯亭引起致死性横纹肌溶解反应，分解的肌肉组织进而堵塞肾小球而导致肾衰竭。这一严重不良反应显著多于已经上市的其他同类产品，且多发生在大剂量及和吉非贝齐等其他降脂药物的联合使用中。2001 年，该公司宣布从国际药品市场撤出西立伐他汀。这就是影响颇大的"拜斯亭"事件，它引起了医药界对调血脂药与横纹肌溶解症关系的重视。

其他他汀类药物作用特点见表 4-17。

表 4-17 其他他汀类药物作用特点

药物名称	作用特点
辛伐他汀	本身无活性，口服后转化为 β-羟基酸才有活性，调血脂作用强于洛伐他汀。常用于治疗高胆固醇血症、冠心病
普伐他汀	调血脂作用同洛伐他汀，还具有抗炎作用、抑制单核巨噬细胞向内皮的聚集和黏附等作用。常用于限制饮食仍不能控制的原发性高脂血症或合并有高甘油三酯血症患者
氟伐他汀	除调血脂作用外，同时具有抑制动脉平滑肌细胞增殖、延缓内膜增厚作用。常用于治疗限制饮食未能完全控制的原发性高胆固醇血症和原发性混合型血脂异常
阿托伐他汀	第三代他汀类药物，主要用于治疗原发性高胆固醇血症、混合型高脂血症

（2）胆汁酸结合树脂类（胆汁酸螯合药） 胆汁酸是胆汁的主要成分，胆汁酸在肝内以胆固醇为原料进行合成。本类药物进入肠道后不被吸收，与胆汁酸牢固结合，阻滞胆汁酸的肝肠循环和反复利用，从而消耗大量的胆固醇，使血浆 TC 和 LDL 水平降低。代表药物有考来烯胺和考来替泊，主要用于高胆固醇血症为主的高脂血症。长期应用可引起脂溶性维生素缺乏，妨碍噻嗪类、香豆素类、洋地黄类药物吸收，应避免同时服用。

（3）胆固醇吸收抑制药 依折麦布是第一个也是目前唯一一个胆固醇吸收抑制药，能够选择性抑制小肠胆固醇转运蛋白，减少饮食及胆汁中胆固醇的吸收，主要降低血中 TC 和 LDL 水平。临床用于原发性高胆固醇血症，与他汀类药物合用使作用机制互补，显著增强调血脂作用，降低心血管疾病发生率。对于老年人、肾病患者和轻度肝损害等特殊患者亦无需调整剂量。不良反应轻微且呈一过性，可引起消化系统异常，部分患者会表现为疲倦、头痛。

2. 主要降低 TG 和 VLDL 的药物

(1) **贝特类（苯氧乙酸类）**　最早应用的是氯贝丁酯，降脂作用明显，但不良反应严重。目前常用药物有苯扎贝特、非诺贝特、环丙贝特、吉非贝齐等，作用强而毒性低。

【药理作用】　①调血脂作用：明显降低 TG、TC、VLDL-C、LDL-C，升高 HDL-C；尤其以吉非贝齐、非诺贝特、苯扎贝特作用较强；②非调血脂作用：降低凝血因子的活性，加强纤维蛋白溶解，抗炎，改善胰岛素抵抗等作用，有益于心血管系统疾病的治疗。

【临床应用】　高脂蛋白血症和高甘油三酯血症。

【不良反应】　一般耐受性良好，常见消化道反应、头痛、乏力、皮肤瘙痒、阳痿等。氯贝丁酯不良反应较多且严重，可致心律失常、胆囊炎和胆石症等，长期大量使用氯贝丁酯可导致良性或恶性肿瘤的发生。

【注意事项】　用药期间应嘱咐患者定期检查肝功能和血象。儿童、孕妇、哺乳期妇女及肝胆疾病、肾功能不全者禁用。

(2) **烟酸类**　烟酸属于 B 族维生素，为广谱调血脂药。本类药物通过抑制 cAMP 产生，导致激素敏感性脂肪酶活性下降，降低甘油三酯含量。常与他汀类或贝特类药物合用，提高疗效。常用药物有烟酸肌醇酯和烟酸戊四醇酯。治疗初期出现皮肤潮红、瘙痒、头痛等症状和胃肠道反应。长期使用应定期检查血糖和肝肾功能，痛风、消化性溃疡、糖尿病患者禁用。

烟酸类似物阿昔莫司的药理作用与烟酸相似，增加 HDL，降低 CH 和 TG，耐受性较好，副作用较少，作用较强而持久。

3. 抗氧化药

氧自由基在动脉粥样硬化的发生和发展中发挥重要作用，防止氧自由基脂蛋白的氧化修饰，阻止疾病发展，常用药物有普罗布考、维生素 C 和维生素 E 等。

普罗布考抗氧化作用强，通过调血脂使 TC 和 LDL-C 降低；长期应用可降低冠心病发病率。用于各种类型的高脂血症，与其他降低 CH 药合用可增加疗效。不良反应少而轻，以胃肠道反应为主，偶有嗜酸性粒细胞增多、肝功能异常、高尿酸血症、高血糖、血小板减少、肌病、感觉异常等不良反应。本药能延长 QT 间期，用药期间应注意心电图的变化。心肌损害者、孕妇及小儿禁用。

4. 多烯脂肪酸类

多烯脂肪酸类又称多不饱和脂肪酸类。根据不饱和键在脂肪酸链中开始出现的位置，分为 n-3（ω-3）型和 n-6（ω-6）型多烯脂肪酸。

n-3 型多烯脂肪酸主要包括二十碳五烯酸（EPA）和二十二碳六烯酸（DHA），来自海洋生物如海藻、鱼类及贝壳类中。两者均可降低 TG 及 VLDL，升高 HDL，发挥调血脂作用。临床常用于高甘油三酯血症的辅助治疗，长期应用能预防动脉粥样硬化形成。n-6 型多烯脂肪酸主要含于植物油（玉米油、葵花籽油、红花油、亚麻籽油等）中，降脂作用较弱，常制成胶丸或与其他调血脂药和抗氧化药制成多种复方制剂应用。

5. 血管内皮保护药

研究发现，血管内皮损伤是动脉粥样硬化的始动环节，并且贯穿于动脉粥样硬化发生、发展的全过程。机械、化学、细菌毒素等因素都可损伤血管内皮，改变其通透性，

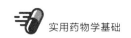

引起白细胞和血小板黏附、聚集形成血栓，并释放各种活性因子导致内皮进一步损伤，最终促使动脉粥样硬化斑块形成。因此保护血管内皮免受各种因子损伤，是抗动脉粥样硬化的重要措施。

目前常用的药物有糖胺聚糖和多糖类，如低分子量肝素、硫酸乙酰肝素、硫酸软骨素A、藻酸双酯钠等。本类药物可结合于血管内皮表面，防止白细胞、血小板及有害因子的黏附，从而保护血管内皮免于受损。同时还有抑制血管平滑肌细胞的增殖和迁移，阻滞动脉粥样硬化斑块形成等作用，用于缺血性心脑血管疾病的防治。

三、调血脂药的合理应用

继发性血脂异常以治疗原发病为主，控制饮食与调节生活方式是治疗血脂异常的基础。

1. 治疗药物选择

血脂异常的治疗药物选择见表4-18。

表 4-18　血脂异常的治疗药物选择

分型		首选药物	其他可选药物
高 TC 血症		他汀类	胆汁酸螯合药
高 TG 血症		贝特类	烟酸类
混合型	以高 TC 和 LDL-C 升高为主	他汀类	贝特类
	以高 TG 为主	贝特类	烟酸类
	TC 和 TG 均衡升高	胆汁酸螯合药＋贝特类或烟酸类	他汀类＋贝特类或烟酸类
	低 HDL-C 血症	贝特类＋烟酸	他汀类

2. 常用他汀类药物最佳服用时间

常用他汀类药物最佳服用时间见表4-19。

表 4-19　常用他汀类药物最佳服用时间　　　　　　　　　　单位：h

药物	影响服药时间的主要因素			最佳服药时间
	食物影响	达峰时间	半衰期	
洛伐他汀	空腹吸收减少30％	2～4	3	晚餐顿服
辛伐他汀	不显著	1.3～2.4	3	睡前顿服
普伐他汀	不显著	1～2	1.5	睡前顿服
氟伐他汀	不显著	0.5～0.7	1.2	睡前顿服
匹伐他汀	不显著	1	12	晚餐后服用
阿托伐他汀	食物降低吸收9％	1～2	14	任一时间服用
瑞舒伐他汀	不显著	3～5	13～20	任一时间服用

3. 调血脂药的联合应用

不同作用机制的调血脂药联合应用可提高疗效，减少不良反应，是治疗血脂异常的趋势。联合用药方案多由他汀类与另一种作用机制不同的调血脂药组成，如他汀类与依折麦布或贝特类联合应用。

知识拓展

新作用机制药物：贝派地酸

随着人类遗传学研究的进步，以及生物制剂和 RNA 靶向药物技术的发展，血脂代谢异常的治疗手段有了新的进展。创新性靶向策略的发展提高了药物治疗效率，极大改善了耐药性，并显著减少了不良反应发生。

贝派地酸是一种具有新型作用机制的小分子前药，口服后经肝脏中的长链酰基辅酶 A 合成酶 1 活化才能发挥作用，其通过抑制细胞质中的三磷酸腺苷柠檬酸裂解酶（ACL）阻断胆固醇合成途径中柠檬酸盐向乙酰辅酶 A 转化，从而调节 LDL-C 的水平。贝派地酸特定作用于肝脏而不抑制肌肉中胆固醇的合成，因此避免了他汀类药物引发的肌肉疼痛副作用。其与他汀类药物和依折麦布的降脂机制不同，所以既可作为单一疗法，也可与上述药物联合应用。与他汀类药物对血糖的影响不同，使用贝派地酸时，新发糖尿病和高血糖的发生率较低，而这是他汀类药物所不具备的效果。

能力训练

患者，女，55 岁，微胖，近期常感觉心悸、头晕、失眠。常规体检时发现血脂异常，无冠心病和糖尿病史。查体：血压 155/90mmHg，TG 2.2mmol/L，TC 6.3mmol/L，LDL-C 4.5mmol/L，HDL-C 1.2mmol/L。诊断为：混合型高脂血症。医生给予普洛伐他汀片每日 1 次，睡前口服。

请问：1. 使用普洛伐他汀有哪些不良反应？

2. 使用他汀类药物过程中要注意什么？

思维导图

模块五

内脏与血液系统疾病用药

 思政小课堂

中国骨髓移植之父——陆道培院士

陆道培院士的一生，围绕着血液病患者，创造了许多个"第一"。

1964 年，完成中国首例同基因骨髓移植，也是亚洲首例。1981 年创建北京大学血液病研究所，成功完成中国首例异基因骨髓移植，标志着我国造血干细胞移植事业的成熟。1984年在国内举办第一届骨髓移植与白血病化疗学习班。

1991 年第一次证明大蒜素对抑制人类巨细胞病毒有效，在世界上首先报道胎盘免疫球蛋白对骨髓移植有效。同年完成了我国首例 HLA 配型半相合的造血干细胞移植。1992 年主编的我国第一部白血病治疗专著《白血病治疗学》出版。1996 年建立我国首家脐带血库。2001 年创建血液病专科医院，继续为白血病患者服务。2016 年荣获国际血液和骨髓移植研究中心颁发的"杰出服务贡献奖"，是目前唯一获此奖项的中国科学家。

 学前引导

党的二十大报告指出："把保障人民健康放在优先发展的战略位置，完善人民健康促进政策。"随着工业化、城镇化、人口老龄化的发展及生态环境、生活行为方式的变化，呼吸及消化系统疾病的发病率逐年上升。与遗传和环境变化等因素有关的过敏性疾病也成为困扰很多人的难题。生活条件越来越好，为什么还有人贫血？为何过敏的患者越来越多？以上均为常见的影响人们健康的内脏与血液系统疾病。患者常使用非处方药自行治疗，存在用药安全隐患。如何帮助患者合理选择用药？如何做到有效预防宣教？本模块将围绕内脏及血液系统疾病常用治疗药物的临床应用、不良反应及注意事项等内容展开学习讨论。

项目一 呼吸系统药应用

知识目标

掌握沙丁胺醇、氨茶碱、可待因的药理作用、临床应用及主要不良反应。熟悉喷托维林、右美沙芬、苯丙哌林的临床应用、不良反应。了解平喘药、止咳药和祛痰药的分类及其他呼吸系统药物作用特点。

能力目标

能够根据患者疾病及呼吸系统药物特点，分析处方的合理性；能够正确介绍呼吸系统药物，为患者提供基础的安全用药指导和健康宣教。

素质目标

养成在生活与工作中遵纪守法的习惯，严格遵守精神类药品管理规定的意识。

案例导入

患者，女性，45岁，支气管哮喘病史多年。最近因气温骤降，出现胸闷、气短、呼吸困难症状，随后医院就诊。诊断为：支气管哮喘急性发作。

问题：1. 针对该患者应采取什么药物治疗？

2. 根据患者情况，用药期间有何注意事项？

人体的呼吸系统由呼吸道（也称气道）和肺组成。呼吸系统疾病是最常见的疾病类型之一，其常见症状有咳嗽、咳痰、喘息等，三者可单独出现也可同时出现。其他系统器官疾病如心脏疾病、某些中枢神经系统因素等也会导致上述症状。作用于呼吸系统的药物，主要针对咳嗽、咳痰、喘息这三大症状，通过多种作用机制，产生镇咳、祛痰、平喘作用。

一、平喘药

喘息是呼吸系统疾病的常见症状，可见于支气管哮喘（简称哮喘）、喘息性支气管炎、慢性支气管炎等。其中，哮喘是一种慢性变态反应性炎症疾病，临床上表现为咳嗽、胸闷、呼吸困难、喘息伴有哮鸣音等症状，主要病变是炎症引起的支气管痉挛，伴有腺体分泌亢进、呼吸道黏膜充血水肿。其发病机制复杂，涉及变态反应、炎症、药物、遗传、环境、精神、心理等诸多因素。

平喘药是能够缓解和消除喘息症状的药物，主要用于哮喘的预防及治疗。根据作用机制的不同，可将临床常用的平喘药分为肾上腺素受体激动药（目前常用 β_2 受体激动药）、茶碱类、抗胆碱药、过敏介质释放抑制药、白三烯受体拮抗药和糖皮质激素类等。

β_2 受体激动药、茶碱类药、抗胆碱药主要通过缓解支气管平滑肌痉挛、舒张支气管产生平喘作用；过敏介质释放抑制药主要通过抑制过敏介质释放，预防哮喘发作；白三烯受体拮抗药和糖皮质激素类通过抗炎、抗过敏等产生平喘作用。

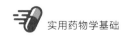

1. β₂受体激动药

本类药物主要通过激动支气管平滑肌上的 β_2 受体而激活腺苷酸环化酶，增加平滑肌细胞内环腺苷酸（cAMP）浓度，进而降低细胞内 Ca^{2+} 浓度，产生强大的支气管平滑肌松弛作用，用于治疗哮喘急性发作。同时可抑制肥大细胞和中性粒细胞释放过敏介质和炎症介质，对各种刺激引起的支气管平滑肌痉挛有强大的缓解作用。

根据对 β 受体选择性的不同，本类药物分为非选择性 β 受体激动药和选择性 β_2 受体激动药。①非选择性 β 受体激动药包括异丙肾上腺素（β 受体激动药）、肾上腺素（α、β 受体激动药）、麻黄碱等。肾上腺素和异丙肾上腺素平喘作用强大，但由于对主要分布于心脏的 β_1 受体兴奋作用强，可引起严重的心脏不良反应，临床已很少应用；②选择性 β_2 受体激动药对主要分布于气道的 β_2 受体兴奋作用强，对主要分布于心血管的 β_1 受体的作用弱，常规剂量口服或吸入给药时很少产生心血管反应，且给药途径较多，起效快，作用持久，是临床常用的平喘药。

选择性 β_2 受体激动药又分为短效 β_2 受体激动药和长效 β_2 受体激动药。短效 β_2 受体激动药适用于快速解痉平喘，如沙丁胺醇、特布他林、克仑特罗等，长效 β_2 受体激动药适用于长期控制哮喘发作，如班布特罗、福莫特罗、沙美特罗等。

沙丁胺醇

【化学名】 1-(4-羟基-3-羟甲基苯基)-2-(叔丁氨基) 乙醇。

【性状】 本品为白色结晶性粉末；无臭，味微苦。略溶于水，可溶于乙醇，不溶于乙醚。

【药理作用】 选择性激动支气管平滑肌 β_2 受体，对支气管平滑肌松弛作用强大而持久。平喘作用强度与异丙肾上腺素相似或略强，但维持时间长，兴奋心脏作用较弱。

【临床应用】 适用于治疗支气管哮喘、哮喘型支气管炎和慢性阻塞性肺部疾病合并支气管痉挛。预防哮喘发作多采用口服给药，控制急性发作多采用雾化吸入给药。近年来有缓释剂型和控释剂型，可延长作用时间，适用于预防哮喘夜间突然发作。

【不良反应】 一般剂量可导致手指震颤、恶心、头晕等。

【注意事项】 过量应用可导致心动过速和血压波动，长时间用药可产生耐受性。高血压、心功能不全、糖尿病和甲状腺功能亢进患者慎用。

其他常用 β_2 受体激动药见表 5-1。

表 5-1　其他常用 β_2 受体激动药

药品名称	作用特点及用途	不良反应及注意事项
特布他林	短效 β_2 受体激动药，吸入 5min 起效，维持 4～6h；口服 1～2h 起效，维持 4～8h；静注 15min 起效，维持 1.5～4h。作用与沙丁胺醇相似，临床应用同沙丁胺醇	手颤、头痛、心悸等
克仑特罗	吸入给药作用时间短，吸入 5min 起效，维持 4h；口服 15min 起效，维持 6～8h；但直肠给药作用时间长，可持续 24h。平喘同时有溶解黏痰作用，临床用于哮喘等支气管狭窄的治疗	口干、心悸、肌肉震颤等

续表

药品名称	作用特点及用途	不良反应及注意事项
福莫特罗	长效 β_2 受体激动药,吸入 2~5min 起效,维持 12h;口服作用维持 24h。临床用于哮喘持续状态、夜间哮喘、运动性哮喘	头痛、心悸、肌肉震颤等
班布特罗	长效 β_2 受体激动药,是特布他林的前药,口服给药作用可维持 24h;用于哮喘、慢性阻塞性肺部疾病、喘息性支气管炎的治疗	头痛、心悸、肌肉震颤等
沙美特罗	长效 β_2 受体激动药,吸入给药 10~20min 起效,作用维持 12h;临床用于哮喘的长期治疗,夜间哮喘,慢性阻塞性肺部疾病等	偶见震颤、心悸、头痛,有潜在的降低血钾作用

 知识拓展

瘦肉精与 β 受体激动药

任何能够抑制动物脂肪生成、促进瘦肉生长的物质统称为瘦肉精。能够产生这种功能的物质主要是肾上腺 β 受体激动药,在我国主要指的是盐酸克仑特罗。该药在临床上用于治疗支气管哮喘、慢性支气管炎和肺气肿等疾病。大剂量用在饲料中可促进牲畜肌肉生长,加速脂肪转化和分解,提高瘦肉率,但食用含瘦肉精的肉制品可引发肌肉震颤、心慌、头痛、恶心、呕吐等症状,尤其对高血压、心脏病、青光眼、糖尿病、甲状腺功能亢进和前列腺增生等患者危害更大,严重者可导致死亡。2000 年,国家药品监督管理局发出《关于查处非法生产、销售和使用盐酸克仑特罗等药品的紧急通知》❶,严厉打击非法生产、经营和使用盐酸克仑特罗等药品的行为。

2. 茶碱类

茶碱类属于甲基黄嘌呤类药物,临床常用的有氨茶碱、二羟丙茶碱、胆茶碱、茶碱缓释及控释制剂等。

氨茶碱

$$\left[\underset{O}{\overset{O}{\underset{CH_3}{\underset{\|}{H_3C-N}}}} \right]_2 \cdot H_2N\text{---}NH_2 \cdot nH_2O$$

【化学名】 1,3-二甲基-3,7-二氢-1H-嘌呤-2,6-二酮-1,2-乙二胺盐二水合物或无水合物。

【性状】 本品为白色至微黄色的颗粒或粉末,易结块;微有氨臭;在空气中吸收二氧化碳,并分解成茶碱;水溶液显碱性反应。在水中溶解,在乙醇中微溶,在乙醚中几乎不溶。

【药理作用】

(1) **平喘作用** 支气管平滑肌松弛作用较强,但弱于 β 受体激动药。

(2) **强心利尿** 可增强心肌收缩力,增加心输出量,进而增加肾血流量和肾小球滤过率,同时还能抑制肾小管对钠的重吸收,产生利尿作用。

(3) **其他作用** 可解除胆道痉挛,松弛胆管平滑肌,还有扩张外周血管和兴奋中枢等作用。

---

❶ "克伦特罗"的规范名称为"克仑特罗"。

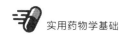

【临床应用】 口服用于防治支气管哮喘、喘息性支气管炎、慢性阻塞性肺部疾病引起的支气管炎。重症哮喘采用静脉滴注给药。可与 β_2 受体激动药及糖皮质激素类药合用以提高疗效。其强心利尿作用可用于心源性哮喘和心源性水肿的辅助治疗。其松弛胆管平滑肌作用可用于治疗胆绞痛。

【不良反应】 药物碱性较强，局部刺激性大，口服刺激胃黏膜，引起恶心、呕吐等胃肠道反应，餐后服用可减轻。因肌内注射引起局部红肿疼痛，现已少用。长期应用可产生耐受性。少数人治疗剂量出现烦躁不安、失眠等反应。静脉注射过快或过量可引起头痛、头晕、恶心、呕吐，甚至惊厥。儿童更易导致惊厥，应慎用。易引起急性中毒，安全范围小，静脉注射过快或过量，可引起心悸、血压骤降，严重时出现心律失常，甚至引起心脏骤停或猝死等中毒反应。故静脉注射时应充分稀释后缓慢注射。

【注意事项】 老年人及心、肝、肾功能不全者减量应用。必要时监测茶碱的血药浓度。低血压、休克、急性心肌梗死患者禁用。

其他茶碱类药见表 5-2。

表 5-2　其他茶碱类药

药品名称	作用特点及用途	不良反应
二羟丙茶碱	平喘作用与氨茶碱相似，但因生物利用度低等，疗效弱于氨茶碱。主要用于治疗伴有心动过速或不能耐受氨茶碱过敏的哮喘患者	胃肠刺激作用、心脏兴奋作用、中枢兴奋作用均弱于氨茶碱
胆茶碱	为茶碱和胆碱的复盐，水溶性提高，口服吸收快，作用维持时间长。临床应用同氨茶碱	口服胃肠道刺激弱于氨茶碱
茶碱缓控释制剂	血药浓度稳定，平喘作用维持时间长，适用于慢性反复发作性哮喘，对夜间频发哮喘患者尤为适宜	胃肠道刺激等不良反应弱于氨茶碱

3. M 胆碱受体阻断药

本类药物只有雾化吸入制剂。吸入后通过阻断呼吸道 M 受体，使呼吸道平滑肌松弛，舒张支气管。常用药物有异丙托溴铵、噻托溴铵等。

异丙托溴铵

【化学名】 ［(1R,5S)-8-甲基-8-异丙基-8-氮杂双环[3.2.1]辛-3-基］3-羟基-2-苯基丙酸酯溴化物。

【性状】 本品为白色结晶性粉末，味苦。溶于水，略溶于乙醇，不溶于其他有机溶剂。熔点 230～232℃。

【药理作用】 对支气管平滑肌 M 受体有较高选择性，为强效抗胆碱药，松弛支气管平滑肌作用较强，对呼吸道腺体和心血管系统的作用较弱。其舒张支气管的剂量仅为抑制腺体分泌和加快心率剂量的 $1/20 \sim 1/10$。

【临床应用】 用于缓解慢性阻塞性肺部疾病（COPD）引起的支气管痉挛、喘息症状。

防治哮喘，尤适用于因用 β 受体激动药产生肌肉震颤、心动过速而不能耐受此类药物的患者。

【不良反应】　常见口干、头痛、鼻黏膜干燥、咳嗽、震颤。偶见心悸、支气管痉挛、眼干、眼调节障碍、尿潴留。极少见过敏反应。

【注意事项】　青光眼患者禁用。雾化吸入时避免药物进入眼内。对于窄角青光眼患者，本品与 β 受体激动药合用可增加青光眼急性发作的危险性。使用与 β 受体激动药组成的复方制剂时，须同时注意二者的禁忌证。

4. 过敏介质释放抑制药

本类药物有抗过敏作用和轻度抗炎作用。通过抑制免疫球蛋白 E 介导的肥大细胞释放介质发挥作用。对嗜酸性粒细胞、巨噬细胞、单核细胞等炎症细胞的活性也有抑制作用。

本类药物平喘作用起效慢，对哮喘急性发作期无效，临床上主要用于预防哮喘的发作。常用药物包括肥大细胞膜稳定药，如色甘酸钠、奈多罗米钠；H_1 受体阻断药，如酮替芬等。

色甘酸钠

【化学名】　5,5′-[(2-羟基-1,3-亚丙基)二氧]双(4-氧代-4H-1-苯并吡喃-2-羧酸)二钠盐。

【性状】　本品为白色结晶性粉末；无臭；有引湿性；遇光易变色。本品在水中溶解，在乙醇或三氯甲烷中不溶。

【药理作用】　能抑制抗原及非特异性刺激引起的气道痉挛，无舒张气道的作用。作用机制包括：稳定肥大细胞膜，抑制肥大细胞脱颗粒，减少肺肥大细胞由抗原诱发的过敏介质释放；抑制气道感觉神经末梢功能与气道神经源性炎症；阻断嗜酸性粒细胞与巨噬细胞介导的炎症反应，长期应用减轻气道高反应性。

【临床应用】　用于支气管哮喘的预防治疗，防止超敏反应或运动引起的哮喘发作，需在接触抗原前 7～14 天给药，用药数日或数周后起效。也可用于预防过敏性鼻炎、溃疡性结肠炎等过敏性疾病。

【不良反应】　不良反应少见，偶见支气管痉挛或咽部刺痛感，必要时与 β_2 受体激动药同时吸入可预防。

【注意事项】　喷雾吸入可致刺激性咳嗽。对哮喘只起预防作用，提前并保持规律用药非常重要。本品对急性哮喘发作和哮喘持续状态无作用。停药时应逐渐减量，以预防因突然停药致哮喘复发。肾功能不全者及孕期、哺乳期妇女慎用。

奈多罗米钠

作用与色甘酸钠相似，但强于色甘酸钠。有明显的抗炎作用，但较糖皮质激素弱。吸入给药，常用于预防性治疗而不能迅速缓解支气管痉挛。

酮替芬

酮替芬有强大的 H_1 受体阻断作用。除了有类似色甘酸钠的作用外，还能加强 β_2 受体激动药的平喘作用。本药显效慢，对已发作的哮喘无效。主要用于各型支气管哮喘的预防，

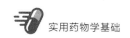

疗效优于色甘酸钠。与茶碱类或 β_2 受体激动药合用，用于防治轻中度哮喘。也可用于过敏性鼻炎等过敏性疾病。不良反应少，偶见口干、头晕、嗜睡等反应，继续用药可自行缓解，成人多见，儿童较少发生。从事高空作业及驾驶工作者慎用。妊娠早期及哺乳期妇女禁用。

5. 白三烯受体阻断药

白三烯是哮喘发病中重要的炎症介质，可刺激黏液分泌，增加血管通透性，促进黏膜水肿形成。体外实验表明，白三烯对人体支气管平滑肌的收缩作用是组胺、血小板活化因子的 1000 倍。白三烯受体阻断药可阻断支气管平滑肌上的白三烯受体，拮抗上述作用，而治疗哮喘，临床上常与糖皮质激素合用协同抗炎，可减少糖皮质激素用量。常用药物有扎鲁司特、孟鲁司特等。

扎鲁司特

口服吸收好，口服后约 3h 血药浓度达峰值，主要在肝脏代谢，消除半衰期约 10h。主要经粪便排泄，少部分经尿排泄。适用于 6 岁以上儿童及成人慢性轻中度哮喘的长期治疗和预防。耐受性好，常见不良反应有轻微头痛、胃肠道反应、肝功能异常，故肝功能不全者、妊娠期和哺乳期妇女慎用。

孟鲁司特

药物代谢动力学特点与扎鲁司特相似，适用于 12 岁以上儿童及成人支气管哮喘的长期治疗和预防发作，对哮喘急性发作无效。不良反应有轻度头痛、头晕、胃肠道反应。妊娠期、哺乳期妇女及幼儿慎用。

6. 糖皮质激素类药

糖皮质激素（GC）类药有强大的抗炎作用，通过抑制气道炎症反应，长期控制哮喘发作。糖皮质激素类药用于治疗哮喘，全身应用作用广泛、不良反应多。雾化吸入应用可在气道内获得较高的药物浓度，从而充分发挥局部抗炎作用，避免或减少全身性的不良反应。因此，GC 是目前哮喘防治的常用吸入剂。全身应用糖皮质激素只有在本类吸入剂对重症患者无效时使用。临床常用倍氯米松、布地奈德、氟替卡松等糖皮质激素的吸入剂。

【药理作用】 本类药物通过抑制多种参与哮喘发病的炎症细胞和免疫细胞功能，抑制细胞因子和炎症介质的产生，抑制气道高反应性，从而抑制多种诱因导致的支气管收缩反应，增强支气管及血管平滑肌对儿茶酚胺的敏感性以缓解支气管痉挛和黏膜肿胀等多种途径，产生强大的抗炎平喘作用，为目前控制哮喘最有效的药物之一。

【临床应用】 本类药物主要用于治疗支气管舒张药不能有效控制的慢性哮喘，长期应用可以减少或终止发作，减轻病情严重程度，但不能缓解急性症状。目前常与治疗哮喘急性发作的 β_2 受体激动药组成复方制剂应用，如沙美特罗替卡松气雾剂（长效 β_2 受体激动药昔萘酸沙美特罗与丙酸氟替卡松复方制剂）。

【不良反应】 吸入常用剂量的糖皮质激素时不良反应少见。但糖皮质激素在吸入后，有 $80\% \sim 90\%$ 的药物沉积在咽部。长期用药时，沉积在咽部的药物可引起声音嘶哑、声带萎缩变形、口咽部白色念珠菌感染等不良反应。

【注意事项】 气雾剂只用于治疗慢性哮喘，急性发作时应使用其他平喘药，每次吸入后立即漱口以预防念珠菌等真菌感染或口腔溃疡。

常用吸入剂型糖皮质激素类药见表 5-3。

表 5-3　常用吸入剂型糖皮质激素类药

药物名称	作用特点及用途	不良反应及注意事项
倍氯米松	抗炎、抗过敏和止痒作用,气雾剂常用于慢性哮喘	气雾剂导致个别病人咽部不适,长期应用可导致咽部念珠菌感染。用后应立即漱口
布地奈德	高效局部抗炎作用,适用于支气管哮喘等慢性气道阻塞性疾病	同倍氯米松
氟替卡松	抗炎作用强,约为地塞米松的 18 倍,布地奈德的 3 倍,吸入后 0.5～1.5 小时血药浓度达峰值,是一种长效糖皮质激素药物	同倍氯米松

二、镇咳药

咳嗽是一种保护性反射,具有促进呼吸道的痰液和异物排出,保持呼吸道清洁与通畅的作用。在应用镇咳药前,应该寻找引起咳嗽的原因,并针对病因进行治疗。对于无痰的剧咳,为了减轻患者的痛苦,防止原发疾病的发展,避免剧烈咳嗽引起的并发症,应采用镇咳药物进行治疗。若咳嗽伴有大量痰液或咳痰困难,则应使用祛痰药,慎用镇咳药,否则积痰难以排出,易继发感染,并且阻塞呼吸道引起窒息。

目前常用的镇咳药根据其作用机制分为抑制延髓咳嗽中枢发挥镇咳作用的中枢性镇咳药和抑制咳嗽反射弧各个环节发挥作用的外周性镇咳药。

1. 中枢性镇咳药

中枢性镇咳药主要通过直接抑制延髓咳嗽中枢而产生镇咳作用,可分为依赖性和非依赖性两类。中枢性依赖性镇咳药主要指阿片类生物碱,其中作用最强的是吗啡,它对咳嗽中枢有强大的作用,但依赖性强,临床不用于镇咳。目前临床上应用药物依赖性弱的可待因代替吗啡作为强镇咳药。非依赖性中枢性镇咳药目前发展快,品种较多,临床应用广泛。主要包括右美沙芬和喷托维林。

可待因

本药选择性抑制延髓的咳嗽中枢,产生迅速、强大而持久的镇咳作用,镇咳作用是吗啡的 1/4,治疗剂量无呼吸抑制作用;此外,还有镇痛和镇静作用。其镇痛作用约为吗啡的 1/10～1/7,强于一般解热镇痛药。

其能抑制支气管腺体的分泌,可使痰液黏稠,难以咳出,故不宜用于多痰黏稠的患者。临床主要用于治疗其他药无效的剧烈无痰干咳和中等强度的疼痛。

少数患者出现恶心、呕吐、便秘等不良反应,但均轻于吗啡。大剂量(成人一次用量大于 60mg)时明显抑制呼吸中枢,小儿用量过大可致惊厥。长期用药可产生药物依赖性。因镇咳作用强,对痰量多的患者易造成气道阻塞及继发感染,不宜应用。其对支气管平滑肌有轻度收缩作用,故应慎用于呼吸不畅及支气管哮喘性咳嗽的患者。

右美沙芬

右美沙芬为人工合成吗啡类衍生物,通过抑制延髓咳嗽中枢而镇咳。其镇咳作用与可待因相似或稍强,无镇痛作用或成瘾性。可用于上呼吸道感染,急、慢性支气管炎及肺结核等引起的无痰干咳。治疗剂量无呼吸抑制作用。不良反应少,偶见头晕、轻度嗜睡、口干、便秘、恶心和食欲不振等。哮喘患者及妊娠 3 个月内的孕妇禁用,痰多者慎用。

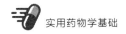

喷托维林

喷托维林为人工合成非依赖性中枢性镇咳药，兼有外周性镇咳作用，可直接抑制咳嗽中枢，镇咳作用为可待因的 1/3。也可轻度抑制支气管内感受器及传入神经末梢。此外，有轻度的阿托品样作用和局部麻醉作用，可缓解支气管痉挛。临床主要用于治疗各种原因引起的无痰干咳、阵咳、小儿百日咳。偶有口干、头痛、头晕、恶心、便秘等不良反应。心功能不全者慎用。痰多、青光眼和前列腺肥大患者禁用。

2. 外周性镇咳药

外周性镇咳药通过抑制咳嗽反射弧中的感受器、传入神经、传出神经的传导而发挥镇咳作用。常用的药物有苯丙哌林和苯佐那酯。

苯丙哌林

本药为非麻醉性镇咳药，具有双重镇咳作用，可抑制肺-胸膜牵张感受器产生的肺-迷走神经反射，也可直接抑制咳嗽中枢。其镇咳作用较可待因强 2～4 倍，起效快，不抑制呼吸。无成瘾性和耐药性。镇咳作用优于可待因。用于各种原因引起的刺激性干咳。偶有口干、胃部灼烧感、头晕、嗜睡、食欲不振、乏力和药疹等不良反应。服用片剂时勿嚼碎，避免引起口腔麻木感。

苯佐那酯

本药具有较强的局部麻醉作用，可抑制肺牵张感受器和感觉神经末梢，阻断咳嗽冲动的传导而发挥镇咳作用。其镇咳作用较可待因略弱，不引起呼吸抑制。临床主要用于治疗哮喘、慢性支气管炎等导致的刺激性干咳，也可用于支气管镜检或支气管造影前预防咳嗽。不良反应较少，有嗜睡、眩晕、口干、胸闷、鼻塞等。有麻醉作用，故服药时切勿嚼碎，以免引起口腔麻木。多痰患者禁用。

三、祛痰药

痰是呼吸道炎症的产物，可刺激呼吸道黏膜引起咳嗽，并可加重感染。祛痰药能改变痰中黏性成分，降低痰的黏滞度，使痰易于咳出，可间接起到镇咳、平喘作用，有利于控制继发感染。祛痰药按作用方式可分为三类：痰液稀释药、痰液溶解药和黏液调节药。

祛痰平喘
药的选择

1. 痰液稀释药

痰液稀释药口服后增加痰液水分含量，从而稀释痰液，使痰液易于排出，包括恶心性祛痰药和刺激性祛痰药。常用药物有氯化铵、愈创甘油醚等。

氯化铵

氯化铵口服对胃黏膜产生局部刺激作用，引起轻度恶心，通过迷走神经反射引起呼吸道腺体分泌，使痰液稀释，易于咳出。常作为复方制剂应用，如喷托维林氯化铵糖浆、复方贝母氯化铵片等，用于患有呼吸道炎症时黏痰不易咳出的患者。因本药可酸化体液，可用于治疗代谢性碱中毒。可引起恶心、呕吐，过量或长期使用可引起低钾血症和酸中毒。

2. 痰液溶解药

本类药物可分解黏痰中的糖胺聚糖和黏蛋白，降低痰液黏稠性，从而使痰液易于排出。常用药物有溴己新、乙酰半胱氨酸、氨溴索等。

溴己新

溴己新可直接作用于支气管腺体，促进黏液分泌细胞分泌溶酶体酶，从而裂解痰液中的糖胺聚糖，降低痰液的黏稠度，促进痰液稀释，使痰液易于咳出。此外，还有恶心性祛痰的作用。本药可口服、雾化、静脉给药，口服后 1 小时起效，3～5 小时血药浓度达到高峰，维持 6～8 小时，临床常用于支气管炎、肺气肿、慢性肺部炎症、支气管扩张等有白色黏痰不易咳出者。不良反应偶见恶心、胃部不适及转氨酶升高，消化性溃疡、肝功能不全患者慎用。

乙酰半胱氨酸

乙酰半胱氨酸可使黏痰中的二硫键断裂从而降低痰的黏滞度，使痰易于咳出。常用于因大量黏痰阻塞气道而呼吸困难的紧急情况或因手术而咳痰困难者，气管滴入或注入给药；非紧急情况的痰液黏稠、咳痰困难者，可采用口服或雾化吸入给药。本药有特殊的蒜臭味，可引起恶心、呕吐，对呼吸道有刺激，可引起呛咳、支气管痉挛，合并使用异丙肾上腺素可防止支气管痉挛。支气管哮喘、肺功能不全的老年人慎用；不可与青霉素类、头孢菌素类、四环素类抗生素合用，以免降低上述抗生素的抗菌活性。

氨溴索

氨溴索为溴己新在体内的活性代谢产物，祛痰作用强于溴己新，不良反应比溴己新轻，目前是临床常用的祛痰药。能促使呼吸道表面活性物质的形成，调节浆液性与黏液性物质的分泌，增加中性黏多糖分泌，减少酸性糖胺聚糖合成，使黏蛋白纤维断裂，从而降低痰液黏稠度，进一步使痰容易咳出，且减轻咳嗽。用于治疗痰液黏稠、不易咳出的患者，如急慢性支气管炎、支气管哮喘、肺结核等引起的痰液黏稠症状，手术前后肺部并发症的治疗。不良反应较少，仅少数患者出现轻微的胃肠道反应如胃部不适、胃痛、腹泻等，偶见过敏反应，对本药过敏者禁用，妊娠期及哺乳期妇女慎用。

3. 黏液调节药

本类药物可使黏液中蛋白质的双硫键断裂，从而使痰液黏滞度降低，有利于痰液的排出，常用药物有羧甲司坦、厄多司坦。

羧甲司坦

羧甲司坦主要通过调节支气管腺体分泌，增加低黏度的唾液黏蛋白的分泌，减少高黏度的岩藻黏蛋白合成，使痰液的黏度降低，促进痰液排出。本药起效快，服用 4 小时后有明显疗效。适用于各种呼吸道疾病所致的痰液黏稠而不易咳出者，也可用于手术后咳痰困难者。不良反应偶有头晕、恶心、胃部不适、腹泻及胃肠道出血。消化性溃疡患者慎用。

◁ 能力训练

患者，男，25 岁，有哮喘病史，最近入住刚装修完的房子后出现反复发作性喘息，伴有轻度咳嗽、胸闷。经医生诊断为支气管哮喘，给予倍氯米松、氨茶碱、溴己新治疗。

请问：1. 雾化吸入倍氯米松为什么可以控制病情？

2. 三种药物联合使用的优势是什么？

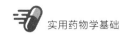

项目二　消化系统药应用

知识目标

掌握奥美拉唑、西咪替丁、枸橼酸铋钾、多潘立酮的药理作用、临床应用及不良反应。熟悉其他抗消化性溃疡药的特点、分类及合理应用原则。了解其他消化系统药物作用特点。

能力目标

能够根据患者疾病及药物特点，分析处方的合理性；能够正确介绍消化系统药物，为患者提供基础的安全用药指导和健康宣教。

素质目标

养成合理用药、安全用药的职业素养，强化在职业活动中遵循行为规范、履行道德责任及义务的意识，培养严谨的工作作风。

案例导入

患者，男，58 岁，经常出现胃部灼烧感，自行服用氢氧化铝凝胶后症状明显减轻，随后出现便秘。经邻居推荐服用氢氧化镁，胃部烧灼感得以缓解，但出现腹泻。

问题：1. 氢氧化铝与氢氧化镁有何作用？为什么一个导致便秘，另一个导致腹泻？

2. 应用何种药物可以减轻上述不良反应？

3. 用药期间有何注意事项？

消化系统药物包括抗消化性溃疡药、助消化药、促胃肠动力药、泻药和止吐药等。本类药物主要通过影响消化液的分泌和调节胃肠功能而发挥疗效。

一、抗消化性溃疡药

消化性溃疡（PU）是主要发生在胃和十二指肠球部的慢性疾病，即胃溃疡（GU）和十二指肠溃疡（DU），因溃疡的形成与胃酸和胃蛋白酶的消化作用有关而得名。本疾病病情具有自然缓解和反复发作的特点，是消化道的常见病。临床以十二指肠溃疡为较多见，好发于青年人群。不同患者消化性溃疡的病因和发病机制各异。

消化性溃疡是由胃液的消化作用而引起的黏膜损伤。主要发生在胃幽门及十二指肠处，其溃疡的发生与攻击因子加强和防御因子削弱有关，攻击因子有胃酸、胃蛋白酶、幽门螺杆菌等；防御因子有黏液、HCO_3^- 的分泌、黏膜屏障、胃黏膜血流等。由于胃酸分泌过多，黏膜的抵抗力下降，超过了胃分泌的黏液对胃的保护能力，导致胃黏膜损伤，进而形成溃疡。

抗消化性溃疡药主要是通过抑制攻击因子和增强防御因子而发挥作用，最终减轻溃疡的症状、促进溃疡愈合、防止复发和减少并发症。根据作用机制，目前治疗消化性溃疡的药物主要分为：抗酸药、抑制胃酸分泌药、胃黏膜保护药和抗幽门螺杆菌药。

1. 抗酸药

本类药物均为弱碱性无机化合物，口服后直接通过中和胃酸发挥作用，减轻胃酸对溃疡面的刺激和腐蚀，并能降低胃蛋白酶的活性，还可缓解疼痛，有利于溃疡面的愈合。但只能缓解症状，不能减少胃酸分泌，且这些药物通常给药剂量大，会引起不适，已经逐渐被抑制胃酸分泌药取代。抗酸药主要包括氢氧化铝、碳酸钙、氢氧化镁、三硅酸镁、碳酸氢钠等。常用抗酸药作用特点见表 5-4。

表 5-4　常用抗酸药作用特点

药物	作用特点
氢氧化镁	中和胃酸作用快而强，可引起腹泻，小部分 Mg^{2+} 可被吸收，肾功能不全者慎用
氢氧化铝	抗酸作用起效慢，作用较强而持久，具有收敛、止血和溃疡面保护作用。可引起便秘，与三硅酸镁合用可减轻
三硅酸镁	抗酸作用弱，起效慢，但作用持久。对溃疡面有保护作用。可有轻度导泻作用，与氢氧化铝合用可减轻
碳酸氢钠	抗酸作用强、快而短，产生大量 CO_2，可引起腹胀、嗳气，严重者可引起胃肠穿孔。常与其他药物配伍使用

理想的抗酸药应作用迅速持久、不吸收、不产气、不引起腹泻或便秘，对黏膜及溃疡面有保护收敛作用。单一药物很难达到这些要求，故常用复方制剂，既可增加疗效，又可减少不良反应。

 知识拓展

复方氢氧化铝片

本药属于复方抗酸药，主要成分有氢氧化铝（245mg/片）、三硅酸镁（105mg/片）和颠茄流浸膏（2.6mg/片），成分之间可取长补短，既能中和胃酸，又能在胃液中形成凝胶，保护溃疡面及解除胃肠平滑肌痉挛，并且可避免便秘和轻度腹泻等不良反应。本药作用较强，起效快，药效持续时间长。于饭前半小时或胃痛发作时嚼碎后服用，可用于缓解胃酸过多引起的胃痛、烧心、反酸等症状。

2. 抑制胃酸分泌药

抑制胃酸分泌的药物通过作用于胃壁细胞的不同受体而抑制胃酸分泌，根据药物作用部位不同，可分为以下四类：H_2 受体阻断药、质子泵抑制药、M_1 受体阻断药、胃泌素受体阻断药。临床常用的抑制胃酸分泌药主要是质子泵抑制药和 H_2 受体阻断药。

（1）**H_2 受体阻断药**　H_2 受体阻断药抑制胃酸分泌的作用仅次于质子泵抑制药，主要通过选择性阻断胃壁细胞 H_2 受体，减少胃酸分泌。常用药物有第一代的西咪替丁、第二代的雷尼替丁和第三代的法莫替丁、尼扎替丁和罗沙替丁等。

西咪替丁

【化学名】 1-甲基-2-氰基-3-[2-[[（5-甲基咪唑-4-基)甲基]硫代]乙基]胍。

【性状】 本品为白色或类白色结晶性粉末；几乎无臭。本品在甲醇中易溶，在乙醇中溶解，在异丙醇中略溶，在水中微溶，在稀盐酸中易溶。

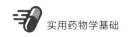

【药理作用】 本药高度选择性阻断 H_2 受体，除了抑制组胺引起的胃酸分泌外，对进食、五肽胃泌素、胰岛素、咖啡因和 M 受体激动药等物质引起的胃酸分泌也有抑制作用，同时还可促进胃黏液分泌，有利于溃疡的愈合。

【临床应用】 主要用于治疗消化性溃疡、反流性食管炎、上消化道出血等，对十二指肠溃疡疗效优于胃溃疡。较大剂量可用于卓-艾综合征（胃泌素瘤）的治疗，延长用药时间可减少复发。

【不良反应】 不良反应较多，但均较轻。主要有头痛、失眠、乏力、腹泻、便秘、皮疹、皮肤干燥、脱发等，部分患者出现中枢神经系统反应如焦虑、幻觉、定向障碍。长期大量应用，偶见氨基转移酶升高、严重肝损害。对内分泌系统有抗雄激素、促进催乳素分泌作用，出现男性乳腺发育、女性溢乳等反应，停药后可消失。

【注意事项】 本药为肝药酶抑制剂，可抑制地西泮、普萘洛尔、苯妥英钠、吲哚美辛等药物代谢，合用时应减少剂量。胰腺炎患者，妊娠期及哺乳期妇女禁用。

雷尼替丁

本药对 H_2 受体的选择性较西咪替丁高，其抑制胃酸分泌作用较西咪替丁强 4～10 倍，具有速效、高效、长效等特点。临床应用与西咪替丁相似，对胃及十二指肠溃疡的远期疗效较高且复发率较低。治疗剂量不引起中枢神经系统和内分泌紊乱，8 岁以下儿童禁用，妊娠期及哺乳期妇女禁用。

法莫替丁

本药抑制胃酸分泌作用较西咪替丁强 40～50 倍，比雷尼替丁强 7～10 倍。显效快，作用持续时间可达 12h 以上。临床应用与西咪替丁相似。不良反应少，不抑制肝药酶，无抗雄激素作用，也不影响催乳素水平。肝肾功能不全者，妊娠期、哺乳期女性及 8 岁以下儿童慎用。

（2）质子泵抑制药 质子泵抑制药（PPI）是目前作用最强、应用最广的抑制胃酸分泌药物。本类药物通过不可逆地与 H^+-K^+-ATP 酶共价结合，使酶失去活性，从而抑制胃酸的分泌，同时可抑制胃蛋白酶的分泌，保护胃黏膜。

奥美拉唑

【化学名】 5-甲氧基-2-[[(4-甲氧基-3,5-二甲基-2-吡啶基)甲基]亚硫酰基]-1H-苯并咪唑。

【性状】 本品为白色或类白色结晶性粉末；无臭；遇光易变色。在二氯甲烷中易溶，在甲醇或乙醇中略溶，在丙酮中微溶，在水中不溶；在 0.1mol/L 氢氧化钠溶液中溶解。

【药理作用】 本药为第一代首个上市的质子泵抑制药，抑制胃酸分泌作用强且迅速，对基础胃酸分泌和由组胺、胃泌素、进食等刺激引起的胃酸分泌都有抑制作用，静脉给药起效快，持续给药可维持胃内无酸状态，同时还可增加胃黏膜血流量和抗幽门螺杆菌的作用，有利于溃疡愈合且降低溃疡发病率。

【临床应用】

① 治疗消化性溃疡：可迅速缓解疼痛，促进溃疡愈合，但停药后仍会复发，与抗幽门螺杆菌药物合用可根治。

② 治疗胃食管反流病：通过抑制胃酸分泌，减轻疼痛，促进破损的食管黏膜愈合，疗效优于其他抑制胃酸分泌药物。

③ 治疗上消化道出血：静脉给予奥美拉唑可维持胃内 pH 中性水平，临床用于各种原因引起的上消化道出血或预防内镜止血后再出血。

④ 抗幽门螺杆菌：本药与阿莫西林、克拉霉素等抗生素合用，降低胃内酸度，减少抗生素降解，产生协同抗菌作用。

【不良反应】　本药耐受性好，不良反应较轻，少数患者出现恶心、腹胀、腹泻等胃肠道症状和头痛、头昏、嗜睡等神经系统症状。部分可见口干、肌肉关节痛、外周神经炎、皮疹等反应，可自动消失，与剂量无关。长期应用可持续抑制胃酸分泌，导致胃内细菌过度滋生和亚硝酸物质增多。酸性环境有利于本药活化，故不宜与抗酸药同服。

【注意事项】　本药可抑制肝药酶活性，使苯妥英钠、地西泮等代谢减慢，合用时应注意调整剂量；长期应用可持续抑制胃酸分泌，导致胃内细菌过度滋生和亚硝酸物质增多，可诱发胃泌素瘤，应定期检查。酸性环境有利于本药活化，故不宜与抗酸药同服。

兰索拉唑

本药为第二代质子泵抑制药，作用机制与奥美拉唑相似，起效更快，抑制胃酸分泌与抗幽门螺杆菌作用均优于奥美拉唑，临床应用及不良反应与奥美拉唑相似。

第三代质子泵抑制药有泮托拉唑、雷贝拉唑等，抑制胃酸分泌作用和缓解症状、促进胃黏膜愈合的疗效均优于前两代药物，尚未发现与其他药物间的相互作用，且不良反应轻微，耐受性良好。

3. 胃黏膜保护药

胃黏膜保护药具有增强胃黏膜细胞屏障或黏液-碳酸氢盐屏障功能和加速溃疡愈合的作用，临床可用于治疗胃炎和消化性溃疡及功能性消化不良等疾病。根据作用机制可分为：前列腺素及衍生物，如米索前列醇；胶体铋剂，如枸橼酸铋钾；其他胃黏膜保护药，如硫糖铝。

米索前列醇

米索前列醇能抑制胃酸及胃蛋白酶分泌，增加胃黏膜血流量，促进胃黏膜和十二指肠黏膜受损上皮细胞的重建和增殖。临床主要用于预防和治疗非甾体抗炎药（NSAID）所致胃十二指肠黏膜损伤，对十二指肠溃疡的疗效略低于西咪替丁。不良反应轻微、短暂，主要为腹部痉挛性疼痛和腹泻。孕妇禁用。

枸橼酸铋钾（CBS）

枸橼酸铋钾可在胃液中形成氧化铋胶体，覆盖溃疡表面，形成保护膜，同时抑制胃蛋白酶活性、黏液和碳酸氢盐分泌、幽门螺杆菌生长。主要治疗消化性溃疡、糜烂性胃炎、功能性消化不良等。可与抗酸药合用根除幽门螺杆菌，复发率低。用药期间可使口腔、舌及大便呈黑色，口中有氨味，偶见恶心、腹泻、便秘等症状，停药后可消失。肾功能不全者和妊娠期妇女禁用。

硫糖铝

硫糖铝在酸性环境下可聚合成不溶性胶状物质，覆盖于溃疡表面，保护胃黏膜，同时抑制胃蛋白酶活性，抑制幽门螺杆菌生长繁殖。临床用于治疗消化性溃疡、反流性食管炎、慢性糜烂性胃炎等。长期用药可导致便秘，偶见恶心、胃部不适、腹泻、皮疹、瘙痒及头晕。

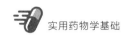

本药不能与碱性药物合用，习惯性便秘、肝肾功能不全者慎用。建议餐前 1h 空腹服用。

4. 抗幽门螺杆菌药

幽门螺杆菌属于革兰氏阴性杆菌，在胃、十二指肠的黏液层寄生，能分解黏液，减弱黏膜的屏障保护作用，是公认的消化性溃疡、慢性胃炎发生的主要原因之一。

目前临床常用于抗幽门螺杆菌的药物有两大类：①抗菌药，如阿莫西林、克拉霉素、甲硝唑、呋喃唑酮、氨苄西林、罗红霉素、四环素、庆大霉素等；②抗消化性抗溃疡药，如含铋制剂、质子泵抑制药和硫糖铝等。

单一用药很难清除幽门螺杆菌且易产生耐药性，故临床上常采用多种药物联合应用方案：①三联疗法，如质子泵抑制药＋2 种抗菌药、铋剂＋2 种抗菌药（搭配方案：质子泵抑制药＋阿莫西林/克拉霉素＋甲硝唑、枸橼酸铋钾＋阿莫西林/克拉霉素）；②四联疗法，如质子泵抑制药＋铋剂＋2 种抗菌药（搭配方案：质子泵抑制药＋枸橼酸铋钾＋阿莫西林＋甲硝唑等）。疗程一般为 10～14 日。

二、促胃肠动力药和止吐药

1. 促胃肠动力药

胃肠运动受神经、体液和胃肠神经系统的综合调节，有高度的节律性和协调性，如调控失常，可出现胃肠功能紊乱，表现为亢进或低下，导致多种消化道症状。促胃肠动力药能直接或间接激动胃肠道平滑肌，协调胃肠运输，促进胃肠蠕动和收缩。临床常采用对症治疗，常用药物有多潘立酮、甲氧氯普胺、西沙必利和莫沙必利等。

多潘立酮

【化学名】 5-氯-1-[1-[3-(2,3-二氢-2-氧代-1H-苯并咪唑-1-基)丙基]-4-哌啶基]-1,3-二氢-2H-苯并咪唑-2-酮。

【性状】 本品为白色或类白色结晶性粉末；无臭。在甲醇中极微溶解，在水中几乎不溶；在冰醋酸中易溶。

【药理作用】 本药选择性阻断外周多巴胺受体，增强食管蠕动和食管下部括约肌的张力，防止胃-食管反流；促进胃及肠道上部蠕动，促进胃排空。具有促胃肠动力和高效止吐作用。

【临床应用】 用于治疗功能性消化不良、糖尿病性胃轻瘫、反流性食管炎、胃炎、胃下垂，还可用于治疗抗肿瘤时化疗或放疗引起的呕吐。

【不良反应】 本药不良反应较少，偶见轻度腹痛、腹泻、口干、皮疹、头痛，可见女性泌乳和男性乳房胀痛，停药后可自行恢复，无锥体外系副作用。

【注意事项】 妊娠期女性禁用，婴幼儿慎用。

甲氧氯普胺

本药为中枢和外周多巴胺受体阻断药，产生强大的中枢性镇吐作用，可用于胃肠功能失调所致的呕吐，对放疗、术后及药物引起的呕吐也有效；增强从食管至近端小肠平滑肌运动，加速胃排空，可用于治疗慢性功能性消化不良引起的胃肠运动障碍。常见不良反应有头晕、腹泻、困倦；大剂量长期应用可引起锥体外系反应，表现为帕金森综合征；还可导致泌乳及月经紊乱。因其可透过胎盘屏障，妊娠期妇女慎用。

西沙必利

本药是第三代促胃肠动力代表药物，为5-羟色胺4型（5-HT₄）受体激动药，其作用是甲氧氯普胺的10～100倍。能促进胆碱能神经末梢释放乙酰胆碱，增强食管、胃、小肠直至结肠平滑肌运动，加快胃和十二指肠排空。临床用于治疗胃食管反流、慢性功能性消化不良、非溃疡性消化不良、胃轻瘫及便秘等。不良反应较少，有腹痛、腹泻，偶见恶心、呕吐、头晕、头痛及过敏反应。大剂量应用可引起心律失常。妊娠期妇女及心律失常、胃肠出血或穿孔患者禁用，肝肾功能不全者慎用。

2. 止吐药

呕吐是一种复杂的反射活动，由内脏及前庭功能紊乱、药物、放疗等刺激延髓化学催吐感受区引起。常用药物有：①H₁受体阻断药，如苯海拉明和异丙嗪等，用于预防和治疗晕动病、梅尼埃病；②M受体阻断药，如东莨菪碱和苯海索等，用于抗晕动病，预防恶心、呕吐；③多巴胺受体阻断药，如氯丙嗪、甲氧氯普胺和多潘立酮等，用于控制某些化疗药物引起的恶心、呕吐；④5-HT₃受体阻断药，如昂丹司琼、格拉司琼和多拉司琼等，用于治疗化疗药引起的恶心和呕吐。

三、助消化药

助消化药多为消化液中的成分或促进消化液分泌的药物，多为复方药，主要用于治疗消化道分泌功能减弱或消化不良等。常用的助消化药见表5-5。

表5-5　常用的助消化药

药物	来源	药理作用与临床应用	注意事项
稀盐酸	10%盐酸溶液	增加胃酸酸度,提高胃蛋白酶活性,用于胃酸缺乏症	饭前或水稀释后服用,减轻对胃黏膜的刺激
胃蛋白酶	猪、牛、羊等的胃黏膜	分解蛋白质,水解多肽,用于胃蛋白酶缺乏症、消化不良及消化功能减退	遇碱失效,常与稀盐酸合用
胰酶	猪、牛、羊的胰腺	消化脂肪、蛋白质及淀粉,用于胰液分泌不足引起的消化障碍	多用肠溶片,可致口腔黏膜溃疡,故不能嚼服
乳酶生	活性乳酸杆菌的干燥剂	分解糖类,产生乳酸,抑制肠内腐败菌,减少发酵和产气,用于消化不良、腹胀及小儿消化不良性腹泻	不宜与抗酸药、抑酸药合用,送服水温低于40℃
干酵母	麦酒酵母的干燥菌体	富含B族维生素,用于营养不良、食欲不振、消化不良和B族维生素缺乏症	宜嚼服,剂量过大可引起腹泻

◁ 能力训练

患者，女，36岁，上腹部疼痛2余年，时轻时重，无明显诱因，近10天加重，伴有烧心，饥饿时疼痛加剧，饭后缓解，常夜间疼醒。诊断为消化性溃疡。针对此患者的临床诊断，可选用哪些药物进行治疗？请完成以下任务：

1. 依据医生诊断制订合理用药治疗方案。
2. 详细介绍治疗方案中药物的选择原因及用法。

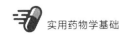 实用药物学基础

项目三　抗组胺药应用

知识目标

掌握 H_1 受体阻断药的药理作用、临床应用、不良反应及注意事项。熟悉药物分类、作用机制及合理应用原则。了解其他抗组胺药物的作用特点及临床应用。

能力目标

能够根据患者疾病及药物特点，分析处方的合理性；能够正确介绍抗组胺药物，为患者提供安全用药指导和健康宣教。

素质目标

养成合理用药、关注用药风险与疗效意识，严格遵循职业行为规范、履行道德责任与义务的自觉性，在工作中展现人文关怀。

> **案例导入**
>
> 　　患者，女，20岁，大学生。暑假去海边度假，进食大量海鲜20min后，感觉全身瘙痒，皮肤出现团样斑丘疹，伴有头晕、恶心、胸闷，前往医院就诊。诊断为急性荨麻疹，给予氯雷他定10mg，每日1次，口服；葡萄糖酸钙注射液（10ml：1g），加入5%葡萄糖注射液，1次/d，静脉滴注。
>
> 　　问题：1. 患者为何出现急性荨麻疹？
>
> 　　2. 氯雷他定属于哪类药物？治疗方案中各药物选择的依据是什么？
>
> 　　3. 治疗期间有哪些注意事项？

一、概述

组胺由组氨酸脱羧产生，广泛分布于体内各组织中，属自体活性物质。其中以与外界接触的肺、皮肤和胃肠黏膜中含量为最高。正常情况下，组胺以无活性的结合状态存在于肥大细胞和嗜碱性粒细胞的颗粒中。当组织损伤、炎症、神经刺激、某些药物或一些抗原与抗体反应时，这些肥大细胞脱颗粒，释放到细胞外的组胺与靶细胞上的组胺受体结合，产生相应的生物学效应。目前发现的组胺受体有 H_1、H_2 和 H_3 三种亚型，各型分布、效应及阻断药见表5-6。

表5-6　各亚型组胺受体的分布、效应和阻断药

受体亚型	分布	效应	阻断药
H_1	支气管、胃肠道、子宫等平滑肌	收缩	苯海拉明、异丙嗪、氯苯那敏
	皮肤血管、毛细血管	扩张、通透性增加	
	心房肌	收缩增强	
	房室结	传导减慢	
	中枢神经末梢	觉醒反应	

续表

受体亚型	分布	效应	阻断药
H₂	胃壁细胞	分泌增加	西咪替丁、雷尼替丁、法莫替丁
	血管	扩张	
	心室肌	收缩增强	
	窦房结	心率加快	
H₃	中枢与外周神经末梢	负反馈性调节组胺合成与释放	实验研究用药

抗组胺药可通过竞争性阻断组胺与受体结合，产生与组胺相反的作用，临床上常用 H_1 和 H_2 受体阻断药。H_2 受体阻断药已在本模块项目二中介绍，本项目仅讨论 H_1 受体阻断药。

二、 H_1 受体阻断药

目前临床上使用的 H_1 受体阻断药有三代。第一代药物如苯海拉明、异丙嗪、氯苯那敏等，对中枢神经系统活性强、受体特异性差，故引起明显的镇静和抗胆碱作用，表现出困倦、耐药、作用时间短、口鼻眼干的缺点。为克服这些不足，开发出的第二代药物如西替利嗪、美喹他嗪、氯雷

H_1 受体阻断药

他定等，大多长效，无嗜睡作用，对喷嚏、清涕和鼻痒效果好，而对鼻塞效果较差。第三代药物非索非那定、地氯雷他定、左西替利嗪等。在抗组胺作用上更为强效且持久，同时进一步减少了嗜睡等副作用的发生。常用 H_1 受体阻断药的比较见表 5-7。

表 5-7　常用 H_1 受体阻断药的比较

药物	持续时间/h	镇静催眠	防晕止吐	主要用途
第一代				
苯海拉明	4～6	+++	++	皮肤黏膜过敏、晕动病
异丙嗪	4～6	+++	++	皮肤黏膜过敏、晕动病
氯苯那敏	4～8	+	+	皮肤黏膜过敏
第二代				
西替利嗪	12～24	—	—	皮肤黏膜过敏
氯雷他定	24	—	—	皮肤黏膜过敏
第三代				
非索非那定	18～24	—	—	皮肤黏膜过敏
地氯雷他定	24	—	—	皮肤黏膜过敏
左西替利嗪	24	—	—	皮肤黏膜过敏

注：+++表示强效；++表示中效；+表示弱效；—表示无效。

【药理作用】

(1) **抗 H_1 受体作用**　能竞争性阻断 H_1 受体，对抗组胺，收缩胃肠道、支气管平滑肌；收缩小血管，降低毛细血管通透性。

(2) **中枢抑制作用**　第一代 H_1 受体阻断药多数易通过血脑屏障进入脑内，抑制中枢神经系统，产生镇静、嗜睡作用，作用强度因个体敏感性和药物品种而异，其中异丙嗪、苯海拉明作用最强。第二、三代 H_1 受体阻断药因不易透过血脑屏障，几乎无中枢抑制作用。

(3) **抗胆碱作用**　中枢抗胆碱作用可产生防晕和止吐效应。第一代 H_1 受体阻断药大多数具有抗胆碱作用，第二代 H_1 受体阻断药无明显抗胆碱作用。外周抗胆碱作用可引起阿托品样作用，引起口干、便秘、尿潴留、视物模糊、眼压增高等症状。

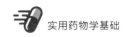
（4）**其他作用**　第三代 H_1 受体阻断药还有抑制嗜酸细胞聚集浸润和抑制肥大细胞脱颗粒反应等抗变态反应机制。较大剂量的苯海拉明、异丙嗪等可产生局部麻醉作用和奎尼丁样作用。赛庚啶还具有抗 5-HT 作用。

【临床应用】

（1）**缓解皮肤黏膜变态反应性疾病**　包括：①对荨麻疹、花粉症和过敏性鼻炎等 I 型超敏反应疗效明显，可作为首选药物；②对于慢性过敏性荨麻疹，与 H_2 受体阻断药合用效果较好；③对昆虫咬伤引起的皮肤瘙痒和水肿有疗效；④对药疹和接触性皮炎引起的皮肤瘙痒有止痒效果，但对已经造成的皮肤损伤无效。治疗皮肤黏膜变态反应性疾病常选用无中枢抑制作用或中枢作用弱的药物。

（2）**防晕止吐**　苯海拉明和异丙嗪对晕动病、妊娠呕吐和放射病呕吐等有止吐作用。预防晕动病常选用茶苯海明片，其为苯海拉明与氨茶碱形成的复盐，一般应在乘车船前 15～30min 用药。

（3）**治疗失眠症**　预防皮肤黏膜变态反应性疾病引起的焦虑性失眠，可选用中枢抑制作用较强的苯海拉明、异丙嗪等。

（4）**用于人工冬眠**　异丙嗪与哌替啶、氯丙嗪组成人工冬眠合剂，用于减轻机体的过度应激反应。

抗组胺药已成为临床最常用的药物之一。总体来说，对急性变态反应的疗效比慢性变态反应更佳，发病早期用抗组胺药的疗效比长期反复使用更佳。对过敏性疾病的疗效有高有低，其中对某些皮肤病、麻醉前给药、晕动病疗效较好。

【不良反应】

（1）**中枢抑制**　第一代 H_1 受体阻断药常见嗜睡、头晕、乏力、反应迟钝、注意力不集中、共济失调等中枢抑制现象。第二代 H_1 受体阻断药多数无中枢抑制作用。

（2）**胃肠道反应**　可引起恶心、呕吐、腹泻、腹痛、食欲减退等反应，饭后服用可减轻。

（3）**其他**　少数患者有兴奋失眠、烦躁不安等症状。多数药物具有抗胆碱作用，可引起眼压升高、视物模糊、便秘、尿潴留等。阿司咪唑和特非那定过量可引起心律失常。

【注意事项】　服药期间应避免驾驶车、船和高空作业。青光眼、幽门梗阻、尿潴留患者，孕妇及哺乳期妇女禁用。

 知识拓展

变态反应性疾病

变态反应性疾病又称过敏性疾病，是由一种或多种变应原（过敏原）介导的 I 型超敏反应。常见的变态反应性疾病包括变应性鼻炎（过敏性鼻炎）、过敏性哮喘、过敏性皮炎及过敏性结膜炎等。引起变态反应性疾病的变应原可分为两类：常年性变应原，主要包括尘螨、霉菌、蟑螂等室内变应原；季节性变应原，主要包括花粉等室外变应原。过敏性疾病可累及全身多系统，变应性鼻炎可累及鼻、眼、口、喉、肺、心等，对多系统、多器官造成损害。变态反应性疾病诊断的重要依据为过敏原检测。日常尽量避免接触过敏原，保持洁净的居室环境，适量锻炼，调节情志，能提高机体免疫力，有效改善过敏体质。

马来酸氯苯那敏（扑尔敏）

【化学名】 2-[对-氯-α-[2-(二甲氨基)乙基]苯基]吡啶马来酸盐。

【性状】 本品为白色结晶性粉末；无臭。在水或乙醇或三氯甲烷中易溶。

【药理作用】 本药抗组胺作用强而持久，对中枢抑制作用轻，嗜睡反应较轻。

【临床应用】 主要用于过敏性鼻炎、皮肤黏膜过敏及药物或食物引起的过敏性疾病。

【不良反应】 主要表现为嗜睡、口渴、多尿、咽喉痛、困倦、虚弱感、心悸、皮肤瘀斑、出血倾向。少数患者出现药疹，个别患者有烦躁、失眠等中枢兴奋症状。

【注意事项】 妊娠期及哺乳期妇女慎用。用药期间不宜驾驶车辆或进行高度集中精力的工作。老年患者使用本品易致头晕、头痛、低血压等，故应慎用。

氯雷他定

氯雷他定片为 H_1 受体阻断药，对外周 H_1 受体有高度的选择性，对中枢 H_1 受体的亲和力弱，可抑制肥大细胞释放白三烯和组胺。该药起效快、作用持久，抗组胺作用比阿司咪唑和特非那定均强，抗变态反应作用较好。主要用于过敏性鼻炎、慢性荨麻疹及其他过敏性瘙痒性皮肤病的治疗。常见不良反应有乏力、头痛、嗜睡、口干、胃肠道不适及皮疹等。罕见不良反应有脱发、过敏反应、肝功能异常、心动过速及心悸等。

能力训练

患者，男，20 岁，全身出现散在红色风团伴瘙痒 3 天，风团大小不等，部分融合成片，反复发生，划痕试验呈阳性，近期有病毒性感冒史。请以小组为单位完成以下内容：

1. 根据病情制订药物治疗方案。
2. 对患者进行合理用药指导。
3. 模拟药师，对患者进行问病荐药。

—— 项目四 血液系统药应用 ——

知识目标

掌握铁剂、维生素 K、肝素的临床应用及不良反应。熟悉叶酸、维生素 B_{12}、香豆素类、氨甲苯酸的作用特点。了解其他血液系统药物的作用特点及临床应用。

能力目标

能够根据患者疾病及药物特点，分析处方的合理性；能够正确介绍血液系统药物，为患者提供基础的安全用药指导和健康宣教。

素质目标

增强为患者服务的意识，养成严谨、负责的职业态度，学会用辩证思维权衡治疗效果与不良反应之间关系。

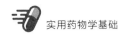

案例导入

患者，女，25 岁。近一年以来出现面色苍白、头晕、乏力、气短，就诊。查体：患者面色萎黄，唇、甲色淡。实验室检查：血红蛋白 96g/L，红细胞呈小细胞低色素性，血清铁＜10.210mol/L，血清白蛋白 60.1g/L。诊断为缺铁性贫血。

问题：1. 请根据病情制订用药方案。

2. 药物使用时应注意哪些问题？

一、抗贫血药

贫血是指人体血液中的红细胞数量或血红蛋白浓度低于正常值的一种病理现象。贫血可引起组织缺氧，出现全身乏力、头晕、目眩、心悸、注意力无法集中、畏寒、面色苍白等症状，严重时可出现水肿和心脏病变。引起贫血的主要原因有造血的营养物质缺乏、慢性失血、红细胞过度破坏和骨髓造血功能障碍等。

根据病因和发病机制不同，分为缺铁性贫血、巨幼红细胞性贫血和再生障碍性贫血。常用抗贫血药包括铁剂、叶酸、维生素 B_{12} 和促红细胞生成素等。

1. 铁剂

临床上常用的铁剂有硫酸亚铁、富马酸亚铁、枸橼酸铁铵和右旋糖酐铁等。

【药理作用】 铁是红细胞成熟阶段合成血红素必不可少的物质。人体内的铁可来源于食物，也可来源于衰老和破坏的红细胞。吸收到体内的铁可进入骨髓的有核红细胞内与原卟啉结合形成血红素，后者再与珠蛋白结合而成为血红蛋白。

【临床应用】 治疗各种缺铁性贫血，对各种原因引起的慢性失血、铁需要量增加而补充不足（如妊娠及哺乳期妇女、儿童生长发育期等）及铁吸收障碍（如慢性胃炎、慢性消化性溃疡、慢性结肠炎与腹泻等）引起的贫血，一般用药 1 周后症状即可改善，10～14 天网织红细胞达到高峰，4～10 周血红蛋白恢复正常。

【不良反应】

(1) 胃肠道反应 口服铁剂可引起恶心、呕吐、腹痛、腹泻，饭后服用可减轻。铁与肠腔中硫化氢结合为硫化铁，使肠蠕动减弱，可出现便秘、黑便。

(2) 过敏反应 注射铁剂可引起局部刺激症状、皮肤潮红、头昏、荨麻疹、发热和关节痛等过敏反应，严重者可发生心悸、胸闷和血压下降。

(3) 中毒症状 长期应用铁剂，过多的铁沉积在组织器官中，引起皮肤色素沉着、肝硬化、心力衰竭等慢性中毒症状。小儿误服铁剂 1g 即可引起急性中毒，表现为恶心、呕吐、坏死性肠炎，甚至休克、昏迷、呼吸困难、死亡。

【注意事项】 急性中毒可用 1％的碳酸盐溶液洗胃及特殊解毒剂去铁胺注入胃内以结合剩余铁进行抢救，并采用抗休克等措施进行治疗。口服铁剂与制酸药、磷酸盐、含鞣酸的药物或食物、西咪替丁等药物合用，会影响铁的吸收。口服铁剂与稀盐酸、维生素 C 合用，有助于铁的吸收。

2. 叶酸和维生素 B_{12}

叶酸

叶酸广泛存在于动、植物性食物中，在动物肝、绿色蔬菜中含量较多，不耐热。人体细胞不能自身合成叶酸，所需叶酸必须直接从食物中摄取，根据体重不同，人体每天最低需要量为 $50\sim100\mu g$，妊娠期及哺乳期妇女需要量增加 1 倍。

【药理作用】 叶酸在体内无活性，被机体吸收后，在体内被还原为二氢叶酸，进一步还原成有活性的四氢叶酸。在维生素 B_{12} 的协助下，四氢叶酸作为一碳单位的传递体，参与氨基酸和核酸的合成。当叶酸缺乏时，DNA 合成障碍，影响红细胞的生长和成熟，引起巨幼红细胞性贫血。消化道黏膜上皮细胞的增殖受到抑制，可出现舌炎、腹泻等症状。

【临床应用】

(1) **治疗巨幼红细胞性贫血** 对于各种原因（如婴儿营养期、妊娠期妇女）叶酸需要量增加而补充不足导致的巨幼红细胞性贫血，治疗时以叶酸为主，辅以维生素 B_{12}，疗效更佳。对甲氨蝶呤、乙胺嘧啶、甲氧苄啶等所致的巨幼红细胞性贫血，应用叶酸无效，需选用亚叶酸钙治疗。

(2) **治疗恶性贫血** 大剂量叶酸治疗可纠正血象，但不能改善神经损害症状。对于维生素 B_{12} 缺乏所致的恶性贫血，治疗时以维生素 B_{12} 为主，叶酸为辅。叶酸对缺铁性贫血无效。

另外，妊娠期妇女使用叶酸可预防新生儿脑神经管病变、兔唇，还能增强免疫功能。

【不良反应】 本药不良反应少，超敏反应罕见。长期使用有些患者可能出现恶心、腹胀等胃肠道反应。大剂量应用，患者可能出现黄色尿。

【注意事项】 口服大剂量叶酸，可以影响微量元素锌的吸收，一般不用维持治疗。

维生素 B_{12}

维生素 B_{12} 是一类含钴的水溶性 B 族维生素，广泛存在于动物内脏、牛奶、蛋黄中。药用维生素 B_{12} 为氰钴胺和羟钴胺。维生素 B_{12} 促进叶酸循环利用，同时参与神经髓鞘脂质的合成，维持有髓神经纤维功能的完整。缺乏时，表现为巨幼红细胞性贫血和神经损害。

本药主要用于治疗恶性贫血，需注射给药，辅以叶酸。亦可与叶酸合用治疗各种巨幼红细胞性贫血。此外，也可用于神经炎、神经萎缩、神经痛等的辅助治疗。不良反应较少，极少数患者可引起超敏反应，甚至过敏性休克，故不宜滥用，不可静脉给药。

3. 促红细胞生成素

促红细胞生成素（EPO）是肾皮质近曲小管管周细胞分泌的一种糖蛋白，现已采用基因工程合成，称为重组人促红细胞生成素（rhEPO）。静脉或皮下注射应用，可刺激红系干细胞增生和成熟，使网织红细胞从骨髓中释放入血。临床可用于慢性肾衰竭所致贫血及再生障碍性贫血，还可用于肿瘤化疗、艾滋病或药物治疗所致的贫血。主要不良反应有血压升高、头痛、注射部位血栓形成及流感样症状。

 知识拓展

贫血的治疗原则

通常情况下，贫血只是一个症状，不是一种单一疾病。因此，需要先确定病因，才能进行有效治疗。除针对原发病进行病因治疗外，急性大量失血患者应及时止血，同时迅速恢复血容量并输红细胞纠正贫血；营养性贫血，可通过补充缺乏的营养物质进行治疗，如缺铁性贫血应补铁及治疗导致缺铁的原发病；巨幼红细胞性贫血应补充叶酸或维生素 B_{12}；再生障碍性贫血是由造血功能障碍引起的红细胞、白细胞和血小板减少，目前难以治疗。

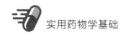

二、促凝血药

促凝血药是一类加速血液凝固或降低毛细血管通透性、促进出血停止的药物，又称止血药。按其作用机制可分为：①促凝血因子生成药，如维生素 K；②抗纤维蛋白溶解药，如氨甲苯酸；③增强血小板功能药，如酚磺乙胺；④作用于血管的促凝血药，如垂体后叶素。

抗凝血药和
促凝血药

维生素 K

维生素 K，又叫凝血维生素，包括维生素 K_1、维生素 K_2、维生素 K_3、维生素 K_4 等，其中维生素 K_1 来自绿叶植物或谷物，维生素 K_2 由肠道细菌合成，维生素 K_3 和维生素 K_4 是通过人工合成的。前两种为脂溶性的维生素，后两种为水溶性的维生素。

【药理作用】 维生素 K 作为羧化酶的辅酶，参与凝血因子 Ⅱ、Ⅶ、Ⅸ、Ⅹ 前体在肝的活化。缺乏时，凝血因子的前体蛋白不能转变为有活性的凝血因子，导致凝血功能障碍。

【临床应用】 维生素 K 具有防止新生婴儿出血疾病、预防内出血及痔疮、减少生理期大量出血、促进血液正常凝固等生理作用，在临床中有一定的应用。

【不良反应】 本类药物不良反应少，维生素 K_3、维生素 K_4 口服易引起恶心、呕吐等胃肠道反应；大剂量可致新生儿及早产儿溶血性贫血、高胆红素血症及黄疸；葡萄糖-6-磷酸脱氢酶缺乏患者可诱发急性溶血性贫血；维生素 K_1 注射过快可引起面部潮红、呼吸困难、虚脱等。

【注意事项】 孕妇及哺乳期妇女避免大量服用，不宜与抗凝血药同时摄入。

氨甲苯酸（止血芳酸）

氨甲苯酸通过抑制纤溶酶原的激活因子，使纤溶酶原不能激活，从而抑制纤维蛋白溶解，产生止血作用。临床用于纤溶系统亢进所致的出血，如肝、肺、前列腺、甲状腺、肾上腺等手术或创伤所致的出血；纤溶药物（链激酶等）过量所致的出血。过量可致血栓形成。有血栓形成倾向或有血栓病史的患者禁用。

三、抗凝血药

抗凝血药是通过影响凝血过程中的某些凝血因子，阻止凝血过程的药物。临床可用于防治血管内栓塞或血栓形成，预防脑卒中或其他血栓性疾病。

1. 体内外抗凝血药

肝素

肝素从肝内发现的并由此而得名。药用制剂主要从猪小肠黏膜或牛肺脏中提取。

【药理作用】 肝素在体内外都有抗凝作用，主要通过激活抗凝血酶Ⅲ，使凝血因子Ⅸ、Ⅹ、Ⅺ、Ⅻ失活而产生抗凝血作用。此外，肝素还有抑制血小板聚集的作用。

【临床应用】

(1) **预防血栓栓塞性疾病** 主要用于心肌梗死、肺栓塞、脑血管栓塞、外周静脉血栓和心血管手术时的栓塞等。

(2) **弥散性血管内凝血（DIC）早期治疗** 应及早应用，改善循环，防止纤维蛋白原和凝血因子耗竭而发生的继发性出血，有利于病情的缓解。

(3) **体外抗凝血** 可用于输血、体外循环、器官移植、心血管手术、心导管检查、血液透析、血样标本体外试验等。

【不良反应】

(1) **出血**　是肝素的主要不良反应。剂量过大可导致各种黏膜出血、关节腔积血及伤口出血等。一旦发生严重出血，应立即停用，并缓慢静脉注射肝素对抗药鱼精蛋白进行解救。

(2) **超敏反应**　偶尔出现超敏反应如荨麻疹、皮疹、哮喘、鼻炎、发热等。

(3) **其他**　长期用药可引起脱发、骨质疏松及自发性骨折，少数患者可出现血小板减少症。

【注意事项】　对肝素过敏、出血性疾病、消化性溃疡、严重高血压、肝肾功能不全患者及妊娠期妇女禁用。

2. 体内抗凝血药

香豆素类

香豆素类口服吸收后可通过拮抗维生素 K 作用发挥抗凝作用，又称口服抗凝药，常用药物有法华林、双香豆素等，其中以华法林最为常用。通过拮抗维生素 K，干扰凝血因子Ⅱ、Ⅶ、Ⅸ、Ⅹ的合成，产生抗凝作用。抗凝作用出现缓慢，但停药后作用可持续 3～4 日。临床用于防治血栓栓塞性疾病。

香豆素类过量易发生皮肤、黏膜及内脏自发性出血。一旦出血，应立即停药并给予维生素 K 静脉注射。服用期间需定期检查凝血指标，控制饮食，避免食用富含维生素 K 的食品，如一些绿叶蔬菜、肉类和奶制品等。有出血倾向、血友病、严重高血压、肝肾功能不全、妊娠女性及术后等禁用。

3. 体外抗凝血药

枸橼酸钠（柠檬酸钠）

枸橼酸钠可与血浆中的 Ca^{2+} 形成难以溶解的络合物，使血液不易凝固，仅在体外有抗凝作用，一般用于供输血用的血液抗凝剂。大量输血或输血速度过快，可引起低钙性抽搐、心力衰竭、血压骤降及出血，应立即静脉注射氯化钙或葡萄糖酸钙解救。

四、抗血小板药

抗血小板药是指具有抑制血小板黏附、聚集和释放，阻止血栓形成，用于防治心脑血管性疾病的药物。常用药物作用特点见表 5-8。

表 5-8　抗血小板药物作用特点

药物	作用机制	临床应用	注意事项
阿司匹林	使环氧合酶失活,减少 TXA_2 生成	血栓栓塞性疾病如急性心梗、一过性脑缺血	小剂量应用
利多格雷	抑制 TXA_2 合成酶,阻断 TXA_2 受体	同阿司匹林	易耐受
双嘧达莫	抑制 PDE,激活 AC,使 cAMP 浓度升高,抑制血小板聚集	防治血栓栓塞性疾病、人工心脏瓣膜置换术后	冠心病患者慎用
氯吡格雷	抑制 ADP 介导的血小板活化,不可逆地抑制血小板黏附和聚集	预防脑卒中、心肌梗死及外周血栓栓塞性疾病的复发	不良反应较少,肝肾功能不全者慎用
水蛭素	抑制凝血酶产生凝血和抗血小板双重作用	预防术后血栓形成	过量无对抗药
阿昔单抗	别名"抗血小板凝聚单克隆抗体",阻断纤维蛋白原与血小板糖蛋白Ⅱb/Ⅲa 受体结合,抑制血小板聚集	不稳定型心绞痛、急性心肌梗死等	肽类,口服无效

注：TXA_2—血栓素 A_2；PDE—磷酸二酯酶；AC—腺苷酸环化酶；cAMP—环磷腺苷；ADP—二磷酸腺苷。

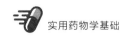

五、纤维蛋白溶解药

纤维蛋白溶解药可使纤维蛋白酶原（纤溶酶原）转变为纤维蛋白酶（纤溶酶），纤溶酶通过降解纤维蛋白和纤维蛋白原而限制血栓增大和溶解血栓。对已形成的血栓有溶解作用，故又称为溶栓药。

常见溶栓药可分为三代：①第一代，如链激酶、尿激酶；②第二代，如组织型纤溶酶原激活剂、阿尼普酶；③第三代，如瑞替普酶、重组葡激酶。常用药物作用特点、临床应用及不良反应见表5-9。

表 5-9　纤维蛋白溶解药作用特点、临床应用及不良反应

药物	作用特点	临床应用	不良反应
链激酶(SK)	与纤溶酶原结合	溶栓	出血、过敏
尿激酶(UK)	无选择性	溶栓，尤其脑栓塞	出血
组织型纤溶酶原激活剂（t-PA）	对纤维蛋白选择性高	溶栓	出血少
阿尼普酶	作用持久，有选择性	溶栓	出血少、过敏
重组葡激酶(r-SAK)	与纤溶酶原结合	溶栓	出血、过敏

◁ 能力训练

患者，女，39岁，月经严重过多十年，且长期服用抗酸药治疗消化性溃疡，近几个月来常感乏力、头昏、上腹痛。查体：面色、甲床苍白，脾大。血常规：红细胞 4.15×10^{12}/L、血红蛋白 90g/L。诊断为缺铁性贫血。请以小组为单位完成以下内容：

1. 详细询问患者病情。
2. 根据病情制订药物治疗方案，并对患者进行合理用药指导。

———— 项目五　利尿药和脱水药应用 ————

◁ 知识目标

掌握呋塞米、氢氯噻嗪、螺内酯、甘露醇的药理作用、临床应用及不良反应。熟悉常用利尿药的作用特点、药物分类及化学结构。了解其他利尿药和脱水药的作用特点。

◁ 能力目标

能够根据患者疾病及利尿药和脱水药的特点，分析处方的合理性；能够正确介绍泌尿系统药物，为患者提供基础的安全用药指导和健康宣教。

◁ 素质目标

强化职业活动中遵循行为规范、道德责任和义务，养成严谨的工作作风和良好的职业素养。

一、利尿药

　　利尿药是一类作用于肾，通过促进电解质和水的排出，增加尿量、消除水肿的药物。其主要用途为治疗水肿和腹水，也用于治疗高血压、慢性心功能不全、肾结石及加速毒物排出等。

1. 利尿药的作用机制

　　尿液的生成主要包括肾小球滤过、肾小管和集合管的重吸收和分泌三个过程。利尿药主要通过影响肾小管和集合管的重吸收与分泌功能而发挥利尿作用。

2. 利尿药的分类

　　按其利尿效能可以将利尿药分为以下三类。

利尿药

　　(1) **高效能利尿药**　主要作用于髓袢升支粗段髓质部，利尿作用强大，如呋塞米、依他尼酸、布美他尼等。

　　(2) **中效能利尿药**　主要作用于髓袢升支粗段皮质部或远曲小管初始段，利尿作用中等，如噻嗪类利尿药。

　　(3) **低效能利尿药**　主要作用于远曲小管末端和集合管，利尿作用较弱，如螺内酯、阿米洛利等。

　　肾小管各段功能及不同效能利尿药的作用部位如图 5-1。

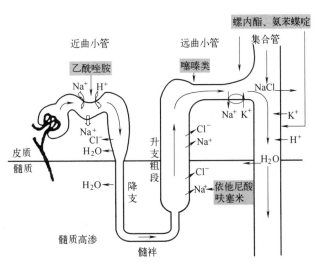

图 5-1　肾小管各段功能及利尿药作用部位

3. 常用利尿药

　　(1) **高效能利尿药**　本类药物主要作用部位在髓袢升支粗段，选择性地抑制 NaCl 的重

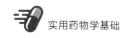

吸收。本类药物对 NaCl 的重吸收具有强大的抑制能力，而且不易导致酸中毒，因此是强效的利尿药。

呋塞米（速尿）

【化学名】 2-[（2-呋喃甲基）氨基]-5-（氨磺酰基）-4-氯苯甲酸。

【性状】 本品为白色或类白色的结晶性粉末；无臭。在丙酮中溶解，在乙醇中略溶，在水中不溶。

【药理作用】

① 利尿作用：抑制髓袢升支粗段 Na^+-K^+-$2Cl^-$ 同向转运系统，减少 NaCl 的重吸收，利尿作用强大而迅速。

② 扩张血管作用：扩张肾血管，增加肾血流量；扩张全身静脉，减少回心血量，减轻左心衰引起的肺淤血。

【临床应用】

① 治疗各种严重水肿：可治疗心、肝、肾性水肿，尤其是应用其他利尿药效果不佳时。也可与其他药物合用治疗急性肺水肿和急性脑水肿，静脉注射后可迅速缓解症状。

② 防治急、慢性肾衰竭：用于各种原因导致的肾脏血流灌注不足，如失水、休克、中毒、麻醉意外及循环功能不全等的预防，及时应用可减小急性肾小管坏死的概率。

③ 促进某些毒物排泄：本药配合静脉输液，可加速毒物随尿排泄。临床常用于经肾排泄药物中毒的抢救，如水杨酸类、巴比妥类、碘化物等药物。

④ 其他：治疗高钾血症、高钙血症、伴有肾衰竭或肺水肿的高血压治疗等。

【不良反应】

① 严重水和电解质紊乱：常为过度利尿所致，表现为低血容量、低血钾、低血钠、低血氯，长期应用还可引起低镁血症。低血钾可增强强心苷对心脏的毒性，对肝硬化患者可能诱发肝性昏迷。

② 耳毒性：表现为耳鸣、听力减退或暂时性耳聋，呈剂量依赖性。大剂量过快静脉注射给药及肾功能减退者尤易发生。与有耳毒性的氨基糖苷类抗生素合用会加重耳毒性。

③ 高尿酸血症：本药抑制尿酸排泄，长期用药时多数患者可出现高尿酸血症。

④ 其他：常见胃肠道反应，甚至可引起胃肠出血。少数患者可出现粒细胞减少、血小板减少、溶血性贫血等。久用可致高血糖、高血脂。

【注意事项】 用药期间必须严格观察，及时补充钾盐或加服保钾利尿药，有助于预防血钾过低和代谢性碱中毒。痛风、糖尿病、高脂血症、严重肝肾功能不全、冠心病患者及妊娠期妇女慎用。

本类药物中布美他尼是目前利尿作用较强的药物，其利尿作用较呋塞米强 40～60 倍，不良反应较轻，但大剂量使用可出现肌肉疼痛和痉挛。依他尼酸的利尿作用较呋塞米弱，胃肠道反应及耳毒性的发生率均高于呋塞米，可引起永久性耳聋，现已少用。

（2）**中效能利尿药** 中效能利尿药包括噻嗪类和非噻嗪类。噻嗪类利尿药是临床广泛应用的一类口服利尿药和降压药。本类药物作用相似，效能相同，但效价强度不同，作用时间不同。常用的噻嗪类利尿药有氢氯噻嗪、氯噻嗪、环戊噻嗪、苄氟噻嗪等，它们的基本结构、作用部位及作用机制相似，仅在作用快慢、维持时间和所需剂量上有所不同，临床以氢氯噻嗪最为常用。非噻嗪类利尿药的利尿作用与噻嗪类相似，有吲达帕胺、氯噻酮等。

氢氯噻嗪

【化学名】 6-氯-3,4-二氢-2H-1,2,4-苯并噻二嗪-7-磺酰胺-1,1-二氧化物。

【性状】 本品为白色结晶性粉末；无臭。

在丙酮中溶解，在乙醇中微溶，在水、三氯甲烷或乙醚中不溶；在氢氧化钠试液中溶解。

【药理作用】

① 利尿作用：通过抑制 Na^+-Cl^- 同向转运载体，减少NaCl、水的重吸收和轻度抑制碳酸酐酶活性，抑制 Na^+-H^+ 交换而发挥利尿作用，作用温和而持久。

② 抗利尿作用：能明显减少尿崩症患者的尿量及口渴症状，主要因排 Na^+ 使血浆渗透压降低而减轻口渴感。

③ 降压作用：用药早期通过利尿、减少血容量而降压。长期用药则通过扩张外周血管而产生降压作用。

【临床应用】

① 水肿：用于治疗各种原因引起的水肿。对轻、中度心源性水肿效果好，可作为首选利尿药；对肾性水肿疗效与肾功能受损程度相关；对肝硬化腹腔积液疗效较差，宜与保钾利尿药合用，以防止低钾血症诱发肝性脑病。

② 高血压：氢氯噻嗪是基础降压药，作用温和，可单独使用或与其他降压药联合应用，主要用于治疗原发性高血压。

③ 尿崩症：主要用于治疗肾性尿崩症及加压素无效的垂体性尿崩症。

【不良反应】

① 电解质紊乱：长期给药可引起低钾血症、低钠血症、低镁血症、低氯碱血症等，其中以低钾血症最为常见，表现为恶心、呕吐、腹胀和肌无力等，用药期间应注意补钾或联合保钾利尿药。

② 高尿酸血症：噻嗪类与尿酸竞争同一分泌机制，抑制尿酸排泄而引起高尿酸血症。

③ 对代谢的影响：长期用药可抑制胰岛素释放和葡萄糖利用，引起血糖升高；还可致血胆固醇、甘油三酯、低密度脂蛋白和极低密度脂蛋白水平升高，高密度脂蛋白降低，有促进动脉粥样硬化的可能；可升高血浆尿素氮而损伤肾功能。

④ 其他：偶见过敏反应、胃肠道反应、粒细胞减少、血小板减少等。

【注意事项】

① 交叉过敏：与磺胺类药物、呋塞米、布美他尼、碳酸酐酶抑制剂有交叉反应。

② 慎用情况：高尿酸血症或有痛风病史、糖尿病、高脂血症、严重肝肾功能减退者、孕妇及哺乳期妇女慎用。

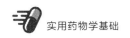

本类药物建议从最小有效剂量开始用药，以减少副作用的发生；可间歇给药，以减少电解质紊乱的发生。吲达帕胺利尿作用较氢氯噻嗪强，排钾作用弱，不影响糖耐量和血脂，是相对安全的中效能利尿药。

（3）**低效能利尿药** 低效能利尿药按作用方式的不同分为两类：保钾利尿药和碳酸酐酶抑制药。保钾利尿药有螺内酯、氨苯蝶啶、阿米洛利等，碳酸酐酶抑制药有乙酰唑胺、双氯非那胺。

螺内酯（安体舒通）

【化学名】 17β-羟基-3-氧代-7α-(乙酰硫基)-17α-孕甾-4-烯-21-羧酸-γ-内酯。

【性状】 本品为白色或类白色的细微结晶性粉末，有轻微硫醇臭。本品在三氯甲烷中极易溶解，在苯或乙酸乙酯中易溶，在乙醇中溶解，在水中不溶。

【药理作用】 本药是人工合成的甾体化合物，与醛固酮有类似的化学结构，有拮抗醛固酮的保钠排钾作用，增加 Na^+ 和水的排出，呈现排钠保钾作用。利尿作用弱，起效缓慢，但作用持久。

【临床应用】 主要与噻嗪类药物合用，治疗醛固酮升高引起的顽固性水肿（如肝硬化、肾病综合征等导致的水肿）、慢性心力衰竭。

【不良反应】

① 电解质紊乱：高钾血症最为常见，表现为嗜睡、乏力、心率减慢及心律失常等。

② 性激素样作用：长期使用可致男性乳房发育，女性出现面部多毛、月经紊乱、乳房触痛及增大患乳腺癌的风险，停药后可恢复。

③ 胃肠道反应：部分患者出现胃肠道反应，如恶心、呕吐、胃痉挛和腹泻，甚至导致胃溃疡。

④ 其他：少数患者可出现头痛、神经错乱、口渴、皮疹及粒细胞减少等。

【注意事项】 用药期间必须密切注意血钾和心电图的变化，严重肾功能不全者禁用。消化性溃疡患者禁用。

氨苯蝶啶和阿米洛利

两者化学结构虽不同，但药理作用相似。均抑制远曲小管和集合管的 Na^+-K^+ 交换，产生排钠、保钾、利尿作用，利尿作用不受醛固酮水平的影响。常与高效能或中效能利尿药合用，治疗肝硬化腹水或其他顽固性水肿，也可用于氢氯噻嗪或螺内酯治疗无效的患者。因能促进尿酸排泄，更适用于痛风患者。

长期大量使用可致高钾血症，偶见头晕、嗜睡、恶心、呕吐、腹泻等不良反应。氨苯蝶啶可抑制二氢叶酸还原酶，干扰叶酸代谢，肝硬化患者服用后易引起巨幼红细胞性贫血。两药服用期间，多数患者出现淡蓝色荧光尿。严重肝肾功能不全、高钾血症倾向者禁用，高血压、充血性心衰、糖尿病及孕妇慎用。

知识拓展

运动员为什么不能服用氢氯噻嗪?

氢氯噻嗪是临床上常用的利尿药和降压药,为什么会成为体育比赛违禁药物?氢氯噻嗪属于兴奋剂吗?其实,氢氯噻嗪不是兴奋剂,运动员服用氢氯噻嗪的目的主要有:①可赛前减轻体重,有些运动,体重很重要,如举重;②服用氢氯噻嗪后可增加尿量,加速体内其他兴奋剂的排泄,以此来造成药检的假阴性结果;③稀释尿液中的违禁药物,从而掩盖运动员体内含有的其他违禁药物。所以,世界反兴奋剂机构(WADA)也将氢氯噻嗪列入禁药名单,为S5类别,赛内赛外都禁止服用。不只是氢氯噻嗪,其他利尿剂如袢利尿药(呋塞米、托拉塞米等)、脱水药如甘露醇等都被列为运动员的禁药。

二、脱水药

脱水药又称渗透性利尿药。本类药物包括甘露醇、山梨醇、高渗葡萄糖、尿素等。渗透性利尿药静脉注射给药后,可以提高血浆渗透压,产生组织脱水作用。临床主要用于治疗脑水肿、青光眼和预防急性肾衰竭。本类药物一般具备如下特点:①易经肾小球滤过;②不易被肾小管重吸收;③在体内不被代谢;④不易从血管透入组织液中;⑤对机体无毒性作用,不引起过敏反应。

甘露醇

【化学名】 D-甘露糖醇。

【性状】 本药为白色结晶或结晶性粉末,易溶于水,临床常用20%的甘露醇高渗溶液静脉注射或静脉滴注。

【药理作用】

(1) **脱水作用** 甘露醇口服后基本不吸收,产生泻下作用。快速静脉注射后可迅速提高血浆渗透压,使组织脱水。对脑和眼作用明显,可降低颅内压及眼内压。

(2) **利尿作用** 静脉给药后,本药通过增加血容量,使肾小球滤过增加,而且几乎不被肾小管重吸收,从而使肾小管中液体渗透压升高,减少 Na^+、H_2O 重吸收,产生渗透性利尿作用。

【临床应用】

(1) **治疗脑水肿及青光眼** 本药是各种原因所致脑水肿(颅内肿瘤、颅脑外伤、缺氧等)的首选药。也可降低眼内压,用于青光眼的急性发作和患者术前降压。

(2) **预防急性肾衰竭** 通过脱水、利尿药增加肾血流量,消除水肿,稀释有毒物质并促进其排出体外,从而预防各种原因导致的肾小管萎缩和坏死。临床可用于急性肾衰竭早期。

【不良反应】 轻微,静脉注射过快可引起一过性头痛、头晕、视物模糊,可能与组织脱

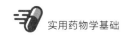

水过快、血容量迅速增加、血压升高有关，此外还有畏寒及注射部位疼痛等不良反应。

【注意事项】 给药应个体化，从最小有效剂量开始使用，以减少电解质紊乱等副作用的发生。慢性心功能不全、活动性颅内出血者禁用。

◁ 能力训练

患者，女，65 岁。主因：双足踝部水肿 10 余天，既往痛风病史 10 年。入院。主要诊断：痛风。医生给予氢氯噻嗪消水肿治疗。治疗 3 天后，患者复查尿酸升高，痛风加重。停用氢氯噻嗪后好转。

请问：1. 用药治疗会为什么会使痛风加重？

2. 何种利尿药可避免痛风加重？

思维导图

模块六

内分泌系统疾病用药

👁 **思政小课堂**

民族自信：人工合成牛胰岛素结晶成功

如今人们对胰岛素并不陌生，但在 20 世纪 50 年代，人工合成蛋白质还是一座少有人能攀登的科学高峰。从 1958 年 12 月我国提出并确立了人工合成胰岛素的项目，我国科研工作者历经 6 年 9 个月的艰辛，终于在 1965 年 9 月成功人工全合成了结晶牛胰岛素，这是世界上第一个人工合成的蛋白质。这项成果不仅开启了人工合成蛋白质的新纪元，也对我国后续的生物大分子研究起到了积极的推动作用，标志着人类在揭示生命本质的征途上实现了里程碑式的飞跃，被誉为我国"前沿研究的典范"。这是新中国科学研究的第一场胜仗，完成了发达国家无法完成的工作，展现了老一辈科学家们锐意进取、追求卓越、敢为人先的民族气概，同时也证明了我国在尖端科研领域能与发达国家比肩，极大增强了民族自信心和自豪感，也正是自此之后，我国生命科学领域人才辈出。

👁 **学前引导**

内分泌系统是人体第二大信息交流系统。它由内分泌腺、组织及细胞组成，通过分泌激素并把激素释放到血液中，对人体生长、发育、运动、代谢、生殖等生命活动进行调节，维持人体内环境稳定。肾上腺皮质分泌的激素称为肾上腺皮质激素，包括糖皮质激素、盐皮质激素和少量性激素，常用的为糖皮质激素。糖皮质激素对糖、蛋白质、脂肪、水、电解质代谢有重要影响。甲状腺分泌的激素为甲状腺激素，对生长、发育和代谢起着重要作用。胰岛 β 细胞分泌的激素为胰岛素，主要参与糖、蛋白质、脂肪代谢的调节。内分泌系统疾病是由内分泌腺或组织发生病变所致，代谢紊乱也可影响内分泌系统的功能。常见的代谢紊乱性疾病有甲状腺功能亢进、糖尿病等。本模块主要介绍糖皮质激素、甲状腺激素、胰岛素及口服降血糖药。

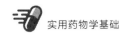

项目一 肾上腺皮质激素类药应用

◀ 知识目标

掌握糖皮质激素类药的作用特点、临床应用、不良反应及注意事项。熟悉氢化可的松、地塞米松的结构、作用特点。了解糖皮质激素类药的生理作用。

◀ 能力目标

能够根据患者疾病及糖皮质激素类药的特点,分析处方的合理性,能解释长期应用糖皮质激素不能突然停药的原因;能够正确介绍糖皮质激素类药,为患者提供用药咨询、用药指导服务。

◀ 素质目标

树立严谨的职业操守,始终将用药安全有效放在首位;培养自主学习习惯,拓宽知识视野。

> **案例导入**
>
> 患者,女,52 岁,患顽固性皮肤疾病,口服地塞米松 0.7mg/次,3 次/d,连续服用 4 年。后因患肺结核,应用异烟肼及链霉素治疗,停用地塞米松一周后,患者突然恶心、呕吐、心率加快,原有皮肤疾病加重。
>
> 问题:1. 地塞米松属于哪类药物?
>
> 2. 为什么连续应用地塞米松后,不能突然停药?

肾上腺位于肾的上方,分为肾上腺皮质和肾上腺髓质。肾上腺皮质激素是肾上腺皮质分泌的激素的总称。肾上腺皮质由外向内依次为球状带、束状带和网状带,分别占肾上腺的15%、50%和 7%。

肾上腺皮质分泌的激素包括三类:①糖皮质激素,由束状带分泌,包括氢化可的松和可的松等,主要影响糖、脂肪和蛋白质代谢;②盐皮质激素,由球状带分泌,包括醛固酮和去氧皮质酮等,主要影响水盐代谢;③性激素,由网状带分泌,包括雄激素和少量雌激素。

常见的肾上腺皮质激素类药包括:①糖皮质激素类药,在临床上常用;②盐皮质激素类药;③促肾上腺皮质激素和皮质激素抑制药。

一、糖皮质激素类药

糖皮质激素类药是临床上常用的肾上腺皮质激素类药。糖皮质激素类药的作用广泛而复杂,作用随剂量不同而有差异。生理剂量下调节糖、脂肪、蛋白质等物质的代谢,对维持水和电解质平衡有重要意义。超生理剂量下可抑制炎症反应和免疫功能,减轻机体对损害因素的过度反应,增强机体的耐受性,从而提高机体的应激能力,有利于机体度过危险期,但高剂量下易出现高血糖、骨质疏松及负氮平衡等多种不良反应。临床上常用的糖皮质激素类药有全身用药氢化可的松、地塞米松、泼尼松等,局部外用药氟轻松、氟氢可的松,吸入用药布地奈德、环索奈德。

【药理作用】

(1) **对代谢的影响** ①糖代谢:可显著升高血糖,主要通过促进糖异生,减慢葡萄糖氧化分解过程，减少机体组织对葡萄糖的利用而实现。②蛋白质代谢：促进蛋白质分解，并抑制蛋白质合成。长期用药可导致生长减慢、肌肉萎缩、皮肤变薄和伤口愈合延缓等现象。③脂肪代谢：促进脂肪分解，减少其合成。长期大剂量使用可导致血浆胆固醇含量升高，激活四肢皮下脂酶，促进皮下脂肪分解，使脂肪重新分布于面部、胸、背及臀部，形成"满月脸、水牛背、向心性肥胖"的特殊体态。④水和电解质代谢：有较弱的盐皮质激素样保钠排钾作用，可导致水钠潴留、血压升高。久用还可增加钙、磷的排泄，导致骨质疏松。

（2）**抗炎作用** 糖皮质激素有强大的抗炎作用，对各种刺激（物理、化学、生物等）所致炎症及炎症的各个阶段都有抑制作用，降低机体对各种致炎因素的反应，提高机体的耐受性。炎症早期减轻毛细血管扩张、渗出、水肿及炎性细胞的浸润、吞噬等反应，缓解红、肿、热、痛等症状，炎症后期抑制毛细血管和成纤维细胞的增生，延缓肉芽组织的生成，防止粘连及瘢痕形成，减轻后遗症。炎症反应是机体的防御性反应，糖皮质激素在抑制炎症、减轻症状的同时，也降低机体的防御功能，阻碍创面愈合。在治疗感染性疾病时，糖皮质激素必须与足量有效的抗菌药物联合应用。

（3）**抗免疫与抗过敏作用** 糖皮质激素对免疫过程的许多环节均有抑制作用。抑制巨噬细胞对抗原的吞噬和处理，干扰淋巴细胞的分裂和增殖，抑制淋巴因子引起的炎症反应；小剂量抑制细胞免疫，大剂量干扰体液免疫。糖皮质激素通过抑制免疫反应引起的肥大细胞脱颗粒，抑制组胺、5-羟色胺等过敏介质的释放，发挥抗过敏作用。

（4）**抗毒素作用** 糖皮质激素不能中和、破坏细菌内毒素，也无对抗细菌外毒素的作用。但能增强机体对细菌内毒素的耐受力，对感染性毒血症既有良好的退热作用，又有明显的缓解昏迷、惊厥、休克等中毒症状的作用。这与糖皮质激素稳定溶酶体膜、减少内生致热原的释放以及抑制下丘脑体温调节中枢对内生致热原的反应有关。

（5）**抗休克作用** 大剂量的糖皮质激素的抗休克作用是其抗炎、抗免疫和抗毒素作用的综合结果，能解除小动脉痉挛，改善微循环，增强心肌收缩力，增加心输出量，对中毒性休克、低血容量性休克和心源性休克都有对抗作用。

（6）**其他作用**

① 血液与造血系统：刺激骨髓造血功能，提高红细胞和血红蛋白含量，大剂量增加血小板含量、提高纤维蛋白浓度；使中性粒细胞数量增多，但降低其功能，减少单核细胞、嗜酸性粒细胞和嗜碱性粒细胞的数量。

② 中枢神经系统：兴奋中枢，出现失眠、欣快、激动等，偶可诱发精神失常和癫痫。大剂量可导致儿童惊厥。

③ 消化系统：促进胃酸和胃蛋白酶的分泌，促进消化，但长期大剂量应用可诱发或加重溃疡。

④ 骨骼：抑制成骨细胞的活力，减少骨胶原的合成，促进胶原和骨基质的分解，使骨盐不易沉着，骨质形成发生障碍，长期大剂量应用可引起骨质疏松，出现腰背痛，甚至引起压缩性骨折、股骨头坏死等。

【临床应用】

（1）**替代疗法** 生理剂量用于急、慢性肾上腺皮质功能减退症，垂体功能减退症及肾上腺次全切除术后。

（2）**治疗严重感染** 主要用于中毒性感染伴休克者，中毒性菌痢、中毒性肺炎、暴发型流行性脑脊髓膜炎、重症伤寒、急性粟粒型结核病、败血症等。糖皮质激素能减轻毒血症

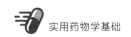

状，帮助患者度过危险期，但本类药物无抗菌作用，用药时会降低机体防御功能，故在治疗严重感染时必须与足量有效的抗菌药物联合使用，否则易导致感染扩散。病毒感染一般不用糖皮质激素，但对于严重的病毒感染，如重症肝炎、流行性乙型脑炎、麻疹、流行性腮腺炎、传染性非典型肺炎等，主张短期大量应用糖皮质激素，以缓解症状，减少并发症。

（3）**治疗某些炎症及防止后遗症**　对某些重要部位的炎症，如结核性脑膜炎、心包炎、视神经炎、视网膜炎、睾丸炎及烧伤后瘢痕挛缩等，早期应用糖皮质激素可防止后遗症及瘢痕的形成。

（4）**治疗自身免疫病、过敏性疾病及器官移植排斥反应**　①自身免疫病：如多发性皮肌炎、系统性红斑狼疮、风湿热、风湿性及类风湿性关节炎、风湿性心肌炎、重症肌无力和肾病综合征等，应用糖皮质激素可缓解症状，但不能根治。②过敏性疾病：如荨麻疹、血清病、支气管哮喘等，应用肾上腺素和抗组胺药治疗，病情严重或治疗无效时，可用糖皮质激素辅助治疗。吸入型糖皮质激素防治支气管哮喘效果较好且安全可靠，副作用少。③器官移植排斥反应：如肾移植、骨髓移植等，防治异体器官移植所致的排斥反应，常与其他免疫抑制药如环孢素合用，减少两药的剂量。

（5）**抗休克**　糖皮质激素可用于治疗各种休克，有助于患者度过危险期。感染性休克用药需与足量有效的抗菌药物合用，必须及早、大剂量、短时间内突击使用；过敏性休克应首选肾上腺素，对病情较重者可合用糖皮质激素；对心源性休克须结合病因治疗。

（6）**治疗血液病**　与其他抗肿瘤药联合治疗儿童急性淋巴细胞性白血病，对急性非淋巴细胞性白血病疗效较差。还可用于再生障碍性贫血、粒细胞减少症、血小板减少症及过敏性紫癜的治疗，但作用不持久，停药后易复发。

（7）**局部外用**　对某些皮肤疾病，如湿疹、接触性皮炎和银屑病等可用氢化可的松、泼尼松龙或氟氢松等软膏、霜剂或洗剂局部外用，对剥脱性皮炎等严重病例仍需全身用药。

【不良反应】　生理剂量作为替代治疗时无明显不良反应，长期大剂量使用引发多种不良反应。

（1）**长期大量用药的不良反应**

① 引发医源性肾上腺皮质功能亢进症（库欣综合征）：长期大剂量使用引起物质代谢紊乱所致，表现为满月脸、水牛背、向心性肥胖、皮肤变薄、肌无力、痤疮、多毛、骨质疏松、低血钾、水肿、高血压、糖尿等症状。

② 诱发或加重感染：长期应用可诱发感染或使体内潜在病灶扩散，特别是原有疾病使免疫力降低患者更易发生，因为糖皮质激素可降低机体免疫力。

③ 诱发或加重消化性溃疡：刺激胃蛋白酶、胃酸分泌，抑制胃黏液分泌，使胃黏膜失去保护和修复能力。

④ 骨质疏松、创伤愈合缓慢：多见于老年人、儿童和绝经期妇女，严重者可引发自发性骨折，与糖皮质激素抑制蛋白质合成、促进蛋白质分解有关。

⑤ 其他：兴奋中枢，引起失眠、欣快，诱发精神失常和癫痫；诱发糖皮质激素性青光眼、白内障、眼色素层发炎、角膜变厚及角膜伤口愈合减慢等。

（2）**停药反应**

① 医源性肾上腺皮质功能不全症：长期大量用药会产生皮质激素负反馈作用，引起肾上腺皮质萎缩和功能不全。骤然停药可出现肾上腺皮质功能不全，如恶心、呕吐、乏力、低血压和休克等，需及时抢救，因此糖皮质激素不能骤然停药。

② 反跳现象：久用骤停或减量过快而使原有疾病加重或复发，出现反跳现象，要重新加大剂量再行治疗，待症状缓解后再缓慢减量至停药。

【注意事项】 用药期间，饮食方面给予低糖、低盐、高蛋白，补充钾盐、维生素 D 和钙等。注意监测血糖、尿糖、血常规、血压、体重、血电解质及粪便隐血试验。不能突然减量或停药。糖皮质激素抗炎不抗菌，免疫抑制功能作用强，在治疗微生物感染时，必须给予有效、足量的抗感染药物，如抗生素等。

抗菌药物不能控制的感染、肾上腺皮质功能亢进、严重的精神病、癫痫、胃肠吻合术、胃溃疡、角膜溃疡、骨折、高血压、糖尿病患者，妊娠早期、孕妇等禁用。

知识拓展

糖皮质激素的前世今生

现在很多人谈"激素"色变，马上联想到肥胖、性早熟等副作用。而我们常在鼻炎、哮喘等疾病治疗中提及的"激素"是指糖皮质激素，它是人体自身分泌的重要激素之一，在临床应用中可以抑制免疫应答、抗炎、抗毒素及抗休克。糖皮质激素的诞生与发展历经了千锤百炼。早在 1855 年，人们就已经开始研究糖皮质激素。1927 年，科学家用狗做实验，证明了肾上腺皮质激素的存在；1935 年，科学家获得了小牛的糖皮质激素结晶；1948 年，糖皮质激素开始应用于临床治疗。其神奇的疗效和伟大的发现震惊了科学界，1950 年，英国药学家因为发现糖皮质激素，并且确定了它在风湿性疾病治疗上的效果而获得了诺贝尔生理学或医学奖，创下诺贝尔奖颁发速度最快的纪录。

氢化可的松

【化学名】 11β、17α、21-三羟基孕甾-4-烯-3,20-二酮。

【性状】 本品为白色或类白色的结晶性粉末；无臭；遇光渐变质。在乙醇或丙酮中略溶，在三氯甲烷中微溶，在乙醚中几乎不溶，在水中不溶。

【药理作用】 具有抗炎、抗毒素、抗过敏、抗休克作用，也有排钾及水钠潴留作用。

【临床应用】 用于肾上腺功能不全所引起的疾病，如风湿热、类风湿性关节炎、痛风、支气管哮喘等；皮肤疾病，如过敏性皮炎、脂溢性皮炎、瘙痒症等，眼部疾病，如膜睫状体炎、巩膜炎、角膜炎、结膜炎等；结核性脑膜炎、胸膜炎、关节炎、腱鞘炎、急慢性损伤、腱鞘劳损等。

【不良反应】【注意事项】 见本项目糖皮质激素概述。

地塞米松

具有抗炎、抗过敏、抗休克作用。临床用于过敏性与自身免疫性炎症性疾病，如结缔组织病、类风湿性关节炎、严重的支气管哮喘、皮炎等过敏性疾病，以及溃疡性结肠炎、急性白血病、恶性淋巴瘤等。

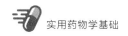

其他糖皮质激素类药的临床临用与不良反应见表 6-1。

表 6-1　其他糖皮质激素类药的临床临用与不良反应

药物名称	临床应用	不良反应
泼尼松	用于各种急性严重感染、严重过敏性疾病、肾病综合征、严重支气管哮喘、血小板减少性紫癜、粒细胞减少症、急性淋巴性白血病、皮炎、湿疹等	见本项目糖皮质激素类药【不良反应】
曲安西龙	用于类风湿性关节炎、结缔组织病、支气管哮喘、皮炎、湿疹等	
倍他米松	用于风湿病、类风湿性关节炎、红斑狼疮、严重支气管哮喘、皮炎、急性白血病	

二、盐皮质激素类药

盐皮质激素类药包括醛固酮和去氧皮质酮，主要维持机体正常水和电解质代谢。醛固酮能促进肾远曲小管对 Na^+、Cl^- 的重吸收和 K^+、H^+ 的分泌，具有明显的保钠排钾作用。去氧皮质酮与醛固酮作用相似，分泌量仅为醛固酮的 $1\%\sim3\%$。

临床上盐皮质激素类药常与糖皮质激素类药（如氢化可的松）合用，作替代疗法治疗慢性肾上腺皮质功能减退症，纠正患者失水、失钠、钾潴留等水和电解质紊乱。用量过大可引起水钠潴留、高血压、低钾血症等。禁与强心苷合用，易使强心苷因低钾血症中毒。

三、促肾上腺皮质激素和皮质激素抑制药

1. 促肾上腺皮质激素

促肾上腺皮质激素（促皮质素，ACTH）是由腺垂体合成和分泌的一种激素，是维持肾上腺皮质正常形态和功能的重要激素。

临床上应用的制剂是从猪、牛、羊垂体中提取的多肽制剂，口服后被胃消化酶破坏而失效，只能注射给药。血浆 $t_{1/2}$ 约为 10 分钟，一般给药后 2 小时，肾上腺皮质开始分泌氢化可的松，起效比较慢，不宜用于急救。临床用于诊断腺垂体-肾上腺皮质功能水平；还可用于长期使用肾上腺皮质激素类药造成肾上腺皮质萎缩者，以防止发生肾上腺皮质功能不全。

2. 皮质激素抑制药

本类药物可替代肾上腺皮质切除术，常用药物有米托坦、美替拉酮、氨鲁米特等。

米托坦可选择性地作用于肾上腺皮质正常细胞或肿瘤细胞，使束状带及网状带细胞萎缩、坏死，主要用于不能手术切除的皮质癌、复发癌及皮质癌术后辅助治疗。不良反应有恶心、呕吐、嗜睡、眩晕、中枢抑制及运动失调等。

美替拉酮可影响去氧皮质酮与去氧氢化可的松的转化，治疗肾上腺皮质肿瘤和皮质醇增多症（又称库欣综合征），也可鉴别由腺垂体引起的肾上腺皮质功能不全。

氨鲁米特可抑制氢化可的松和醛固酮的转化，与美替拉酮联合应用治疗库欣综合征。

◁ 能力训练

患者，女，44 岁，10 年前无明显诱因出现乏力，伴有皮肤发黑、食欲减退，诊断为原发性肾上腺皮质功能减退症。之后长期服用醋酸泼尼松，1 个月前患者出现乏力加重，入院检查，血钠 126.9mmol/L。分别予以醋酸氢化可的松、10％氯化钠注射液进行补钠治疗。

分组讨论：案例中患者长期服用醋酸泼尼松为什么会出现乏力加重，血钠降低？

项目二 甲状腺激素及抗甲状腺药应用

> **知识目标**
>
> 掌握硫脲类药物的药理作用、临床应用及不良反应。熟悉甲状腺激素的生理作用、临床应用和不良反应。了解其他抗甲状腺药的作用特点及临床应用。

> **能力目标**
>
> 能够根据患者疾病及抗甲状腺疾病药的特点,分析处方的合理性;能够正确介绍治疗甲状腺疾病的药物,为甲状腺疾病患者提供用药咨询、用药指导服务。

> **素质目标**
>
> 树立用药安全的职业道德,学会钻研专业知识,掌握与团队及患者的沟通技巧,养成持续学习习惯,心怀人文关怀。

案例导入

患者,女,34 岁,近 3 个月出现颈部增粗、体重下降。就诊检查,心率 120 次/min,双眼明显突出,手颤,甲状腺二度增大、表面光滑,实验室检查 T_3 和 T_4 均升高。确诊为甲状腺功能亢进。

问题:1. 什么是甲状腺功能亢进?

2. 甲状腺功能亢进常用治疗药物有哪些?

甲状腺是人体内最大的内分泌腺,正常成年人甲状腺重 15~20g,甲状腺肿时可达数百克至上千克。甲状腺分泌的激素称为甲状腺激素(TH)。甲状腺激素是甲状腺合成和分泌的含碘激素,为机体生长发育,尤其是中枢神经系统生长发育和正常代谢所必需的激素。体内甲状腺激素水平低下会导致甲状腺功能减退症(简称甲减),用甲状腺激素(包括甲状腺片、左甲状腺素钠片等)进行治疗;甲状腺激素过多会导致甲状腺功能亢进症(简称甲亢),可用抗甲状腺药(包括丙硫氧嘧啶、甲巯咪唑等)进行治疗。

一、甲状腺激素

甲状腺激素包括四碘甲状腺原氨酸(T_4)或称甲状腺素和三碘甲状腺原氨酸(T_3),T_4 分泌量是 T_3 的 10 倍多,但 T_3 的活性是 T_4 的 5 倍。

【甲状腺激素的合成、贮存、释放与调节】

(1) **合成** 血液中的碘化物经碘泵摄取进入甲状腺细胞,碘化物在酶的作用下被激活为活性碘,活性碘与甲状腺球蛋白上的酪氨酸残基结合生成单碘酪氨酸(MIT)和二碘酪氨酸(DIT),在过氧化物酶的作用下,一分子 MIT 和一分子 DIT 偶联生成 T_3,两分子的 DIT 偶联生成 T_4。

(2) **贮存** 合成的 T_3 和 T_4 结合在甲状腺球蛋白上。

(3) **释放** 在蛋白水解酶的作用下,T_3、T_4 与甲状腺球蛋白分离,进入血液循环。

(4) **调节** 甲状腺激素受下丘脑-腺垂体-甲状腺轴调节。下丘脑分泌促甲状腺激素释放

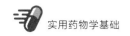

激素（TRH），促进腺垂体分泌促甲状腺激素（TSH），TSH 促进甲状腺细胞增生及 T_3、T_4 的合成，T_3、T_4 浓度过高又对 TSH 起负反馈调节作用。

甲状腺激素合成、释放与调节及抗甲状腺药的作用环节如图 6-1 所示。

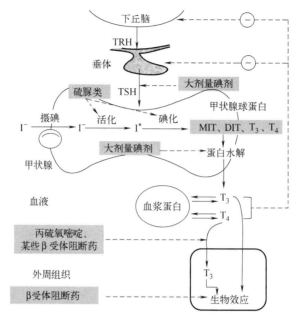

图 6-1　甲状腺激素合成、释放与调节及抗甲状腺药的作用环节

【药理作用】

（1）维持机体生长发育　甲状腺激素为人体发育所必需的激素，促进机体蛋白质的合成，对神经系统和骨骼的生长发育影响很大。在胚胎及婴幼儿期甲状腺激素分泌不足会导致神经系统不可逆地发育障碍及骨骼发育延迟或停滞，表现为智力低下、身材矮小、牙齿发育不全等症状，称为克汀病。因此，妊娠期妇女应保证足够的碘摄入。成年人甲状腺功能不全，则导致黏液性水肿，表现为中枢兴奋性降低、记忆力减退等。

（2）促进代谢　甲状腺激素能促进机体蛋白质、糖、脂肪代谢，增加耗氧量，提高基础代谢率，增加产热和耗氧量，对心脏的作用尤为明显。因此，甲亢患者常出现高代谢综合征。

（3）维持神经及心血管系统的功能　甲状腺激素能提高中枢神经系统的兴奋性，也可影响学习和记忆过程。甲状腺激素可使心率加快、心肌收缩力增强、心输出量及心肌耗氧量增加。因此，甲亢患者常表现为易激动、烦躁不安、震颤、失眠多梦、心悸、心律失常和血压升高。

【临床应用】　主要用于甲状腺功能减退症的替代治疗。临床常用药物为左甲状腺素钠。

（1）治疗克汀病　胎儿或出生不久的新生儿甲状腺功能减退时，应尽早使用，仍可发育正常；若治疗过晚，可导致智力持续低下。治疗从小剂量开始，到症状好转改用维持量。

（2）治疗黏液性水肿　一般用甲状腺片，从小剂量开始，逐渐增加至足量。2～3 周后如基础代谢率恢复正常，可逐渐减为维持量。黏液性水肿昏迷患者需立即静脉注射大剂量 T_3，苏醒后改为口服。

（3）治疗单纯性甲状腺肿　缺碘引起的以补碘为主，原因不明者可给予适量甲状腺激素，弥补内源性激素的不足，又可抑制促甲状腺激素过多分泌，缓解甲状腺组织代偿性增生肥大。

 知识拓展

甲状腺疾病

甲状腺疾病种类繁多，表现各异，发病率逐年上升，主要包括甲状腺功能亢进、甲状腺炎、甲状腺囊肿及甲状腺瘤等，严重威胁人们的身体健康。其中，弥漫性甲状腺肿、结节性甲状腺肿、甲状腺自主高功能腺瘤、桥本甲亢及垂体 TSH 瘤等疾病是甲亢的常见诱因。甲亢可发生在任何年龄，青年女性多见。表现为饥饿、多食、怕热、多汗等高代谢综合征，紧张、焦虑、易怒、失眠、手颤和肌颤等神经系统症状；心动过速、血压升高等心血管系统症状；程度不同的甲状腺肿大、突眼等。当甲状腺功能减退时，甲状腺激素生成不足，导致青少年出现呆小病，成年人可引发黏液水肿。

【不良反应】　长期过量应用可引起甲状腺功能亢进，表现为心悸、手颤、体重下降、失眠、多汗等。老年人和心脏病患者可发生心肌梗死和心绞痛。

【注意事项】　一旦出现上述不良反应，应立即停药，同时可用普萘洛尔等 β 受体阻断药对抗。停药 1 周后再从小剂量开始应用。糖尿病、冠心病、快速型心律失常患者禁用。

二、抗甲状腺药

抗甲状腺药是能干扰甲状腺激素的合成和释放，用于治疗甲状腺功能亢进的药物。目前常用的药物有四类：①硫脲类，如丙硫氧嘧啶、甲巯咪唑；②碘和碘化物，如碘化钾、复方碘溶液；③放射性碘，如 ^{131}I；④β 受体阻断药，如普萘洛尔。

1. 硫脲类

硫脲类为目前临床常用的抗甲状腺药，包括两大类：硫氧嘧啶类和咪唑类。硫氧嘧啶类药有甲硫氧嘧啶（MTU）和丙硫氧嘧啶（PTU）。咪唑类药包括甲巯咪唑（他巴唑）和卡比马唑（甲亢平）。因甲硫氧嘧啶的不良反应较为严重，目前临床上已很少应用，应用广泛的为丙硫氧嘧啶。

丙硫氧嘧啶

【化学名】　6-丙基-2-硫代-2,3-二氢-4（1H）嘧啶酮。

【性状】　本品为白色或类白色结晶或结晶性粉末；无臭。在乙醇中略溶，在水中极微溶解；在氢氧化钠试液或氨试液中溶解。

【药理作用】

（1）**抑制甲状腺激素的合成**　抑制甲状腺激素合成过程中过氧化物酶的活性，使进入甲状腺内的碘化物不能氧化成活性碘，阻止酪氨酸的碘化及 MIT、DIT 的偶联，抑制 T_4 和 T_3 的生物合成。本药不抑制 T_4 和 T_3 的释放，只有当体内的 T_4 和 T_3 被耗竭后才起效，故

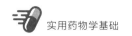

甲亢症状需要用药 2～3 周才缓解，用药 1～3 个月基础代谢率才恢复正常。

(2) **降低血清 T_3 含量** 抑制外周组织中 T_4 转化为 T_3，使 T_3 含量降低，迅速缓解甲亢症状，在重症甲亢、甲状腺危象时可作为首选药。

(3) **具有免疫抑制作用** 甲亢的发病与自身免疫机制异常有关，本药具有轻度抑制免疫球蛋白生成的作用，降低血液中甲状腺刺激性免疫球蛋白（TSI）水平，故除能控制甲亢患者的高代谢症状外，也能起到一定的病因治疗作用。

【临床应用】

(1) **甲亢的内科治疗** 适用于轻症、不宜手术或放射性碘治疗的患者，如儿童、青少年及术后易复发患者。开始治疗时可给予大剂量，最大限度地抑制甲状腺激素的合成。1～3 个月后症状减轻、基础代谢率接近正常时，逐渐减至维持量，继续用药 1～2 年。

(2) **甲状腺危象的辅助治疗** 丙硫氧嘧啶为重症甲亢、甲状腺危象时的首选药。甲状腺危象是指在外伤、手术、感染和情绪激动等诱因作用下，大量甲状腺激素突然释放入血，患者出现高热、虚脱、心力衰竭、水和电解质紊乱等症状，严重者可致死亡。甲状腺危象治疗除消除诱因、对症治疗外，还需加倍剂量的硫脲类以阻止甲状腺激素的合成和大剂量碘剂以抑制甲状腺激素的释放。

(3) **甲亢的术前准备** 甲状腺次全切除术患者在术前应先服用本药，减少麻醉时和术后并发症及甲状腺危象的发生，丙硫氧嘧啶使甲状腺功能恢复到正常或接近正常。丙硫氧嘧啶可反馈性促进 TSH 分泌，促进腺体增生，使组织变硬且充血，不利于手术，故须在术前 2 周左右也加服大剂量碘剂，使腺体缩小变硬，以减少术中出血。

【不良反应】 常见荨麻疹、药疹、皮肤瘙痒及皮炎等过敏反应，多数情况下无须停药也可消失。还可引起厌食、恶心、呕吐、腹泻等消化道反应，餐后服用可减轻。最严重的不良反应之一为引发粒细胞缺乏症，常出现在用药后 2～3 个月，故应定期检查血常规。

【注意事项】 若用药后出现咽痛或发热，立即停药则可恢复。此外，长期用药可致甲状腺肿和甲状腺功能减退，需定期复查甲状腺功能。硫脲类药物能通过胎盘屏障浓集于胎盘，并可由乳汁分泌，故孕妇及哺乳期妇女慎用。相对而言，硫氧嘧啶具有更高的血浆蛋白结合率（约 70%），通过胎盘屏障的数量相对较少，更适合妊娠期甲状腺功能亢进患者。

卡比马唑

卡比马唑为甲巯咪唑衍生物，须在体内逐渐水解，转化为甲巯咪唑才起作用，故作用缓慢。一般不作首选药治疗甲亢。某些患者应用丙硫氧嘧啶、甲巯咪唑后均出现明显的不良反应时，可改用卡比马唑治疗。

2. 碘和碘化物

碘和碘化物是治疗甲状腺疾病的经典药物。常用的药物有碘化钾、碘化钠和复方碘溶液（又称卢戈液，含碘 5%、碘化钾 10%）等。

【药理作用】 不同剂量的碘化物对甲状腺功能产生不同的作用。

(1) **小剂量碘参与甲状腺激素合成** 作为甲状腺激素合成的原料，参与 T_3、T_4 的合成。碘不足可导致甲状腺激素合成减少，引起单纯性甲状腺肿。缺碘地区在食盐中按 1 :（100000～10000）的比例加入碘化钠或碘化钾，对早期患者疗效显著。

(2) **大剂量抗甲状腺作用** 大剂量碘（每日大于 6mg）主要抑制蛋白水解酶活性，使 T_3、T_4 不能从甲状腺球蛋白上解离而减少释放，还可抑制过氧化物酶从而抑制 T_3、T_4 合成，拮抗 TSH 释放，使甲状腺缩小变硬。

【临床应用】

（1）**防治单纯性甲状腺肿**　小剂量碘可防治单纯性甲状腺肿，我国在食盐中按比例加入碘化钾或碘化钠，可有效防止该病的发生。

（2）**甲亢的术前准备**　用硫脲类控制病情后，在术前 2 周加用大剂量复方碘溶液以使甲状腺组织退化、变硬、边界清楚，有利于手术进行及减少出血。

（3）**治疗甲状腺危象**　与硫脲类配合使用，大剂量碘剂加入 10％葡萄糖溶液中静脉滴注，待危象症状缓解后停药。

【不良反应】

（1）**急性反应**　少数患者对碘过敏，用碘剂后可立即或在几小时内出现血管神经性水肿、上呼吸道水肿及严重喉头水肿。

（2）**慢性碘中毒**　长期服用碘剂可引发慢性中毒，表现为口腔及咽喉刺激、唾液腺分泌增多和眼刺激症状等。

（3）**甲状腺功能紊乱**　长期或过量服用碘剂可诱发甲亢、甲减和甲状腺肿等，新生儿和婴儿甲状腺功能异常。

【注意事项】　碘可通过胎盘引起新生儿甲状腺肿，还可进入乳汁，故孕妇及哺乳期妇女慎用。甲状腺功能亢进及对碘过敏者禁用。

 知识拓展

健康补碘

碘是人体必需的微量元素，碘缺乏是世界性四大营养缺乏之一。缺碘会导致单纯性甲状腺肿、呆小病、流产、死胎，使新生儿死亡率增高。我国为减少缺碘引起的危害，采取在食盐中加碘化物的措施，在食盐中按 $1/(10^5 \sim 10^4)$ 的比例加入碘化钾或碘化钠。近年来甲状腺结节的检出率明显增加，与高分辨率超声的广泛应用及人民健康意识的提高有一定关系。碘缺乏与碘过量均可引起甲状腺结节。所以均衡补碘很重要，过量与过少都不可取。

3. 放射性碘

放射性碘临床上常用 ^{131}I，其 $t_{1/2}$ 为 8 天，用药后 30 日放射性可消除 90％，56 日消除 99％以上。

【药理作用】　甲状腺具有强大的摄碘能力，^{131}I 被甲状腺摄取后，可释放出 β 射线和 γ 射线（其中 β 射线占 99％），β 射线可使部分甲状腺上皮组织遭到破坏，从而减少甲状腺激素的产生，达到治疗的目的。其在组织内的射程仅为 2mm，因此其辐射作用仅局限在甲状腺局部而很少涉及周围组织，且增生组织对辐射作用敏感，产生类似部分甲状腺手术切除的作用。

【临床应用】

（1）**治疗甲亢**　用于不宜手术或术后复发及硫脲类无效或过敏的甲亢患者。一般用药 1 个月有效，3～4 个月后甲状腺功能恢复正常。

（2）**甲状腺功能检查**　小剂量用于检查甲状腺功能。

【不良反应】　剂量过大易致甲状腺功能减退，故应严格掌握剂量，密切观察有无不良反

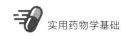

应，一旦发生甲减，立即停药，可补充甲状腺素对抗。

【注意事项】 处于生长发育期的儿童对辐射敏感，卵巢浓集放射性碘而影响遗传，故20 岁以下患者、妊娠或哺乳期妇女及肾功能不全者不宜使用；甲状腺危象、重症浸润性突眼及甲状腺不能摄碘者禁用。

4. β 受体阻断药

甲亢是由于组织内儿茶酚胺浓度增高和肾上腺素受体增多，交感-肾上腺系统过度兴奋；β 受体被激动后又可增加甲状腺激素的分泌，导致甲亢症状加重。

β 受体阻断药如常用的普萘洛尔、美托洛尔、阿替洛尔等是甲亢及甲状腺危象的辅助治疗药或甲状腺术前的准备用药。β 受体阻断药主要抑制交感-肾上腺系统兴奋症状，如心律失常、心动过速、手指颤抖和情绪激动等；也能适当抑制甲状腺激素分泌及外周组织 T_4 转化为 T_3。β 受体阻断药不干扰硫脲类药物对甲状腺的作用，与硫脲类药物合用，疗效迅速而显著。

> ### 能力训练
>
> 患者，女，31 岁，近半年来消瘦明显、多汗、心悸、双手不自主颤抖、颈部肿大，经检查后诊断为甲状腺功能亢进，治疗方案为丙硫氧嘧啶与盐酸普萘洛尔。以小组为单位完成以下内容：
>
> 请问：1. 向患者详细询问病情，并进行用药指导。
>
> 2. 分析案例中处方是否合理，并说明依据。

项目三 降血糖药应用

> ### 知识目标
>
> 掌握胰岛素的药理作用、临床应用及不良反应。熟悉口服降血糖药的分类及其代表药物的用途。了解口服降血糖药代表药物的不良反应。

> ### 能力目标
>
> 能够根据患者疾病及降血糖药的特点，分析处方的合理性；能够正确介绍降血糖药，为糖尿病患者提供用药咨询、用药指导服务。

> ### 素质目标
>
> 强化责任意识，严守用药规范，关爱患者，传递人文关怀，提升协作沟通能力。

> **案例导入**
>
> 李某，男，45 岁，两年来多饮、多尿、乏力，最近症状加重，来医院就诊检查，体重超出标准体重 15%，空腹血糖和餐后血糖均高于正常水平，结合临床表现诊断为 2 型糖尿病。
>
> 问题：1. 糖尿病有哪些表现？诊断标准是什么？
>
> 2. 糖尿病的治疗药物有哪些种类？

糖尿病是以长期血糖升高为特征的代谢性疾病。主要原因是体内胰岛素的绝对或相对缺乏及靶组织对胰岛素不敏感。糖尿病诊断标准：有典型的糖尿病症状，满足空腹静脉血浆葡萄糖≥7.0mmol/L，或口服葡萄糖耐量试验（OGTT）2h静脉血浆葡萄糖≥11.1mmol/L，或糖化血红蛋白（HbA1c）≥6.5％，或随机静脉血浆葡萄糖≥11.1mmol/L。临床上根据病情，糖尿病分为1型糖尿病、2型糖尿病、妊娠糖尿病和特殊类型糖尿病。

1型糖尿病主要诱因为胰岛β细胞被破坏，胰岛素分泌绝对缺乏，多见于青少年，发病急，临床症状多见"三多一少"（即多尿、多饮、多食、体重减轻）、急性并发症（酮症酸中毒），治疗药物以胰岛素为主；2型糖尿病主要是由于胰岛素抵抗，胰岛β细胞分泌减少，多见于中老年，发病缓，临床症状不明显，慢性并发症多见，治疗以运动、饮食控制及口服降血糖药为主，无效者或晚期多需胰岛素治疗。糖尿病如不及时治疗或治疗措施不当，晚期常出现酮症酸中毒和高渗性非酮症酸中毒、感染、大血管病变、微血管病变和神经病变等。

目前糖尿病还无法治愈，但是可以通过科学合理的治疗方法，使大多数糖尿病患者具有与正常人同等的生活质量和寿命。糖尿病的治疗包括患者的健康教育、饮食疗法、运动疗法、药物治疗、血糖监测等。在饮食疗法和运动治疗的基础上，根据患者病情合理使用胰岛素或口服降血糖药，以消除或缓解糖尿病症状，防止并发症的发生。开发糖尿病治疗新靶点药物，降低传统药物的不良反应是今后的研究方向。

一、胰岛素

胰岛素是人体胰岛β细胞分泌的一种多肽类激素，由A、B两条多肽链组成，两链之间由2个二硫键共价相连。药用胰岛素根据来源不同分为三类：动物胰岛素（从猪、牛的胰腺中提取）、人胰岛素（通过基因重组技术生产）和人胰岛素类似物。

胰岛素口服易被消化酶破坏，无效，必须注射给药。皮下注射吸收快，也可肌内、静脉注射。主要在肝、肾灭活，严重肝肾功能不全者影响其灭活。为延长胰岛素作用时间，可在胰岛素制剂中加入碱性蛋白质（珠蛋白、鱼精蛋白）或锌，制成中、长效混悬制剂，采取皮下注射，不可静脉注射。胰岛素制剂根据起效快慢和作用持续时间长短，分为超短效、短效、中效、长效和预混胰岛素。

预混胰岛素是将短效与中效胰岛素（R和N）按不同的比例预先混合，产生作用时间介于两者之间的胰岛素剂型。如诺和灵30R（30％的短效＋70％的中效）、诺和灵50R（50％的短效＋50％的中效）。一般预混胰岛素是根据患者早餐后及午餐后的血糖水平，决定早餐前的注射剂量；根据晚餐后及次日凌晨血糖水平，决定晚餐前皮下注射的剂量。这样既可控制餐后血糖，又可延长作用时间，控制基础血糖。

常用胰岛素制剂特点见表6-2。

表6-2 常用胰岛素制剂特点

类型	药物	来源	给药途径	给药时间	作用时间/h	
					起效时间	持续时间
超短效	门冬胰岛素	基因重组	皮下注射	餐时或餐前、餐后立即注射	0.25	3～4
	赖脯胰岛素					
短效	普通胰岛素（正规胰岛素）	动物	静脉注射	急救	立即	2
			皮下注射	餐前30min,3～4次/d	0.5	6～8

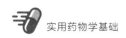

续表

类型	药物	来源	给药途径	给药时间	作用时间/h	
					起效时间	持续时间
中效	低精蛋白锌胰岛素	动物	皮下注射	餐前30min,1~2次/d	2~4	10~16
	珠蛋白锌胰岛素			餐前1h,3~4次/d		12~18
长效	精蛋白锌胰岛素	动物	皮下注射	餐前0.5~1h,1次/d	3~4	24~36
	甘精胰岛素	基因重组		任意时间,1次/d	1~2	24
预混	双胰岛素	基因重组	皮下注射	餐前30min,1次/d	0.5	16~24

1. 普通胰岛素

普通胰岛素又称为短效人胰岛素或常规胰岛素，主要有诺和灵 R、甘舒霖 R 及优泌林 R。普通胰岛素属于餐时胰岛素，起效较慢，因此需要在进餐前 30 分钟皮下注射，以使胰岛素的峰值与餐后血糖高峰相吻合。与普通胰岛素相比，速效的胰岛素类似物是较理想的餐时胰岛素，起效快，在皮下注射以后约 15 分钟起效。在进餐前或者餐后立即注射，可更快达到峰值，注射后 30~60 分钟可以达到药效高峰，药效维持时间短，在 3 小时左右。

【药理作用】 生理情况下，胰岛素对糖、脂肪、蛋白质和水盐代谢有广泛的作用。

（1）**降低血糖** 减少血糖的来源并增加血糖的利用。促进糖原合成和贮存，抑制肝糖原分解，抑制糖异生；促进细胞对葡萄糖的转运，加速葡萄糖氧化或转化为脂肪和氨基酸，从而降低血糖。

（2）**代谢脂肪** 促进脂肪合成并抑制脂肪分解，减少游离脂肪酸和酮体生成，增加脂肪酸和葡萄糖的转运和利用。

（3）**代谢蛋白质** 促进蛋白质合成，抑制蛋白质分解。胰岛素缺乏时，蛋白质分解增强、消耗增加，机体消瘦，伤口愈合迟缓。

【临床应用】

（1）**治疗糖尿病** 是治疗各型糖尿病的主要药物。适用于下列情况：①1 型糖尿病，胰岛素是目前治疗 1 型糖尿病唯一有效的药物，且需终身用药；②2 型糖尿病，用于经饮食控制和口服降血糖药无效的 2 型糖尿病；③糖尿病合并急性或严重并发症，如酮症酸中毒、非酮症高渗性昏迷；④糖尿病合并重症感染、消化性疾病、高热、心肌梗死、创伤及手术患者，分娩、妊娠期妇女等。

胰岛素的使用

（2）**纠正细胞内缺钾** 胰岛素与氯化钾、葡萄糖组成极化液，纠正细胞内缺钾现象，可用于防治心肌梗死时的心律失常。

（3）**其他应用** 胰岛素可与 ATP、辅酶 A 等组成能量合剂，提供能量，促进糖代谢，改善病变器官功能，用于肾炎、肝炎、肝硬化及心力衰竭等的辅助治疗。

 知识拓展

胰岛素的给药方式

胰岛素作为治疗糖尿病的一种重要药物，临床应用越来越广泛。目前常用的给药方式有以下几种：

（1）皮下注射　是目前常用的注射方式。除普通注射器外，临床上广泛应用的为笔式胰岛素注射器，其简化了操作过程，可精确注射剂量，减少疼痛感。

（2）静脉注射　主要用于糖尿病急症（如酮症酸中毒）或围手术期，通过静脉直接输入短效胰岛素。

（3）胰岛素泵　模拟生理胰岛素的持续基础分泌和进餐时脉冲式释放，给予持续的胰岛素皮下输注。

（4）喷射注射　是一种无注射针而能使患者接受皮下注射胰岛素的系统，利用高压使胰岛素液体以喷射出的水柱——"液体针"的形式瞬间穿过表皮细胞。

【不良反应】

（1）**低血糖反应**　是最常见的不良反应之一。多为胰岛素过量、未按时按量进餐或运动过多所致，表现为出汗、心跳加快、饥饿感、焦虑、震颤等症状，严重者引起昏迷、惊厥及脑损伤，甚至休克、死亡。症状轻者可饮用糖水缓解，严重者应立即静脉注射50％葡萄糖进行抢救。长效胰岛素一般不出现上述症状，主要表现为头痛、情绪紊乱和运动障碍。

（2）**过敏反应**　一般反应轻微且短暂，偶见瘙痒、荨麻疹和血管神经性水肿等，少数严重患者可出现过敏性休克。多为动物胰岛素或非纯化胰岛素所致，可改用人胰岛素或高纯度胰岛素制剂。

（3）**胰岛素抵抗**　指组织细胞对胰岛素的敏感性和反应性下降，需超剂量胰岛素才能发挥相应的药理作用的现象。分为两种类型：①急性抵抗型，因创伤、感染、手术、情绪激动等应激状态引起，需短时间内加大胰岛素剂量，诱因消除后可恢复常规用量；②慢性抵抗型，可能与体内产生胰岛素抗体或胰岛素受体数量发生变化有关，可换用高纯度胰岛素，并适当调整用量。

（4）**脂肪萎缩**　长期用药，注射部位可发生脂肪萎缩或皮下硬结，停止注射后可缓慢恢复，女性多于男性，应经常更换注射部位以减少其发生。

【注意事项】　注射胰岛素后，一定要按时进餐，否则可能会出现低血糖现象。用药期间应定期检查血糖、尿常规、肝肾功能、视力、眼底视网膜血管、血压及心电图等。切记不可在下次注射时加倍剂量，以免出现严重药物不良反应。

 知识拓展

胰岛素保存的注意事项

① 已开封的胰岛素，建议室温保存。室温不宜超过30℃和低于2℃，须避光贮存，可以保存4～6周。

② 未开封的胰岛素，建议冷藏保存。包括瓶装胰岛素、胰岛素笔芯和胰岛素预充注射笔，应原包装储藏在2～8℃的环境中，可以保存至包装盒上标注的有效期。如果使用冰箱里保存的胰岛素，需要在常温下放置1小时左右才可以注射。

2. 人胰岛素类似物

20世纪90年代，人们利用基因工程技术对人胰岛素的氨基酸序列及结构进行局部修饰，研制出药代动力学特征更接近人体生理特点的第三代胰岛素——人胰岛素类似物。

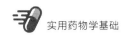

人胰岛素类似物的优点为：①起效快，可餐前 15 分钟注射，或餐后即用；②更准确地模拟胰岛素的生理代谢过程；③峰效时间与餐后血糖峰值同步，更好地控制餐后血糖；④显著减少夜间低血糖的发生，注射部位吸收稳定，无皮下储存，个体差异较小，吸收的变异度较人胰岛素有很大改善；⑤睡前与口服降糖药联合应用，可提高对 2 型糖尿病患者血糖的控制；⑥对合用糖皮质激素者的餐后血糖控制更有效。

目前常用的人胰岛素类似物包括赖脯胰岛素、门冬胰岛素、甘精胰岛素、地特胰岛素。

二、口服降血糖药

常用口服降血糖药有：①磺酰脲类，如甲苯磺丁脲、格列本脲等；②双胍类，如二甲双胍、苯乙双胍等；③α-葡萄糖苷酶抑制药，如阿卡波糖、伏格列波糖等；④胰岛素增敏药，如罗格列酮、吡格列酮等；⑤餐时血糖调节药，如瑞格列奈、那格列奈等。

1. 磺酰脲类

本类药物是最早使用的口服降血糖药，目前已有三代药物：①第一代主要有甲苯磺丁脲和氯磺丙脲等；②第二代降血糖作用是第一代的数十倍，甚至百倍，不良反应少，包括格列本脲、格列吡嗪、格列齐特等；③第三代降血糖药为格列美脲，具有长效、强效、稳定的降血糖作用，不良反应少，耐受性好，是目前临床评价较优的磺酰脲类降血糖药。

格列本脲   格列美脲

【药理作用】

(1) 降血糖作用　通过刺激胰岛 β 细胞释放胰岛素。对正常人和胰岛功能尚存的患者有降血糖作用；对严重的糖尿病和完全切除胰腺的患者无效。

(2) 抗利尿作用　氯磺丙脲通过促进抗利尿激素分泌并增强其作用而减少尿量。

(3) 对凝血功能的影响　第三代磺酰脲类药物能够减少血小板数量、抑制血小板黏附和聚集，使动脉粥样硬化斑块的形成明显减少。

【临床应用】

(1) 治疗糖尿病　用于胰岛功能尚未完全丧失且经饮食控制无效的轻、中度 2 型糖尿病患者。与胰岛素或双胍类药物合用有协同作用。

(2) 治疗尿崩症　氯磺丙脲可使患者尿量明显减少，合用噻嗪类可提高疗效。

【不良反应】　常见恶心、呕吐、腹痛、腹泻等胃肠道反应；偶见粒细胞减少、血小板减少、肝损害和皮疹等过敏反应，应定期检查血常规与肝功能，出现症状立即停药；严重不良反应为持久性低血糖，多为药物过量所致，氯磺丙脲较常见。

【注意事项】　本类药物应从小剂量开始服用，根据需要逐渐增加剂量，且餐前服用效果良好。老年糖尿病患者及餐后血糖高的患者宜选用中短效磺酰脲类降糖药（如格列喹酮和格列吡嗪）；病程长、空腹血糖较高的 2 型糖尿病患者宜选用中长效磺酰脲类降糖药（如格列本脲、格列齐特）。老年人及肝肾功能不全者发生率较高，故老年人及肝肾功能不全者禁用。

2. 双胍类

常用的双胍类药物有二甲双胍（甲福明）和苯乙双胍（苯乙福明）等。苯乙双胍因乳酸中毒较多且严重，现已少用。

$$H_2N-\underset{NH}{\overset{NH}{\underset{|}{\overset{|}{C}}}}-\underset{H}{\overset{}{N}}-\underset{NH}{\overset{CH_3}{\underset{|}{\overset{|}{C}}}}-N\underset{CH_3}{\overset{CH_3}{<}}$$
二甲双胍

【药理作用】　其降血糖机制可能是促进脂肪组织对葡萄糖的摄取和利用、减少葡萄糖在小肠内的吸收、抑制肝糖原异生、抑制胰高血糖素的释放等。对正常人血糖无影响，能明显降低 2 型糖尿病患者空腹及餐后血糖水平。

【临床应用】　用于单用饮食及运动疗法无效的轻度、中度 2 型糖尿病患者，尤其是超重和肥胖者。与胰岛素合用可增强疗效，减少胰岛素的用量。

【不良反应】　胃肠道反应常见，表现为恶心、呕吐、腹痛、腹泻、口苦、口腔有金属味等。服用肠溶片可减少胃肠道反应，服用缓释片可减少给药次数。由于增强了糖的无氧酵解，少数患者可出现乳酸性酸中毒，但诱发乳酸性酸中毒很罕见。

【注意事项】　从小剂量开始并逐渐加量可减轻胃肠道不良反应。肝肾功能异常者，处于低氧状态者如心衰、慢性阻塞性肺病等，既往有乳酸性酸中毒病史者，急慢性代谢性酸中毒者，近期有上消化道出血者，血液系统疾病者，当天使用造影剂者禁用。

3. α-葡萄糖苷酶抑制药

目前临床常用的药物有阿卡波糖、伏格列波糖、米格列醇等，其中阿卡波糖更为常见。

【药理作用】　本类药物为新型口服降糖药，通过在小肠黏膜部位竞争性抑制 α-葡萄糖苷酶，使淀粉、麦芽糖、蔗糖等碳水化合物的水解速度减慢，从而延缓肠腔内葡萄糖的吸收，降低餐后血糖，长期应用还可降低空腹血糖。

【临床应用】　主要用于轻、中度 2 型糖尿病患者，尤其适用于空腹血糖正常，而餐后血糖明显升高的患者。与第一口饭同服，可使餐后血糖峰值降低，波动减小。可单独应用也可与其他降糖药（如胰岛素、磺酰脲类）合用。

【不良反应】　本类药物单独使用不引起低血糖，主要有腹痛、嗳气、排气增多、腹泻等胃肠道反应。

【注意事项】　服用期间应增加饮食中碳水化合物的比例，并限制单糖的摄入量，以提高药物的疗效。消化性溃疡、肠炎患者慎用，妊娠期及哺乳期妇女有明显消化和吸收障碍者禁用。

4. 胰岛素增敏药

临床主要为噻唑二烷类衍生物，代表药物有罗格列酮、吡格列酮、曲格列酮、环格列酮、恩格列酮等，其中罗格列酮和吡格列酮在临床中使用较多。2 型糖尿病患者一般不是机体分泌的胰岛素不足，而是产生了胰岛素抵抗，故改善胰岛素抵抗对治疗具有重要意义。胰岛素增敏剂可降低机体胰岛素抵抗性，使胰岛素能正常发挥作用。

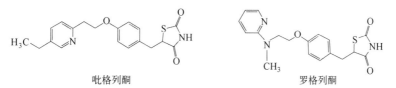

吡格列酮　　　　　　　　　　　　　　罗格列酮

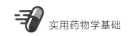

【药理作用】 本类药物主要通过增加靶细胞对胰岛素的敏感性，提高骨骼肌、脂肪组织对葡萄糖的摄取，降低对胰岛素的抵抗，改善胰岛 β 细胞对胰岛素的分泌，有效降低血糖。

【临床应用】 主要用于其他降血糖药治疗不佳的 2 型糖尿病患者，尤其伴有胰岛素抵抗的糖尿病患者。可单独使用，也可与胰岛素、磺酰脲类或二甲双胍联合应用。

【不良反应】 本类药物低血糖发生率低，具有良好的安全性和耐受性，主要不良反应有嗜睡、肌肉和骨骼痛、头痛、胃肠道反应等。

【注意事项】 用药过程中注意检测肝功能。心功能不全者、高血压及水肿患者慎用。孕妇及哺乳期妇女、儿童及未满 18 岁的青少年禁用。

5. 餐时血糖调节药

本类药物又称为促胰岛素分泌药，作用机制与磺酰脲类相似，是一类快速促进胰岛 β 细胞释放胰岛素的口服降血糖药，临床主要代表药物有瑞格列奈、那格列奈等。起效快，作用时间短，无需餐前 0.5 小时服用，可餐时或临餐前 10～15 分钟服用，对改善餐后高血糖非常有效，故称为餐时血糖调节药。

临床用于经饮食和运动不能有效控制的 2 型糖尿病患者，尤其适用于餐后高血糖患者，老年糖尿病、糖尿病肾病患者均可服用，并能预防糖尿病的心血管并发症。可与双胍类药物合用产生协同作用。本类药物常见不良反应有低血糖和体重增加，但低血糖的风险和程度较磺酰脲类药物轻。还有头痛及胃肠道反应，大多轻微而短暂。

 知识拓展

口服降血糖药的发展史

1942 年，法国内科医师用磺胺类抗生素治疗伤寒病时，发现患者有低血糖反应。之后研究证实磺胺类药物能通过胰腺发挥降糖作用，这是人们第一次发现磺胺类药物的降糖特性，后相继研制出第二代、第三代磺酰脲类药物，成为目前口服降糖药的重要组成部分。在 20 世纪 20 年代，二甲双胍问世，逐步奠定了其作为 2 型糖尿病（T2DM）首选药物的地位。进入现代药物研发阶段后，药物研发模式发生了巨大改变，降血糖新药研发基于药物作用靶点（酶、离子通道、受体等）。近年来，促胰岛素分泌药、葡萄糖苷酶抑制药、胰岛素增敏药的发现，又为糖尿病提供了新的治疗药物。经过十余年的研究，α-葡萄糖苷酶抑制药被研制出来。20 世纪 90 年代末期研发的噻唑烷二酮类（TZDs）药物被临床证明可显著改善胰岛素敏感性。口服降血糖药以其独特的优势更易被患者接受。随着药学的迅速发展和对糖尿病研究的不断深入，将出现更多具有特异性的降血糖药物，将糖尿病的治疗提高到一个新的水平。

◁ 能力训练

患者，女，56 岁，9 年前因出现多饮、多尿、乏力症状，入院检查被诊断为糖尿病，间断使用过胰岛素，并服用阿卡波糖片治疗 4 年后，患者自行停药，2 天前无明显诱因出现恶心、呕吐（5 次）、伴深呼吸、乏力、头晕明显，血糖 25mmol/L。尿常规：酮体（＋＋＋）。诊断为 2 型糖尿病，糖尿病酮症酸中毒。给予胰岛素、氯化钾注射液、氯化钠注射液治疗。以小组为单位完成以下内容：

1. 分析案例中应用胰岛素、氯化钾注射液、氯化钠注射液治疗的目的。
2. 为防止中毒症状再次发生，请对患者进行用药指导。

思维导图

模块七

感染性疾病用药

  思政小课堂

奉献精神，新抗生素时代开创者王以光

　　历经三十年耕耘，中国有了首个利用合成生物学技术研制成功的、具有我国自主知识产权、属于中国自己的核心技术、并具有临床应用价值的抗感染药物——可利霉素。它的研发者、中国医学科学院研究员王以光，从 1988 年到 2001 年，经历 13 年的科研攻关，终于将可利霉素推进到了临床试验阶段。2019 年，可利霉素终于通过评审。王以光是国内抗生素发展史的见证者，在这 30 余年中可利霉素经历了重重关卡，她曾因资金困难而在破旧工厂的发酵罐里做研究；曾亲身做临床试验，吞下 800 毫克剂量的药。她的事迹承载了科学精神，作为国内首批接触抗生素概念的学者，她几度出国进修，立志研发出"中国自己的抗生药"，实现从无到有、从仿制到创新的跃变。药物研发的创新需要锲而不舍的奉献精神、创新精神，同时还必须具备家国天下的人文情怀。

  学前引导

　　感染性疾病是由细菌、病毒、支原体、衣原体、真菌等病原微生物或寄生虫感染所引起的局部或全身性疾病。其发病率高、传播速度快，对人类健康及社会危害极大。从 1928 年英国细菌学家发现青霉素，到 1947 年美国微生物学家制成治疗结核病的链霉素。而后的半个多世纪，科学家已经发现约百种适合作为治疗人类感染性疾病的抗生素，挽救了人类数以万计的生命。然而，滥用导致抗生素走向了另一个极端，从最初稀有的"救命药"，到后来被滥用的"万能药"，如今抗生素耐药性竟成致命威胁。什么是抗生素？面对"后抗生素时代"我们该如何做？随着病毒基因变异，其对抗病毒药物也会产生耐药性。

　　人类与微生物的博弈过程将是一场长期而且不断升级的战斗。既要合理使用药物，又要避免因药物不适当应用造成的耐药性。本模块介绍抗生素、人工合成抗菌药、抗真菌药、抗病毒药、抗结核病药中，各代表药物的结构、药理作用、临床应用及不良反应。

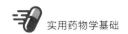

项目一 抗菌药物基础

知识目标

掌握抗菌药物、抗生素、抗菌谱、抗菌活性、化疗指数、抗生素后效应等常用术语；抗菌药物的作用机制。熟悉细菌产生耐药性的机制。了解抗菌药物、机体与病原微生物之间的关系。

能力目标

能够熟练运用抗菌药物的基础知识，正确指导患者合理使用药物；学会分析、解释本项目涉及药物处方的合理性，初步具备提供用药咨询服务的能力。

素质目标

强化职业道德与责任担当，培养追根溯源的探索精神，提升团队协作与沟通能力，传递人文关怀与专业服务。

案例导入

患者，男，50岁，因反复咳嗽、咳痰10天，加重伴发热5天。曾自行服用头孢克肟分散片、抗病毒颗粒三日无效，诊所静滴头孢噻肟钠五天无效。医院就诊，经查体、化验及影像学检查。诊断：左肺肺炎。痰培养＋药敏试验显示对多种抗生素耐药。

问题：1. 头孢克肟、头孢噻肟钠属于哪类药物？

2. 案例中患者服药后为何无效？

3. 使用抗生素为何会产生耐药性？

化学治疗（简称化疗）是指对所有病原体，包括微生物、寄生虫及恶性肿瘤细胞所致疾病的药物治疗。常用的化疗药物包括抗微生物药、抗寄生虫药和抗恶性肿瘤药。

抗微生物药物是指能抑制或杀灭病原微生物（致病性细菌、真菌、病毒、衣原体、支原体、立克次体、螺旋体等）的药物，用于治疗病原微生物所致的感染性疾病的一类化疗药物。主要包括抗菌药、抗真菌药和抗病毒药。应用各类抗菌药物治疗细菌所致疾病过程中，应注意机体、细菌和药物三者之间在防治疾病中的相互关系（图7-1）。机体对细菌具有抗病能力，而细菌对机体有致病作用；抗菌药物对细菌有抑制或杀灭作用，细菌对抗菌药物可产生耐药性；抗菌药物对机体可产生防治作用与不良反应，机体对抗菌药物的吸收、分布、代谢和排泄过程具有影响。

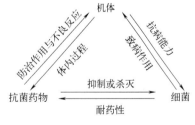

图7-1 机体、抗菌药物及细菌相互作用关系示意图

理想的抗菌药物应具备以下几个特点：对人体无毒或毒性很低；对细菌有高度选择性；细菌不易对其产生耐药性；具有较好的药代动力学特点；高效、低毒、价廉、易用。随着细胞生物学与分子生物学的迅速发展，将会有更多高效低毒的新型抗菌药物出现。

一、抗菌药物常用术语

（1）**抗菌药物** 是指能抑制或杀灭细菌，用于预防和治疗细菌性感染的药物，包括抗生素和人工合成抗菌药物。

（2）**抗生素** 是某些微生物（包括细菌、真菌、放线菌等）产生的能抑制或杀灭其他病原微生物的代谢产物或其半合成的衍生物。抗生素分为天然抗生素和人工半合成抗生素，前者是从微生物培养液中直接提取获得，后者是对天然抗生素进行结构改造而获得。

（3）**抗菌谱** 是指抗菌药物抑制或杀灭病原菌的范围，有广谱抗菌药和窄谱抗菌药之分。广谱抗菌药是指对多种病原微生物有效的抗菌药物，如四环素、氯霉素等。窄谱抗菌药指仅对一种细菌或局限于某属细菌有抗菌作用的药物，如异烟肼等。抗菌药物的抗菌谱是临床选药的基础。

（4）**抗菌活性** 指某种抗菌药物抑制或杀灭病原微生物的能力。临床上常用最低抑菌浓度（MIC）和最低杀菌浓度（MBC）评价抗菌药物的抗菌活性。在体外试验中，能够抑制培养基内细菌生长繁殖的最低药物浓度称为最低抑菌浓度；能够杀灭培养基内细菌的最低药物浓度称为最低杀菌浓度。

（5）**化疗指数**（CI） 是衡量化疗药物临床应用价值和安全性评价的重要参数。通常用药物的半数致死量（LD_{50}）与半数有效量（ED_{50}）之比来表示，即 $CI＝LD_{50}/ED_{50}$。化疗指数越大，药物的疗效越高，毒性越低，用药越安全。但并非绝对，如青霉素的化疗指数很大，对机体几乎无毒性，但却有引起过敏性休克的风险。

（6）**抗生素后效应**（PAE） 也称抗菌后效应，是指抗菌药与细菌短暂接触后，血药浓度逐渐下降，低于最低抑菌浓度或药物全部排出后，仍对细菌的生长繁殖有抑制作用的现象。PAE 是评价抗菌药物活性的重要指标之一，几乎所有抗菌药物都有不同程度的 PAE。一般 PAE 时间越长，其抗菌活性越强。PAE 可应用于临床给药方案的设计及合理用药等方面。

知识拓展

浓度依赖性抗生素与时间依赖性抗生素

浓度依赖性抗生素是指抗菌药物的杀菌活性与血药浓度（即给药剂量）成正比，该类抗生素对致病菌的杀灭作用取决于药物峰浓度，而与其作用时间关系不大。主要包括氨基糖苷类、喹诺酮类；还有抗厌氧菌的药物如甲硝唑、替硝唑、奥硝唑等。浓度依赖性抗生素一般是一日剂量单次给药。

时间依赖性抗生素是指抗菌药物的杀菌作用主要取决于血药浓度高于细菌最低抑菌浓度的时间，即细菌的暴露时间，而药物峰浓度并不是很重要。主要包括青霉素类、头孢菌素类、大环内酯类等。这类药物需每日多次给药或持续滴注。

二、抗菌药物作用机制

抗菌药物的作用机制主要是通过特异性干扰细菌的生化代谢过程，影响其结构和功能，使其失去正常生长繁殖能力，从而在宿主细胞和细菌之间发挥选择性抗菌作用，主要有以下几种机制（图 7-2）。

抗生素的
抗菌之旅

1. 抑制细菌细胞壁的合成

细菌的细胞壁位于细胞的最外层，可维持其正常的形态与功能。细菌细胞壁的主要成分为肽聚糖（又称黏肽）。青霉素类、头孢菌素类、万古霉素等抗生素通过抑制转肽酶，影响黏肽合成的不同环节，抑制细菌细胞壁的合成，使细菌细胞壁缺损，菌体内渗透压较高，使

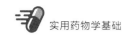

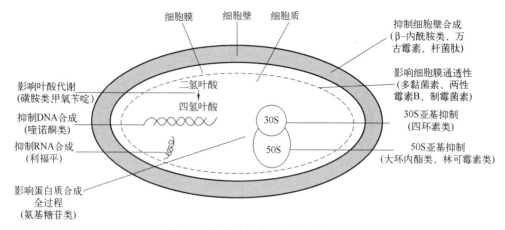

图 7-2　抗菌药物作用机制示意图

水分渗入，导致菌体膨胀、破裂而死亡。人体细胞无细胞壁，因此抑制细菌细胞壁合成的抗菌药物对人体细胞几乎没有毒性。

2. 影响细菌细胞膜的通透性

细菌的胞浆膜位于细胞壁内侧，是由类脂质和蛋白质分子构成的一种半透膜，具有渗透屏障和运输物质的功能。多黏菌素类、制霉菌素和两性霉素 B 等抗生素与细胞膜中的磷脂结合，使细胞膜功能受损或通透性增大，导致菌体内蛋白质、核苷酸、无机盐离子等重要营养物质外漏，造成细菌死亡。

3. 抑制细菌蛋白质合成

细菌细胞核糖体为 70S 复合物，由 30S 和 50S 两个亚基组成。氯霉素、林可霉素类和大环内酯类抗生素与 50S 亚基可逆性结合，抑制蛋白质合成；四环素类和氨基糖苷类抗生素与 30S 亚基结合，抑制蛋白质合成。由于人体细胞的核糖体为 80S 复合物（60S 和 40S 两个亚基组成），与细菌核糖体有较大差异，因此以上抗菌药物选择性抑制细菌蛋白质的合成而不影响人体蛋白质的合成。

4. 影响细菌核酸代谢

核酸为生命的最基本物质之一，分为脱氧核糖核酸（DNA）和核糖核酸（RNA）两大类。喹诺酮类抗菌药作用于细菌 DNA 回旋酶，影响细菌的 DNA 合成；利福平抑制细菌 DNA 依赖性 RNA 聚合酶，抑制 mRNA 合成蛋白质而产生杀菌作用。

5. 抑制叶酸代谢

叶酸在体内活化为四氢叶酸后，作为一碳单位载体，参与嘌呤、嘧啶的生物合成。细菌不能利用环境中的叶酸，必须自身合成叶酸供菌体使用。磺胺类与甲氧苄啶可分别抑制细菌体内二氢叶酸合成酶和二氢叶酸还原酶，分别干扰细菌叶酸代谢的不同环节，通过影响核苷酸合成而抑制细菌生长繁殖。

三、耐药性及其产生机制

1. 耐药性

耐药性又称抗药性，是病原体产生对药物不敏感，使药物对病原体的疗效下降或无效。耐药性分为：

（1）**固有耐药性** 又称天然耐药，是由细菌染色体基因决定，代代相传，不会改变。其与抗菌药物的使用与否无关，如肠道杆菌对青霉素类耐药。

（2）**获得耐药性** 细菌与药物反复接触后对药物敏感性降低或消失，多数由质粒介导，也可由染色体介导。如金黄色葡萄球菌产生 β-内酰胺类抗生素耐药性。细菌对抗菌药物的耐药性大多数属于该类型。

 知识拓展

超 级 细 菌

超级细菌不是特指某一种细菌，而是泛指那些对多种抗生素具有耐药性的细菌，它的准确名称应该是多重耐药性细菌。这类细菌对抗生素有强大的抵抗作用，能躲避被杀灭的危险。引起特别关注的超级细菌主要有耐甲氧西林金黄色葡萄球菌（MRSA）、耐多药肺炎链球菌（MDRSP）、万古霉素耐药肠球菌（VRE）、多重耐药结核杆菌（MDR-TB）、多重耐药鲍曼不动杆菌（MRAB）及携带 NDM-1 耐药基因的大肠埃希菌和肺炎克雷伯菌等。由于大部分抗生素对其不起作用，超级细菌对人类健康已造成极大的危害。基因突变是产生超级细菌的根本原因，而抗生素的滥用则加速了这一过程。超级细菌与非典、甲型 H_1N_1 流感不一样，其引起的是细菌感染，不是传染病，而且一般发生在医院里，虽然它耐药性强，但致病力并不强。WHO 把勤洗手作为一种防止传染的措施。

2. 耐药性产生的机制

（1）**产生灭活酶** 灭活酶通过改变药物的结构，使药物失去抗菌作用。常见的灭活酶有两种：

① 水解酶：如 β-内酰胺酶，可水解 β-内酰胺类抗生素的 β-内酰胺环，从而导致 β-内酰胺类抗生素丧失抗菌作用。

② 钝化酶（合成酶）：如乙酰化酶、磷酸化酶、核苷化酶等，可催化某些化学基团结合到药物分子上，使药物失活。氨基糖苷类抗生素的化学结构易被乙酰化酶改变而失去抗菌活性。

（2）**改变抗菌药物作用靶部位** 靶部位是抗菌药物对细菌的原始作用靶点。若此部位结构或位置发生改变，则药物不能与靶点结合，不能发挥抗菌作用，细菌即可产生耐药性。如分枝杆菌对链霉素耐药，即链霉素的作用靶点 16S 核糖体的某些碱基发生了改变。

（3）**改变细菌膜的通透性** 细菌通过各种途径使抗菌药物不易通过其细胞外膜，使药物难以发挥抗菌作用。如 β-内酰胺类抗生素的耐药株即通过此途径产生。

（4）**加强主动外排** 有些耐药的细菌有主动转运泵，可将进入菌体内的药物泵出菌体，使菌体内药物浓度降低而耐药。

（5）**改变细菌代谢途径** 对磺胺类耐药的细菌可改变叶酸代谢途径，通过产生大量的对氨基苯甲酸（PABA）或直接利用外源性叶酸而产生耐药性。

能力训练

患者张某，因感冒出现咳嗽、发热症状，体温 38.5℃。医生初步诊断为上呼吸道感染，开具了阿莫西林胶囊，每日 3 次，疗程 7 天。但患者服用 3 天后，症状明显好转，便自行停药。一周后复发，且比之前更为严重。

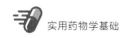

请问：1.医生开具阿莫西林治疗上呼吸道感染，从抗生素的抗菌谱角度分析该处方是否合理。为什么？

2.患者自行停药后症状复发且加重，这与抗生素的使用和细菌耐药性有什么关系？请结合所学知识进行解释。

3.如果你是负责该患者的药师，针对患者的情况，你会给予哪些用药建议？请说明理由。

——— 项目二 抗生素应用 ———

知识目标

掌握青霉素类、头孢菌素类、大环内酯类、氨基糖苷类典型药物的临床应用、不良反应及注意事项。熟悉林可霉素、万古霉素、四环素、氯霉素的临床应用及不良反应。了解各类药物的化学结构特征及分类。

能力目标

能够熟练运用各类抗生素的药理作用、临床应用、不良反应，正确指导患者合理使用药物；学会分析、解释本项目涉及药物处方的合理性，初步具备提供用药咨询服务的能力。

素质目标

坚守职业操守，践行药者仁心，强化团队协作，促进沟通交流，增强社会责任感，助力健康中国。

案例导入

患者，女，18岁。因牙周肿痛伴发热就诊，经青霉素皮试后，患者全身发痒、四肢发麻。1min后皮肤出现红斑，面部及两臂呈橘皮样肿胀。口唇发绀、痉挛性咳嗽、呼吸带哮鸣音、表情淡漠、神志不清、四肢厥冷、血压80/50mmHg。

问题：患者出现上述症状属于什么反应？应如何避免？

一、β-内酰胺类抗生素

β-内酰胺类抗生素是指化学结构中具β-内酰胺环的一类抗生素，包括青霉素类、头孢菌素类及其他β-内酰胺类抗生素。本类药物具有抗菌活性强、毒性低、适用范围广及临床疗效较好等特点，为临床常用的抗菌药物。

β-内酰胺类抗生素的化学结构中均含有四元的β-内酰胺环母核结构（图7-3）。不同类型的β-内酰胺类抗生素在化学结构上的区别在于其β-内酰胺环是否连接有其他杂环以及连接杂环的化学结构不同。如青霉素类的母核为6-氨基青霉烷酸（6-APA），头孢菌素类的母核为7-氨基头孢烷酸（7-ACA）等。

（1）青霉素类按抗菌谱和耐药性分为5类

① 窄谱青霉素类：以注射用青霉素和口服用青霉素V为代表。

② 耐酶青霉素类：以注射用甲氧西林和口服、注射用氯唑西林、氟氯西林为代表。

③ 广谱青霉素类：以注射、口服用氨苄西林和口服用阿莫西林为代表。

④ 抗铜绿假单胞菌广谱青霉素类：以注射用羧苄西林、哌拉西林为代表。

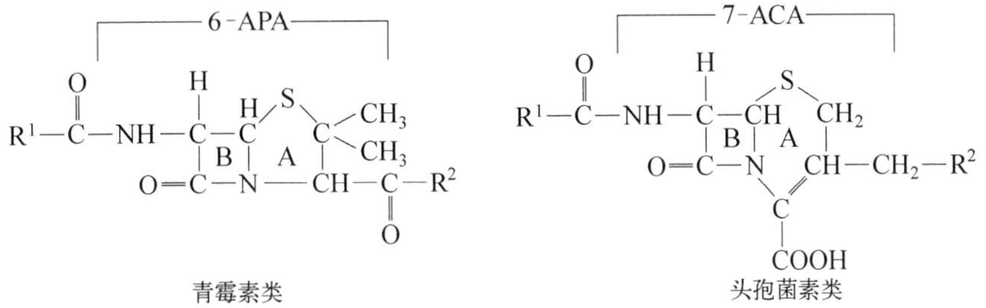

图 7-3　β-内酰胺类抗生素基本结构

⑤ 抗革兰氏阴性菌青霉素类：以注射用美西林和口服用匹美西林为代表。

(2) 头孢菌素类按抗菌谱、耐药性和肾毒性分为四代

① 第一代头孢菌素：以注射、口服用头孢拉定和口服用头孢氨苄为代表。

② 第二代头孢菌素：以注射用头孢呋辛和口服用头孢克洛为代表。

③ 第三代头孢菌素：以注射用头孢哌酮、头孢噻肟和口服用头孢克肟为代表。

④ 第四代头孢菌素：以注射用头孢匹罗为代表。

(3) 其他 β-内酰胺类　包括碳青霉烯类、头孢霉素类、氧头孢烯类、单环 β-内酰胺类。

(4) β-内酰胺酶抑制药　包括克拉维酸、舒巴坦和他唑巴坦。

(5) β-内酰胺类抗生素的复方制剂　包括阿莫西林克拉维酸、哌拉西林他唑巴坦、头孢哌酮舒巴坦。

1. 青霉素类抗生素

按来源不同，青霉素类可分为天然青霉素和半合成青霉素，均为 6-氨基青霉烷酸（6-APA）的衍生物，分子中的 β-内酰胺环是抗菌活性的必需基团，破坏后抗菌活性即消失。侧链的改变可以影响药物的抗菌谱、耐酸、耐酶等特性。

(1) 天然青霉素　青霉素是从青霉菌培养液中分离而得的一种有机酸，常用其钠盐、钾盐，其干燥粉末在室温保持数年仍有抗菌活性，但溶于水后极不稳定，易被酸、碱、醇、氧化剂、金属离子分解破坏，且不耐热。其水溶液在室温放置 24h 大部分降解失效，还可生成具有抗原性质的降解产物，故应现用现配。本药剂量用国际单位 U 表示，理论效价为：青霉素钠盐 1670U≈1mg，青霉素钾盐 1598U≈1mg。

青霉素（苄青霉素）

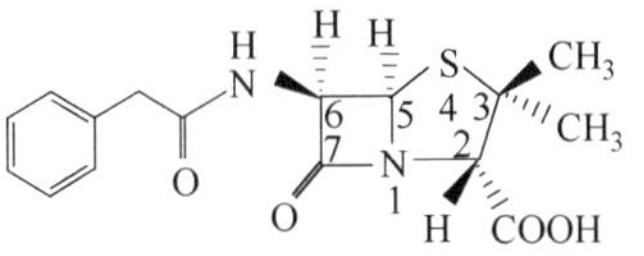

【化学名】　（2S，5R，6R)-3,3-二甲基-6-(2-苯乙酰氨基)-7-氧代-4-硫杂-1-氮杂双环[3.2.0]庚烷-2-甲酸。

【性状】　本品钠盐为白色结晶性粉末；无臭或微有特异性臭；有引湿性；遇酸、碱或氧化剂等即迅速失效，水溶液在室温放置易失效。在水中极易溶解，在乙醇中溶解，在脂肪油或液状石蜡中不溶。

【抗菌作用】　本药抗菌作用很强，但抗菌谱较窄，为繁殖期杀菌药。其抗菌谱包括：①大多数革兰氏阳性球菌，如溶血性链球菌、肺炎球菌等；②革兰氏阳性杆菌，如白喉棒状杆菌、炭疽杆菌等；③革兰氏阴性球菌，如脑膜炎奈瑟菌等；④螺旋体、放线杆菌，如梅毒螺旋体等。

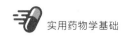

杀菌作用特点：①对革兰氏阳性菌作用强，对大多数革兰氏阴性菌作用弱；②对繁殖期细菌作用强，对静止期细菌无作用；③因哺乳动物细胞无细胞壁，故对人和动物基本无毒性作用。

长期用药或用药不当可产生耐药性，如金黄色葡萄球菌、肺炎球菌、脑膜炎奈瑟菌等对本药极易产生耐药性。

【临床应用】 本药肌内注射或静脉滴注为治疗敏感的革兰氏阳性球菌、革兰氏阳性杆菌、革兰氏阴性球菌及螺旋体所致感染的首选药。

① 治疗革兰氏阳性球菌感染：如蜂窝织炎、丹毒、猩红热、咽炎、扁桃体炎、支气管炎、中耳炎、心内膜炎、疖、痈等。

② 治疗革兰氏阳性杆菌感染：如破伤风、白喉、气性坏疽、炭疽病等，但因对细菌外毒素无效，必须加用相应的抗毒素。

③ 治疗革兰氏阴性球菌感染：作为治疗脑膜炎奈瑟菌引起的流行性脑脊髓膜炎首选药，一般宜与磺胺嘧啶合用；淋病奈瑟球菌耐药虽较普遍，但对不产生酶的菌株，青霉素仍有效。

④ 其他：对于螺旋体感染如梅毒、回归热、钩端螺旋体病，必须早期、大剂量用药；放线菌感染如肉芽肿样炎症等，需长疗程、大剂量用药。

【不良反应】

① 过敏反应：为青霉素类常见的不良反应，在各种药物中居首位，发病率在5%～10%。常表现为药物热、皮疹、荨麻疹等，停药后自行消失。过敏性休克为青霉素最严重的不良反应之一，发生率在0.01%左右，可出现喉头水肿、呼吸困难、抽搐、昏迷等症状，若不及时救治，可危及生命。

青霉素的
过敏反应

预防青霉素类发生过敏性休克，主要防治措施有：a. 详细询问过敏史，青霉素类抗菌药过敏者禁用，有其他药过敏史者慎用；b. 避免滥用和局部用药，避免饥饿时注射青霉素；c. 初次使用、用药间隔3天以上或更换不同批号药物者必须做皮肤过敏试验，反应阳性者禁用，应警惕个别患者皮试中发生过敏性休克；d. 注射剂应临用前新鲜配制；e. 备好急救药品（如肾上腺素）和抢救设备；f. 患者每次用药后需观察30min；g. 一旦发生过敏性休克，应立即皮下或肌内注射肾上腺素0.5～1.0mg，严重者应稀释后缓慢静脉注射或滴注，必要时加入糖皮质激素及抗组胺药，同时配合其他急救措施。

② 赫氏反应：用青霉素治疗梅毒、钩端螺旋体病或其他感染时可有症状加剧现象，称为赫氏反应。表现为全身不适、寒战、发热、咽痛、肌痛、心跳加快等症状，此反应可能与大量螺旋体被杀死后释放异体物质有关。

③ 局部刺激：肌内注射可产生局部疼痛、红肿或硬结等局部刺激。青霉素钾盐严重、钠盐轻。

④ 其他不良反应：可发生高钾血症或钾中毒反应。大剂量给予青霉素钠，尤其是对肾功能减退或心功能不全的患者，可造成高钠血症。

【注意事项】 青霉素类药物可导致过敏反应，用前要按照规定的方法进行皮试。重度肾功能损害者应调整剂量或延长给药间隔。本类药物不宜鞘内给药。青霉素钠盐或青霉素钾盐的水溶液均不稳定，应现用现配，必须保存时，应放置冰箱中，宜当天用完。

（2）半合成青霉素 青霉素有对敏感菌杀菌力强、毒性小的优点，但也具有抗菌谱窄、不耐酸、不耐酶、易产生耐药性等缺点。在天然青霉素母核 6-APA 的基础上，药物化学家们通过连接不同侧链，合成出耐酸、耐酶、广谱的半合成青霉素（表 7-1）。其抗菌机制、不良反应与青霉素类似，并与青霉素之间存在交叉过敏反应。

表 7-1　常用半合成青霉素的作用特点及临床应用

类别	药物	抗菌作用特点	临床应用
耐酸青霉素类	青霉素 V	①抗菌谱与青霉素相似,但抗菌活性较弱; ②耐酸,可口服给药; ③不耐 β-内酰胺酶	主要用于治疗由革兰氏阳性球菌引起的轻度感染
耐酶青霉素类	苯唑西林 氯唑西林 双氯西林 氟氯西林 甲氧西林	①抗菌谱与青霉素相似,但抗菌活性较弱; ②除甲氧西林对酸不稳定外,其余均耐酸,可口服; ③耐酶,对产酶金黄色葡萄球菌具有强大杀菌作用,但耐甲氧西林金黄色葡萄球菌(MRSA)对所有的 β-内酰胺类抗生素耐药	主要用于治疗耐青霉素 G 的金黄色葡萄球菌感染
广谱青霉素类	氨苄西林 阿莫西林 匹氨西林 酞氨西林 海他西林 美坦西林	①抗菌谱广,对革兰氏阳性菌作用比青霉素弱,对革兰氏阴性菌作用较青霉素强,对铜绿假单胞菌无效; ②耐酸,可口服; ③不耐酶,对产酶金黄色葡萄球菌无效	主要用于治疗敏感菌所致的全身感染及伤寒
抗铜绿假单胞菌广谱青霉素类	羧苄西林 替卡西林 磺苄西林 呋布西林 哌拉西林	①抗菌谱广,对革兰氏阳性菌和阴性菌均有效,对铜绿假单胞菌作用强大; ②不耐酸,需注射给药; ③不耐酶,对耐药金黄色葡萄球菌无效	主要用于治疗由铜绿假单胞菌、奇异变形杆菌、大肠埃希菌及其他肠杆菌引起的感染
抗革兰氏阴性杆菌青霉素类	美西林 匹美西林 替莫西林	①对革兰氏阴性杆菌的作用较氨苄西林强,对革兰氏阳性菌作用弱,对铜绿假单胞菌无效; ②匹美西林口服有效,美西林和替莫西林需注射给药	主要用于治疗革兰氏阴性杆菌所致的泌尿系统感染、软组织感染等

 知识拓展

青霉素的故事

早在唐朝，长安城的裁缝会把长有"绿毛"的糨糊涂在被剪刀划破的手指上来帮助伤口愈合，就是因为"绿毛"产生的物质（青霉菌）有杀菌的作用，也就是人们最早使用的青霉素。20 世纪 40 年代以前，人类一直未能掌握一种能高效治疗细菌性感染且副作用小的药物。科研人员进行了长期探索，然而在这方面所取得的突破性进展却源自一个意外发现。1928 年英国细菌学家在简陋的实验室里研究金黄色葡萄球菌。由于盖子没盖好，他发现污染青霉菌的周围没有金黄色葡萄球菌生长，形成一个无菌圈，后来人们称这种现象为抑菌圈。他经过多次重复试验，推测青霉菌分泌一种能够杀死金黄色葡萄球菌的物质，即青霉

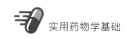

素。1940 年，英国的病理学家和德国的生物化学家通过大量实验证明青霉素可以治疗细菌感染，具有治疗作用，并建立了从青霉菌培养液中提取青霉素的方法。青霉素的发现挽救了成千上万人的生命，使人类与疾病的斗争进入了一个全新的时代。为此，共同获得了 1945 年的诺贝尔生理学或医学奖。

2. 头孢菌素类抗生素

头孢菌素类药物具有抗菌谱广、杀菌力强、对 β-内酰胺酶较稳定及过敏反应少等优点。根据其抗菌谱、抗菌活性、对 β-内酰胺酶的稳定性及对肾脏毒性的不同，目前将头孢菌素类抗菌药物分为五代（表 7-2）。

表 7-2 头孢菌素类代表药物的作用特点及临床应用

分类	代表药物	抗菌作用特点	临床应用
第一代	头孢唑林 头孢噻吩 头孢氨苄 头孢拉定	①对革兰氏阳性菌作用强于第二、三代；对革兰氏阴性菌作用不及第二、三代，对铜绿假单胞菌无效； ②对 β-内酰胺酶稳定性较第二、三代差； ③对肾脏有一定毒性	主要用于治疗敏感菌所致呼吸道和尿路感染、皮肤及软组织感染
第二代	头孢呋辛 头孢孟多 头孢克洛 头孢呋辛酯	①对革兰氏阳性菌作用弱于第一代，强于第三代；对革兰氏阴性菌作用明显增强，对部分厌氧菌有效，对铜绿假单胞菌无效； ②对多种 β-内酰胺酶较稳定； ③对肾脏毒性较第一代小	主要用于治疗敏感菌所致肺炎、胆道感染、菌血症、尿路感染及其他组织器官感染
第三代	头孢噻肟 头孢曲松 头孢他啶 头孢克肟	①对革兰氏阳性菌作用弱于第一代、第二代；对革兰氏阴性菌作用较强，包括肠杆菌、厌氧菌和铜绿假单胞菌； ②对多种 β-内酰胺酶更稳定； ③基本无肾毒性	主要用于治疗危及生命的败血症、脑膜炎、肺炎、骨髓炎及尿路严重感染及铜绿假单胞菌感染
第四代	头孢匹罗 头孢吡肟	①对革兰氏阳性菌、革兰氏阴性菌、厌氧菌显示广谱抗菌活性，抗革兰氏阳性菌活性比第三代强，特别对链球菌、肺炎球菌有很强的活性，抗铜绿假单胞菌作用同第三代； ②对 β-内酰胺酶高度稳定； ③无肾毒性	用于治疗对第三代头孢菌素耐药的敏感菌所致严重感染
第五代	头孢洛林酯	属于超广谱抗生素，对大多数革兰氏阳性菌、阴性厌氧菌具有较强的抗菌活性，血浆半衰期长，无肾毒性	用于治疗成人社区获得性细菌性肠炎和急性细菌性皮肤和软组织感染

【不良反应】 头孢菌素类药物毒性较低，不良反应较少。

（1）**过敏反应** 多为皮疹、荨麻疹等，过敏性休克罕见，但与青霉素类有交叉过敏现象。

（2）**肾损害** 第一代头孢菌素在大剂量使用时对肾脏有毒性，不宜与氨基糖苷类药物合用，肾功能不全者禁用；第二代头孢菌素的肾毒性较第一代减轻；第三代头孢菌素对肾脏基本无毒，第四代头孢菌素则几乎无肾毒性。

（3）**双硫仑样反应** 服药期间饮酒或饮用含酒精的饮料可出现此反应，表现为面红、头痛、恶心、呕吐、视物模糊、精神恍惚、血压下降、胸闷、呼吸困难等。

（4）**其他**　口服给药可发生胃肠道反应如恶心、呕吐、食欲减退、腹泻等；静脉给药可发生静脉炎；第三、四代头孢菌素偶致二重感染；长期大量应用头孢孟多、头孢哌酮可引起低凝血酶原血症或血小板减少，导致严重出血，可补充维生素 K 或新鲜血浆。

【注意事项】　有青霉素过敏史者慎用，必要时应做皮试。用药期间及停药 5 日内不能饮酒或饮用含酒精的饮料。

　知识拓展

双硫仑样反应

　　患者在服用头孢菌素、青霉素期间，饮酒、接触酒精后导致患者出现胸闷、气短、喉头水肿或者呼吸困难、心率加快、血压下降、四肢乏力、面部潮红、失眠、头痛、恶心、呕吐、精神恍惚甚至发生过敏性休克，严重的时候可能会导致患者出现意识丧失，危及患者的生命，这种反应称为双硫仑样反应。临床上也会用双硫仑样反应来治疗慢性酒精中毒者。双硫仑样反应容易造成生命危险，在出现中毒表现后要立即抢救，保持呼吸通畅，对症处理，及时救治预后良好。

3. 其他 β-内酰胺类抗生素

其他 β-内酰胺类抗生素作用特点、临床应用及不良反应见表7-3。

表 7-3　其他 β-内酰胺类抗生素作用特点、临床应用及不良反应

药物	作用特点	临床应用	不良反应
碳青霉烯类 亚胺培南 美罗培南 帕尼培南	抗菌谱广，耐酶，作用强，除对军团菌、沙眼衣原体和肺炎支原体无效外，对其他大多数革兰氏阳性菌和革兰氏阴性菌、厌氧菌均有效	用于治疗革兰氏阳性菌和革兰氏阴性菌、厌氧菌所致的各种严重感染	药疹和静脉炎，一过性氨基转移酶升高等
头孢霉素类 头孢西丁 头孢美唑	抗菌谱广，与第二代头孢菌素相同，其特点是抗厌氧菌作用强，对 β-内酰胺酶稳定性高，比第三代头孢菌素强	盆腔、腹腔和妇科的需氧菌和厌氧菌的混合感染	皮疹、静脉炎、蛋白尿、嗜酸性粒细胞增多
单环 β-内酰胺类 氨曲南	抗菌谱窄，对需氧革兰氏阴性杆菌，包括铜绿假单胞菌的革兰氏阴性杆菌作用强，对 β-内酰胺酶稳定；与青霉素之间无交叉过敏反应	替代第三代头孢菌素或氨基糖苷类抗生素治疗革兰氏阴性杆菌所致的下呼吸道、尿路、软组织感染和脑膜炎、败血症等	少而轻，主要有皮疹、血清转氨酶升高、胃肠道反应等
氧头孢烯类 拉氧头孢 氟氧头孢	抗菌谱广，对革兰氏阳性球菌、革兰氏阴性杆菌的作用同头孢他啶，对铜绿假单胞菌的作用不及头孢他啶	呼吸道、尿道、胆道感染，脑膜炎、败血症	皮疹，偶见凝血酶原减少或血小板功能障碍而致出血

4. β-内酰胺酶抑制药

β-内酰胺酶抑制药主要是针对细菌产生的 β-内酰胺酶而发挥作用，目前临床常用的包括克拉维酸、舒巴坦、他唑巴坦。它们的共同特点是：本身没有或只有较弱的抗菌活性，通过

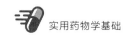

抑制 β-内酰胺酶，从而保护 β-内酰胺类抗生素的活性，与 β-内酰胺类抗生素联合应用或组成复方制剂使用，可增强后者的药效。常用的复方制剂有阿莫西林/克拉维酸、氨苄西林/舒巴坦、头孢哌酮/舒巴坦、哌拉西林/他唑巴坦等。

阿莫西林/克拉维酸口服制剂适用于敏感菌所致的败血症、腹膜炎、呼吸道感染、胆道感染、泌尿系统感染、骨和关节感染、术后感染、皮肤和软组织感染、耳鼻喉感染等。

头孢哌酮/舒巴坦、哌拉西林/他唑巴坦适用于敏感菌所致呼吸道感染、皮肤及软组织感染、尿路感染、腹腔感染、盆腔感染和骨关节感染。

二、大环内酯类、林可霉素类及多肽类抗生素

1. 大环内酯类抗生素

大环内酯类抗生素

大环内酯类抗生素是具有 14～16 元内酯环的具有抗菌作用的抗生素。其疗效肯定，无严重不良反应，常作为对 β-内酰胺类抗生素过敏患者的替代药物。目前开发了三代大环内酯类抗生素，其代表药物及抗菌谱见表 7-4。

表 7-4 大环内酯类抗生素代表药物及抗菌谱

类别	代表药物	抗菌谱
第一代	红霉素、麦迪霉素、螺旋霉素、乙酰螺旋霉素、交沙霉素等	对大多数革兰氏阳性菌、部分革兰氏阴性菌和厌氧菌有强大的抗菌活性；如葡萄球菌属、肺炎链球菌、炭疽杆菌、流感杆菌、军团菌属；对梅毒螺旋体、钩端螺旋体、衣原体、立克次体等也有良好作用
第二代	罗红霉素、克拉霉素、阿奇霉素等	增加和提高了对革兰氏阴性菌的抗菌活性
第三代	泰利霉素、喹红霉素等	对大环内酯敏感菌和耐药呼吸道病原体均有良好的抗菌活性

本类药的共同特点为：①抗菌谱窄，比青霉素略广，主要作用于需氧革兰氏阳性菌和革兰氏阴性球菌、厌氧菌，以及军团菌、胎儿弯曲菌、衣原体和支原体等；②细菌对本类各药间有不完全交叉耐药性；③在碱性环境中抗菌活性较强，治疗尿路感染时常需碱化尿液；④口服后不耐酸，其酯化衍生物可增加口服吸收；⑤血药浓度低，组织中浓度相对较高，痰、皮下组织及胆汁中的浓度明显超过血药浓度；⑥不易透过血脑屏障；⑦主要经胆汁排泄，进行肝肠循环；⑧毒性低微，口服后的主要副作用为胃肠道反应，静脉注射易引起血栓性静脉炎。

红霉素

【性状】 本品为白色或类白色的结晶或粉末；无臭；微有引湿性。在甲醇、乙醇或丙酮中易溶，在水中极微溶解。

【抗菌作用】 红霉素抗菌谱与青霉素相似而略广，但抗菌效力不及青霉素。对革兰氏阳

性菌如耐药金黄色葡萄球菌、肺炎链球菌等具有较强的抑制作用；对部分革兰氏阴性菌如脑膜炎奈瑟菌、流感嗜血杆菌、军团菌、百日咳杆菌等高度敏感；对某些螺旋体、支原体、衣原体、立克次体、衣原体也有抑制作用。大环内酯类抗生素之间存在不完全交叉耐药性。一般细菌对红霉素易产生耐药性，连续用药不能超过一周，但停药数月后，即可恢复敏感性。

【临床应用】　本药为治疗军团菌病、百日咳、空肠弯曲菌肠炎和支原体肺炎的首选药，也可用于敏感菌所致的呼吸道、皮肤、软组织、泌尿生殖系统感染和部分厌氧菌引起的口腔感染。红霉素可在妊娠期间作为一线药物用于治疗泌尿生殖系统衣原体感染，也用于四环素类禁忌证如婴儿期衣原体肺炎和新生儿眼炎。

【不良反应】　口服红霉素副作用少而轻，大剂量可出现胃肠道反应。长期用药可引起二重感染，尤其是念珠菌感染引起的伪膜性肠炎。少数患者可出现肝损害，个别患者出现皮疹、药物热、肠痉挛等过敏反应。其乳酸盐静脉注射或滴注可引起注射部位疼痛和血栓性静脉炎。

【注意事项】　对红霉素类药物过敏者禁用；孕妇及哺乳期妇女慎用。用药期间定期检查肝功能。

由于红霉素对酸不稳定，口服生物利用度低，因此对红霉素结构进行修饰，得到一系列新的红霉素半合成衍生物。常用大环内酯类药物作用特点及应用见表 7-5。

表 7-5　常用大环内酯类药物作用特点及应用

药物	作用特点及应用
罗红霉素	抗菌谱与红霉素相似，对革兰氏阴性菌的抗菌作用较红霉素略差，对军团菌作用较强；不良反应轻，主要是胃肠道反应。临床应用同红霉素
阿奇霉素	抗菌谱较红霉素广，对革兰氏阴性菌的抗菌作用增强，对肺炎支原体的作用最强；每日仅需服用一次；不良反应轻，大多数患者均能耐受。用于呼吸道、泌尿生殖系统及皮肤软组织感染
克拉霉素	抗菌谱与红霉素相似，抗菌活性强于红霉素，主要用于呼吸道、皮肤软组织感染及幽门螺杆菌感染；不良反应为胃肠道反应，发生率较红霉素低。主要用于泌尿生殖系统、呼吸道、皮肤软组织、幽门螺杆菌感染引起的慢性胃炎、中耳炎、鼻窦炎等
泰利霉素 喹红霉素	为新型大环内酯类抗生素；喹红霉素抗菌活性最强，肺中浓度最高，对耐其他大环内酯类的细菌有较强的抗菌活性，主要用于敏感菌所致的呼吸道感染

 知识拓展

军　团　菌

军团菌也称为"退役军人杆菌"，1976 年首次在美国费城退伍军人年会期间暴发，221人患病，34 人死亡，从尸检组织中分离出病原体并将其命名为军团菌。军团菌在 $25\sim43℃$ 繁殖，最适宜生长温度是 35℃，每年 7、8、9 月军团菌肺炎较高发。军团菌喜在温水及潮热的地方生存蔓延，空调、热水器、淋浴器、温泉等都是其生长繁殖的"温床"。所以夏天开空调前，建议对空调进行适当清洗并消毒。预防军团菌可根据不同情况选择消毒干预措施：①铜银离子杀菌法；②加热至 $60\sim77℃$ 和冲洗；③对局部地区进行紫外线照射等。

2. 林可霉素类抗生素

林可霉素类抗生素包括林可霉素和克林霉素。其中林可霉素由链丝菌产生，克林霉素为

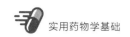
半合成品。两药具有相同的抗菌谱和抗菌机制，但克林霉素的抗菌作用更强，口服吸收不受食物影响，生物利用度高且毒性较低，故临床上较常用。

【抗菌作用】 本类药物抗菌谱及抗菌作用机制与红霉素类似，最主要特点是对各类厌氧菌有强大的抗菌作用。对需氧革兰氏阳性菌也有显著活性，对革兰氏阴性杆菌及肺炎支原体几乎无作用。

【临床应用】 本类药物主要用于治疗对 β-内酰胺类抗生素耐药或过敏的革兰氏阳性球菌引起的呼吸道、骨及软组织感染和败血症等；可用于治疗金黄色葡萄球菌感染，作为金黄色葡萄球菌所致的急、慢性骨髓炎首选药；也可用于厌氧菌感染所致的口腔、腹腔和妇科感染。

【不良反应】

（1）**胃肠道反应** 常见恶心、呕吐、腹痛和腹泻等，口服给药比注射给药多见。长期用药也可引起二重感染、伪膜性肠炎，可口服甲硝唑或万古霉素治疗。

（2）**变态反应** 偶见皮疹、瘙痒、荨麻疹、多形性红斑、剥脱性皮炎或药物热，也可出现一过性中性粒细胞减少。

（3）**肝毒性** 少数患者用药后可出现肝功能异常，如转氨酶升高、黄疸等。

【注意事项】 肝肾功能不全者，孕妇、新生儿禁止使用。疗程长者，需定期检测肝、肾功能和血常规。

3. 多肽类抗生素

（1）**万古霉素** 万古霉素类属于多肽类抗生素，包括万古霉素、去甲万古霉素和替考拉宁。过去临床使用较少，现在因其能杀灭耐甲氧西林金黄色葡萄球菌（MRSA）和耐甲氧西林表皮葡萄球菌（MRSE）而得到广泛应用。

【抗菌作用】 为快速杀菌药。主要通过与细菌细胞壁黏肽侧链形成复合物，抑制细菌细胞壁合成。对革兰氏阳性菌尤其是 MRSA、MRSE 具有强大的杀菌作用，对革兰氏阴性菌作用弱。一般不易产生耐药性，与其他抗生素也无交叉耐药性。

【临床应用】 本类药物仅用于严重革兰氏阳性菌感染，特别是 MRSA、MRSE 和肠球菌属所致感染，如败血症、心内膜炎、骨髓炎、呼吸道感染等。因毒性大，一般不作为首选药。可用于对 β-内酰胺类过敏的患者。口服用于治疗伪膜性结肠炎和消化道感染。

【不良反应】 本类药物大剂量长期应用较严重的毒性反应是耳毒性、肾毒性，尤其是老年患者、新生儿、早产儿、肾功能不全者。偶有药物热、皮疹、瘙痒等过敏反应。快速静脉滴注万古霉素可出现上身皮肤潮红、红斑、荨麻疹、心动过速和低血压等症状，称为"红人综合征"，故滴注速度不宜过快。

【注意事项】 用药期间应密切监测听力及肾功能，若及早发现并停药，一般可恢复听力。应避免与氨基糖苷类和高效能利尿药合用。妊娠期患者避免应用本品，哺乳期妇女慎用。

（2）**多黏菌素类** 多黏菌素类是从多黏芽孢杆菌培养液中分离获得的一组多肽类抗生素，常用药物有多黏菌素 B 和多黏菌素 E，因毒性大，主要供局部应用。二者抗菌作用相似，抗菌谱窄，对革兰氏阴性杆菌具有强大的杀菌作用，尤其对铜绿假单胞菌作用显著，细菌不易对其产生耐药性。临床用于治疗铜绿假单胞菌等引起的败血症、烧伤创面及尿路感染。主要不良反应为肾毒性、神经系统毒性。

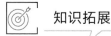 知识拓展

去甲万古霉素的发现

我国微生物资源丰富，1959年，我国科学家从贵州省的土壤中分离出一株放线菌，在分类学上接近东方诺卡氏菌，其分泌出的一种物质，具有抗菌作用。这株原始菌株被误认为是万古霉素并将其命名为"万-23"。1979年，我国在制定国产万古霉素标准时，发现国产万古霉素效价比国际标准高，超出理论值约10％。1983年应用核磁共振法对国产万古霉素分解结构进行研究，发现其结构中不含N-甲基-L-亮氨酸而只含亮氨酸。这一研究成果，揭开了国产万古霉素比进口万古霉素杀菌效率高的谜团。实际上我国的万古霉素是一个全新的化合物——去甲万古霉素。

三、氨基糖苷类抗生素

氨基糖苷类抗生素是一类由氨基糖和氨基环醇通过氧桥连接而成的苷类抗生素。按来源可分为两类：①天然氨基糖苷类抗生素，如链霉素、卡那霉素、妥布霉素、大观霉素、庆大霉素等；②半合成氨基糖苷类抗生素，如奈替米星、阿米卡星、依替米星等。

【抗菌作用】　本类药物属于静止期杀菌药，对革兰氏阴性杆菌，如大肠埃希菌、变形杆菌属、克雷伯菌属、沙门菌属等具有强大的抗菌作用；对铜绿假单胞菌、金黄色葡萄球菌及结核分枝杆菌也有一定抗菌活性。本类药物之间存在完全或部分交叉耐药现象。

【临床应用】　本类药物主要用于敏感需氧革兰氏阴性杆菌所致的全身感染，如呼吸道、泌尿道、皮肤软组织、胃肠道、骨关节感染及烧伤、创伤后感染等。对于败血症、重症肺炎等严重感染，可联合应用其他抗革兰氏阴性杆菌的抗菌药物，如第三代头孢菌素、广谱半合成青霉素等。注意与β-内酰胺类抗生素合用时不能混合于同一容器，以免使药物失活。链霉素、卡那霉素、阿米卡星还可用于治疗结核病。

【不良反应】

(1) **耳毒性**　耳毒性包括前庭功能障碍和耳蜗听神经损伤。前庭功能障碍表现为头昏、视力减退、眼球震颤、眩晕、恶心、呕吐和共济失调等，多见于卡那霉素、链霉素和庆大霉素。耳蜗神经损伤，表现为耳鸣、听力减退和永久性耳聋。

(2) **肾毒性**　氨基糖苷类抗生素是诱发药源性肾衰竭的最常见药物之一。肾毒性通常表现为蛋白尿、管型尿、血尿等，严重时可产生无尿、氮质血症及肾衰竭。肾功能减退可使氨基糖苷类抗生素血浆浓度升高，这又将进一步加重肾功能损伤和耳毒性。

(3) **神经肌肉麻痹**　常见于大剂量腹膜腔、胸膜腔或静脉滴注速度过快，表现为心肌抑制、血压下降、肢体瘫痪和呼吸衰竭。

(4) **过敏反应**　常见皮疹、发热、血管神经性水肿及剥脱性皮炎等，也可引起过敏性休克（发生率仅次于青霉素），以链霉素为多见。

【注意事项】　用药期间应定期检测听力及肾功能，一旦出现眩晕、耳鸣、听力减退、肾功能损害等症状应及时停药。本类药物应避免与有耳毒性的药物如高效利尿药（呋塞米、甘露醇）、第一代头孢菌素类、万古霉素等合用。老年人、妊娠期妇女及肾功能不全者禁用。

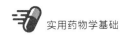

 知识拓展

药源性耳聋

药源性耳聋是指使用某些药物治疗疾病或人体接触某些化学制剂所引起的前庭蜗神经系统中毒或内耳结构性损伤，这种损伤将会导致临时或永久性听力缺失，也会对已存的感音性听觉造成伤害，主要症状为眩晕、平衡失调、耳鸣和耳聋等。常见的药物有庆大霉素、链霉素、水杨酸类、利尿类及抗肿瘤药物等。一般是在用药期间或者是用药后1~2周出现，病情会逐渐加重。一般是双侧对称性耳聋，且常伴有耳鸣。药源性耳聋患者应立即停用耳毒性药物，以免造成进一步损害。在发病初期应给予营养神经的药物进行治疗，如果到了晚期还没有见效，需要佩戴助听器或做电子耳蜗植入手术。

硫酸链霉素

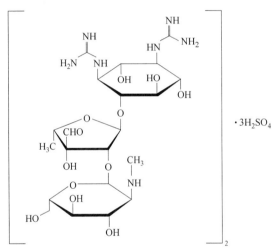

链霉素是从链霉菌培养液中分离获得应用的第一个氨基糖苷类抗生素，临床常用其硫酸盐，也是首个用于治疗结核病的药物。口服吸收极少，肌内注射吸收快。

【化学名】 O-2-甲氨基-2-脱氧-α-L-葡吡喃糖基-(1→2)-O-5-脱氧-3-C-甲酰基-α-L-来苏呋喃糖基-(1→4)-N^1，N^3-二脒基-D-链霉胺硫酸盐。

【性状】 本品为白色或类白色的粉末；无臭或几乎无臭；有引湿性。在水中易溶，在乙醇中不溶。

【抗菌作用】 本药抗菌谱较广，对结核分枝杆菌和鼠疫耶尔森菌有强大的杀菌作用，对肺炎克雷伯菌、肠杆菌属、沙门菌属、志贺菌属等革兰氏阴性杆菌具有一定的抗菌活性，但活性低于其他同类药物，对铜绿假单胞菌无效。

【临床应用】 作为首选药物用于治疗土拉菌病（兔热病）和鼠疫，特别是与四环素类联合用药已成为目前治疗鼠疫的最有效手段之一。与青霉素合用治疗甲型溶血性链球菌引起的心内膜炎；与青霉素、氨苄西林合用治疗细菌性心内膜炎，还可用于治疗呼吸道、胃肠道及泌尿系统的术后感染。临床与其他抗结核药联用（如异烟肼、利福平）可以延缓耐药性的发生。但因其耳毒性和肾毒性的发生率高及耐药菌株的逐渐增多，限制了其临床使用。

【不良反应】 本药是氨基糖苷类中易引起变态反应的药物，可引起过敏性休克，通常注射链霉素后 10min 内突然发作。常见的毒性反应为耳毒性，其前庭反应较耳蜗反应出现早；其次为神经肌肉阻滞作用；少见肾毒性。

【注意事项】 存在交叉过敏反应，重症肌无力或帕金森病、肾功能不全、第 8 对脑神经损害者慎用。妊娠期妇女在使用本药前必须充分权衡利弊。哺乳期妇女用药期间宜暂停哺乳。

庆大霉素

庆大霉素具有口服吸收很少、肌内注射吸收迅速而完全、抗菌谱广、疗效确切等特点。因其对革兰氏阴性杆菌、革兰氏阳性菌、肺炎支原体等均有较强的杀灭作用，临床常作为治疗严重革兰氏阴性杆菌感染的首选药；口服治疗肠道感染和肠道术前准备；与青霉素、头孢菌素类联合使用治疗心内膜炎；与羧苄西林或第三代头孢菌素类抗生素合用治疗铜绿假单胞菌感染；与甲硝唑、克林霉素配伍，肌内注射可减少结肠术后感染率；局部可用于治疗皮肤、黏膜表面感染和眼、鼻、耳部感染。由于近年来细菌耐药性增加，临床上用阿米卡星或依替米星等代替。

常用其他氨基糖苷类药物见表 7-6。

表 7-6 常用其他氨基糖苷类药物

药物	抗菌特点及应用	不良反应	注意事项
妥布霉素	对铜绿假单胞菌作用较庆大霉素强 2～4 倍，对庆大霉素耐药菌有效。用于铜绿假单胞菌引起的各种感染	耳毒性、肾毒性、神经肌肉阻滞	肾功能不全者、哺乳期妇女慎用；对本药过敏者及孕妇禁用。静脉滴注应缓慢，疗程不宜超过 10 天
阿米卡星	抗菌谱广，作用强；对耐其他氨基糖苷类药的细菌有效，用于治疗庆大霉素、妥布霉素耐药的革兰氏阴性杆菌所致的各种严重感染；也用于治疗结核病、麻风病	耳毒性、肾毒性、神经肌肉阻滞	
奈替米星	对革兰氏阴性杆菌作用同庆大霉素；对金黄色葡萄球菌和其他革兰氏阳性菌作用优于其他氨基糖苷类抗生素。用于敏感菌引起的严重感染	耳毒性、肾毒性为本类药最小者	

四、四环素类和氯霉素类抗生素

1. 四环素类

四环素类抗生素是一类由放线菌产生的具有菲烷结构的广谱抗生素，为酸碱两性物质，在酸性环境中较稳定，碱性环境中易被破坏，临床一般用其盐酸盐。本类药物目前有三代：①第一代为天然四环素类，如四环素、土霉素、金霉素和地美环素等；②第二代为半合成四环素类，如多西环素、米诺环素、美他环素；③第三代为新一代的四环素类抗生素，如替加环素。

本类药物属于快速抑菌剂，高浓度时也具有杀菌作用。抗菌活性依次为：替加环素＞米诺环素＞多西环素＞美他环素＞地美环素＞四环素＞土霉素。

临床可用于立克次体病（如斑疹伤寒）、衣原体病（如沙眼）、支原体病（如支原体肺炎）、螺旋体病的治疗。使用本类药物时首选多西环素。第一代中土霉素治疗阿米巴痢疾

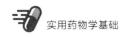

效优于其他四环素类药物。金霉素采用外用制剂，可治疗结膜炎和沙眼。目前临床以半合成品多西环素、米诺环素较为常用。

四环素

【化学名】　(4S,4aS,5aS,6S,12aS)-6-甲基-4-(二甲氨基)-3,6,10,12,12a-五羟基-1,11-二氧代-1,4,4a,5,5a,6,11,12a-八氢-2-并四苯甲酰胺。

【性状】　本品盐酸盐为黄色结晶性粉末；无臭；略有引湿性；遇光色渐变深，在碱性溶液中易破坏失效。在水中溶解，在乙醇中微溶，在乙醚中不溶。

【抗菌作用】　本药抗菌谱广，对革兰氏阳性菌、革兰氏阴性菌、支原体、衣原体、立克次体、螺旋体等均有抑制作用。对革兰氏阳性菌的作用不如青霉素类及头孢菌素类，对革兰氏阴性菌的作用不如氨基糖苷类及氯霉素。

【临床应用】　一般不作为抗感染治疗的首选药物。可用于治疗立克次体感染引起的斑疹、支原体引起的肺炎、衣原体引起的沙眼及螺旋体感染引起的消化性溃疡。

【不良反应】

(1) **胃肠道反应**　口服给药后可出现恶心、呕吐、上腹部不适、腹胀、腹泻等胃肠道反应；偶有食管炎及食管溃疡的报道，多发生于服药后立即卧床的患者。餐后服用可减轻，但会影响药物吸收。

(2) **二重感染**　长期使用广谱抗生素时，敏感菌被抑制，不敏感菌大量繁殖，造成新的感染，称作二重感染或菌群失调症。婴儿、老年人、合用糖皮质激素或免疫抑制剂的患者，使用四环素时易发生二重感染，需慎用。常见的二重感染有两种：①真菌感染，多由白色念珠菌引起，表现为鹅口疮、肠炎，应立即停药并给予抗真菌治疗。②伪膜性肠炎，表现为剧烈的腹泻、发热、肠壁坏死、体液渗出，甚至是休克死亡，应立即停用该药物，并口服甲硝唑或万古霉素。

(3) **影响牙、骨骼生长**　本药可沉积在牙齿和骨骼中，致使牙齿产生不同程度的变色黄染，牙釉质发育不良及龋齿；对新形成的骨组织也有相同作用，可抑制胎儿、婴幼儿骨骼发育。

(4) **其他**　长期大剂量使用本药可引起肝肾损害，尤其是肾功能异常的妊娠期妇女易发生肝毒性，偶见过敏反应。肌内注射刺激性大，可致局部红肿、硬结，甚至坏死。静脉滴注易引起静脉炎。

【注意事项】　孕妇、哺乳期妇女及8岁以下儿童禁用四环素和其他四环素类药物。长期应用应注意监测血常规及肝肾功能。

知识拓展

"四环素牙"

四环素牙指的是因服用过多四环素类的药物导致的着色牙。在婴幼儿时期，牙齿正在不断发育，如果这期间服用了过多的四环素类药物，其中的成分就会沉着在牙齿组织内，使得牙釉质发育不完全，并且导致牙齿着色，形成四环素牙。其实金霉素、地美环素和土霉素都会导致牙齿着色，只是它们呈现的多为黄色或黄灰色，四环素因导致牙齿多为灰棕色和深灰色而广为人知，故称为"四环素牙"。妊娠期和哺乳期妇女及 8 岁以下的儿童不宜使用四环素类抗生素。

多西环素

口服吸收迅速且完全，不易受食物影响。抗菌活性比四环素强 2～10 倍，具有强效、速效、长效等特点。抗菌谱与四环素相似，对四环素或土霉素耐药的金黄色葡萄球菌对本药仍敏感。临床上主要用于敏感菌引起的呼吸道感染、胆道感染、蜂窝织炎、伤寒、恙虫病及霍乱，也可用于治疗酒渣鼻、痤疮、前列腺炎、慢性支气管炎和肺炎等疾病，特别适合肾外感染伴肾衰竭患者。常见胃肠道反应，宜饭后服用。静脉注射可有麻木及口腔异味感，长期应用也可引起二重感染。

2. 氯霉素类

由于常见病原体对氯霉素的耐药性增加及其骨髓抑制等严重不良反应，氯霉素的应用普遍减少。氯霉素的右旋体无抗菌活性，但保留毒性，目前临床使用人工合成的左旋体。

氯霉素

【化学名】　D-苏式-(一)-N-[α-(羟基甲基)-β-羟基-对硝基苯乙基]-2,2-二氯乙酰胺。

【性状】　本品为白色至微带黄绿色的针状、长片状结晶或结晶性粉末。在甲醇、乙醇、丙酮或丙二醇中易溶，在水中微溶。

【抗菌作用】　本药具有抑菌作用，为广谱抗菌药。对革兰氏阴性杆菌的抑制作用强于革兰氏阳性杆菌，对流感杆菌、肺炎链球菌、脑膜炎球菌表现为杀菌药，对立克次体、支原体、螺旋体和沙眼衣原体等也有抑制作用。

【临床应用】　本药毒性较大，故临床应用受限制，已几乎不用于全身治疗，仅用于某些敏感菌所致的严重感染，如伤寒及副伤寒等。常作为局部用药，治疗沙眼、结膜炎、角膜炎等。

【不良反应】

(1) **抑制骨髓造血功能**　是最严重的不良反应。临床表现为：①可逆性血细胞减少，较为常见，停药后可恢复，与剂量大和疗程长有关；②不可逆的再生障碍性贫血，发生率低但致死率高，与剂量和疗程无关。

(2) **灰婴综合征**　早产儿和新生儿肝脏缺乏葡萄糖醛酸转移酶，肾排泄功能不完善，对氯霉素解毒能力差，药物剂量过大可致中毒，表现为循环衰竭、呼吸困难、进行性血压下降、皮肤苍白和发绀，故称灰婴综合征。一般发生于治疗的第 2～9 天，症状出现两天内的死亡率高达 40%。

(3) **其他**　可出现胃肠道反应、二重感染，少数患者可见皮疹、药物热、血管神经性水肿、视神经炎、视力障碍等。

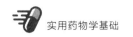

【注意事项】 肌注易致严重反应。新生儿、早产儿、妊娠期及哺乳期妇女禁用。

能力训练

患者，男，60 岁，有哮喘病史 20 年，长期服用氨茶碱。近日受凉后出现咳嗽，咳黄脓痰，胸闷气急，两肺哮鸣音、散在湿啰音。医生给予注射用甲泼尼龙琥珀酸钠 40mg 静脉滴注，头孢克肟口服。

请以小组为单位，分析上述案例中用药是否合理，并对患者进行用药指导。

项目三　人工合成抗菌药应用

知识目标

掌握喹诺酮类典型药物的抗菌作用、临床应用及不良反应。熟悉磺胺类、甲硝唑的抗菌作用、临床应用及不良反应。了解各类药物的化学结构特征及分类。

能力目标

能够熟练运用人工合成抗菌药的分类、临床应用，识别并处理人工合成抗菌药可能引起的不良反应，评估患者是否适合使用人工合成抗菌药，具备向患者及家属解释使用注意事项的能力。

素质目标

抵制抗菌药滥用行为，严格遵循用药规范，保障患者用药安全。提升公众对抗菌药的正确认知，为营造良好的用药环境、保障公众健康贡献力量。

> **案例导入**
>
> 患者，女，60 岁，有哮喘病史 40 年，青霉素过敏史，3 天前受凉后出现咳嗽、咳黄痰、喘息，伴有发热。诊断：支气管哮喘合并感染。给予左氧氟沙星静脉滴注无不适，后静脉滴注氨茶碱时出现心悸、恶心，进而出现四肢抽搐、意识丧失等氨茶碱中毒症状，马上给予地塞米松 10mg 静脉滴注、盐酸异丙嗪 25mg 肌注、地西泮 10mg 静脉注射。后患者上述症状缓解。
>
> 问题：1. 患者注射氨茶碱为什么出现中毒症状？
>
> 2. 左氧氟沙星属于哪类药物？应用时应注意什么？

人工合成抗菌药是通过化学合成方法制成的抗菌药物。主要包括喹诺酮类、磺胺类及其他人工合成抗菌药。

一、喹诺酮类药

喹诺酮类是人工合成的含 4-喹诺酮基本结构的抗菌药。按合成时间和抗菌特点分为四代：①第一代以萘啶酸为代表，抗菌谱窄，不良反应多，已被淘汰。②第二代以吡哌酸（PPA）为代表，抗菌谱较第一代有所扩大，用于敏感菌引起的尿道和肠道感染。副作用仍较大，故除了氟哌酸偶用外，其他已淘汰。③第三代以诺氟沙星、环丙沙星、氧氟沙星等为代表，又称为氟喹诺酮类。抗菌谱广，抗菌活性强，口服吸收好，不良反应较少，目前广泛应用于临床治疗。④第四代以莫西沙星、加替沙星、吉米沙星等为代表，抗菌谱更广，抗菌活性更强，增加了对军团菌、支原体、衣原体、厌氧菌、分枝杆菌属等的抑制作用。

【抗菌作用】 喹诺酮类属于广谱杀菌药，对革兰氏阴性菌作用强，对铜绿假单胞菌、大肠埃希菌、伤寒沙门菌、流感嗜血杆菌、军团菌属和革兰氏阴性球菌如淋病奈瑟球菌等均有强大的抗菌作用；此外，对革兰氏阳性球菌如金黄色葡萄球菌、肺炎链球菌及厌氧菌也有较强的抗菌作用；某些药物对结核分枝杆菌、支原体、衣原体和厌氧菌有抗菌作用。第四代喹诺酮类显著提高了对革兰氏阳性菌的抗菌活性，具有明显的抗菌后效应，革兰氏阳性菌或革兰氏阴性菌与药物接触后，未被立即杀灭的细菌有的在接触后的 2～6h 内失去繁殖能力。

喹诺酮类抗菌机制是抑制 DNA 回旋酶和拓扑异构酶Ⅳ，革兰氏阴性菌的主要靶点为 DNA 回旋酶，革兰氏阳性菌的主要靶点为拓扑异构酶Ⅳ，药物通过影响 DNA 的合成而导致细菌死亡。因治疗剂量的喹诺酮类对人的 DNA 复制影响很小，故临床不良反应较少。

随着喹诺酮类药的广泛应用，铜绿假单胞菌、金黄色葡萄球菌、肺炎链球菌、肠球菌等对本类药物的耐药性迅速产生。本类药物之间有交叉耐药性，与其他抗菌药之间无交叉耐药性。

【临床应用】

（1）**泌尿生殖系统感染** 可杀灭肠球菌、淋病奈瑟球菌、铜绿假单胞菌等引起的急性尿路感染、细菌性前列腺炎、尿道炎和宫颈炎等。其中，环丙沙星是治疗铜绿假单胞菌所致尿道炎的首选药。

喹诺酮类抗菌药

（2）**呼吸系统感染** 可用于肺炎链球菌、流感嗜血杆菌、大肠埃希菌、铜绿假单胞菌、金黄色葡萄球菌等引起的肺炎及支气管感染。可替代大环内酯类抗生素用于治疗支原体、衣原体、军团菌引起的感染，部分药物可用于抗结核分枝杆菌感染。万古霉素与左氧氟沙星或莫西沙星联合可作为治疗高度耐青霉素肺炎链球菌感染的首选药。

（3）**肠道感染** 可杀灭多种导致腹泻、胃肠炎和细菌性痢疾的细菌（如弯曲菌属、志贺菌属、沙门菌属），可作为治疗志贺菌属引起的细菌性痢疾、沙门菌属引起的胃肠炎、伤寒或副伤寒首选药。

（4）**骨、关节及软组织感染** 可用于革兰氏阴性杆菌引起的骨髓炎、骨关节感染、五官科感染和伤口感染。

（5）**其他** 可用于流行性脑脊髓膜炎及败血症。作为青霉素和头孢菌素等治疗全身感染的替代药物。

【不良反应】

（1）**胃肠道反应** 较常见，恶心、呕吐、食欲减退、腹泻、腹痛等，常与剂量相关。

（2）**中枢神经系统反应** 少数患者出现中枢性兴奋症状，如焦虑、烦躁、头晕、头痛、失眠等，严重时可出现抽搐、复视、神志改变、幻觉等。

（3）**骨、关节病变** 少数患者可引起关节痛、关节肿胀和肌腱炎等症状。

（4）**其他** 少数患者出现皮疹、瘙痒等过敏反应，个别患者出现光敏性皮炎，严重者出现皮肤糜烂、脱落，停药后可恢复。

【注意事项】 因影响幼儿关节软骨发育，故妊娠期妇女及 18 岁以下患者禁用。精神病或癫痫病史者、对喹诺酮类药物过敏的患者禁用。本类药物可能引起皮肤光敏反应、关节病

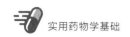

变、肌腱炎、肌腱断裂等，并偶可引起心电图 QT 间期延长等，加替沙星可引起血糖波动，用药期间应注意密切观察。

诺氟沙星（氟哌酸）

【化学名】 1-乙基-6-氟-1,4-二氢-4-氧代-7-(1-哌嗪基)-3-喹啉羧酸。

【性状】 本品为类白色至淡黄色结晶性粉末；无臭；有引湿性。在 N,N-二甲基甲酰胺中略溶，在水或乙醇中极微溶解；在醋酸、盐酸或氢氧化钠溶液中易溶。

【抗菌作用】 本药是临床应用的第一个氟喹诺酮类药，为广谱杀菌药，抗菌活性强。对革兰氏阳性菌如金黄色葡萄球菌、肺炎球菌、溶血性链球菌等有效；对厌氧脆弱拟杆菌也有效；对多数革兰氏阴性菌如铜绿假单胞菌有较好的疗效。

【临床应用】 用于敏感菌所致的泌尿生殖系统、呼吸道、胃肠道及胆道感染，如肾炎、膀胱炎、支气管炎、肺炎等。局部外用可治疗皮肤及眼部感染。

【不良反应】 主要为胃肠道反应、过敏反应，偶见转氨酶升高。

【注意事项】 有过敏史者及严重肾功能不全者慎用。本品可致软骨损害和关节病变，故18 岁以下青少年禁用。

环丙沙星

本品具广谱抗菌作用，尤其对革兰氏阴性菌的体外抗菌活性高于多数氟喹诺酮类，对铜绿假单胞菌、肠球菌、肺炎链球菌、金黄色葡萄球菌等作用较强。一些对第三代头孢菌素类、氨基糖苷类耐药的菌株对本药仍然敏感。临床上用于敏感菌引起的泌尿生殖系统、呼吸道、胃肠道、骨关节及皮肤软组织感染。本药是氟喹诺酮类临床应用较广的药物。本品可诱发跟腱炎和跟腱撕裂，故运动员和老年人慎用。

其他喹诺酮类药的主要作用及不良反应见表 7-7。

表 7-7　其他喹诺酮类药的主要作用及不良反应

分类	药物	主要作用及不良反应
第三代	氧氟沙星	抗菌活性强于诺氟沙星，是左氧氟沙星的 1/2，尿液中的浓度是上市喹诺酮类药中较高者。临床用于治疗敏感菌所致泌尿生殖系统、呼吸道、胆道、皮肤软组织及眼部感染，还作为治疗结核病的二线治疗药物。不良反应主要为消化道反应
	司帕沙星	对革兰氏阳性菌、厌氧菌、支原体、衣原体抗菌活性强于环丙沙星。临床主要用于敏感菌所致呼吸道、泌尿生殖系统、皮肤软组织感染，关节炎和骨髓炎的治疗。主要不良反应为光敏性反应，用药期间及停药后 3～5 天需严格限制紫外线的照射
第四代	莫西沙星	广谱抗菌药，对革兰氏阳性菌、革兰氏阴性菌、厌氧菌、支原体、衣原体、军团菌等有抗菌作用，对耐 β-内酰胺类和耐大环内酯类的细菌也有效，耐药性低。临床主要用于治疗呼吸道、泌尿生殖系统及皮肤软组织感染。不良反应发生率低，光敏反应轻
	加替沙星	对肠杆菌属细菌和铜绿假单胞菌的作用比环丙沙星差，对厌氧菌、支原体、衣原体活性高于环丙沙星和氧氟沙星。临床用于呼吸道、泌尿生殖系统、皮肤软组织等的感染。不良反应主要为消化道反应，几乎无光毒性

二、磺胺类药

磺胺类药属于广谱抑菌药，曾广泛应用于临床。近年来，由于抗生素和喹诺酮类药的发展，以及磺胺类药突出的不良反应，临床应用明显受限。但是，磺胺类药对流行性脑脊髓膜炎、鼠疫等感染性疾病效果显著，在抗感染治疗中仍占有一定的位置。

根据临床用途，本类药物可分为三大类：

① 治疗全身性感染的药物：如磺胺甲噁唑（SMZ，新诺明）、磺胺嘧啶（SD）、磺胺多辛、复方磺胺甲噁唑（SMZ/TMP，磺胺甲噁唑与甲氧苄啶）、复方磺胺嘧啶（SD/TMP，磺胺嘧啶与甲氧苄啶）等。

② 治疗肠道感染的药物：如柳氮磺吡啶（SASP）。

③ 外用药物：如磺胺嘧啶银、醋酸磺胺米隆、磺胺醋酰钠等。

【抗菌作用】　磺胺类药属于广谱抑菌药，对大多数革兰氏阳性菌和革兰氏阴性菌有良好的抗菌活性，对沙眼衣原体、疟原虫和弓形虫滋养体也有抑制作用，但对支原体、立克次体和螺旋体无效。醋酸磺胺米隆和磺胺嘧啶银对铜绿假单胞菌有效。

细菌对磺胺类药易产生耐药性，在用量不足时更容易发生。本类药物之间有交叉耐药性，但与甲氧苄啶或其他抗菌药物之间无交叉耐药性。

 知识拓展

百浪多息——从红色染料到磺胺

1932 年，德国化学家合成了一种在体外无抗菌作用的名为百浪多息的红色染料。同年，德国生物化学家多马克将该红色染料灌于细菌感染的小鼠体内后，发现这些小鼠竟意外康复了。经过反复实验，多马克从百浪多息中提取出一种白色粉末。当时，多马克的女儿被未经消毒的针头严重感染了链球菌，高热不退，医师告诉多马克，要想保住他女儿的性命，就需要接受截肢手术。紧要关头，多马克决定让女儿从这次风险中获得避免截肢的机会——3 岁的小女儿成了百浪多息的第一位临床试验者，这一试验成功挽救了女儿的生命。原来百浪多息在体内能分解出磺胺基团——对氨基苯磺酰胺（简称磺胺，即磺胺类药）而抗菌。多马克也因这一伟大发现，获得了 1939 年诺贝尔生理学或医学奖。

【不良反应】

(1) **泌尿系统损害**　尿液中的磺胺药及其乙酰化物一旦在肾脏形成结晶，可产生尿道刺激和梗阻症状，如结晶尿、血尿、管型尿等，甚至造成肾损害。磺胺嘧啶（SD）较易发生，应用时应同服等量的碳酸氢钠，使尿液呈碱性以增加其溶解度，嘱咐患者服药期间多饮水，每天排尿量不少于 1.5L，以利排泄。

(2) **血液系统反应**　偶见粒细胞减少和血小板减少；葡萄糖-6-磷酸脱氢酶缺乏者易引起溶血性贫血。

(3) **过敏反应**　较多见，可表现为光敏反应、药物热、多形红斑、血管神经性水肿等。局部用药易发生，服药长效制剂更为常见，用药前需询问过敏史。

(4) **其他**　口服引起恶心、呕吐、上腹部不适和食欲不振等。饭后服用或同服碳酸氢钠可减轻。可致肝损害。

【注意事项】　用药期间需定期检测肝功能，肝功能受损者禁用。新生儿、早产儿应用本

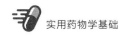

类药物可引起脑性核黄疸，故新生儿、临产及哺乳期妇女禁用。用药期间应多饮水，维持充分尿量，以防结晶尿的发生，必要时可服用碱化尿液的药物。

磺胺嘧啶

【化学名】 N-2-嘧啶基-4-氨基苯磺酰胺。

【性状】 本品为白色或类白色的结晶或粉末；无臭；遇光色渐变暗。在乙醇或丙酮中微溶，在水中几乎不溶；在氢氧化钠试液或氨试液中易溶，在稀盐酸中溶解。

【抗菌作用】 磺胺嘧啶属于中效磺胺类药物，口服易吸收，易透过血脑屏障，在脑脊液中的浓度可达血药浓度的80%。抗菌谱较广，对多数革兰氏阳性菌和革兰氏阴性菌有较强的抑制作用。通过抑制叶酸的合成而抑制细菌的繁殖。对溶血性链球菌、肺炎双球菌、沙门菌、大肠埃希菌等作用较强，对金黄色葡萄球菌作用稍弱。

【临床应用】 可作为防治流行性脑脊髓膜炎的首选药之一，也可作为诺卡菌属引起的肺部感染、脑膜炎及脑脓肿的首选药。可与乙胺嘧啶合用治疗弓形体病，与甲氧苄啶合用可产生协同抗菌作用。

【不良反应】 过敏反应较为常见，可表现为药疹；严重者可发生渗出性多形红斑、剥脱性皮炎、粒细胞减少、血小板减少；可致肝功能损害。

【注意事项】 本药有15%～40%以乙酰化结晶形式从尿排泄，结晶损害肾脏，用药期间应同服等量碳酸氢钠以碱化尿液，并应多饮水。孕妇、哺乳期妇女禁用；肝、肾功能不全者禁用。

根据磺胺类药的药动学特点可分为短效类（$t_{1/2}<10h$）、中效类（$t_{1/2}$ 为 $10\sim24h$）、长效类（$t_{1/2}>24h$），常用药物的作用特点与临床应用见表7-8。

表7-8　常用磺胺类药的作用特点与临床应用

分类		药物	作用特点	临床应用
全身感染类	短效类	磺胺异噁唑	乙酰化率低，不易在尿中形成结晶而损害肾脏；高浓度以原形经肾排泄	泌尿系统感染
	中效类	磺胺甲噁唑（SMZ，新诺明）	脑脊液浓度低于磺胺嘧啶；较少引起肾损伤；尿中浓度不及磺胺异噁唑	流行性脑膜炎、泌尿系统感染、中耳炎、呼吸道感染、支原体感染和伤寒等
	长效类	磺胺间甲氧嘧啶（SMM）	目前临床所用的磺胺类中抗菌活性最强；血和尿中的乙酰化率低，且乙酰化物在尿中溶解度较大，很少引起泌尿系统不良反应	敏感菌所致的轻、中度感染
肠道感染类		柳氮磺吡啶（SASP）	口服难吸收；本身无抗菌活性，在肠道分解释放出有活性的磺胺吡啶和5-氨基水杨酸，具有抗菌、抗炎和免疫抑制作用	肠道感染、肠道手术前预防感染
外用类		磺胺米隆	对铜绿假单胞菌、破伤风梭菌活性较强；抗菌活性不受脓液和坏死组织影响；能迅速渗入创面和焦痂；局部有疼痛及灼烧感，有时会出现过敏反应	烧伤或大面积创伤后的感染

三、其他人工合成抗菌药

甲氧苄啶

甲氧苄啶（TMP）又称甲氧苄氨嘧啶或磺胺增效剂，是一种抗菌作用强大的细菌二氢叶酸还原酶抑制剂。

【抗菌作用】　本药为广谱抑菌剂。抗菌谱与磺胺甲噁唑（SMZ）相似，抗菌活性比SMZ强数十倍，与磺胺类药或某些抗生素合用有增效作用。与哺乳动物二氢叶酸还原酶相比，细菌二氢叶酸还原酶与TMP的亲和力高5万～10万倍，故对人体毒性小。

【临床应用】　临床很少单独使用，TMP单独用药易引起细菌耐药。多与磺胺嘧啶及磺胺甲噁唑共同使用，即复方磺胺甲噁唑（SMZ/TMP，磺胺甲噁唑与甲氧苄啶）、复方磺胺嘧啶（SD/TMP，磺胺嘧啶与甲氧苄啶）等；复方磺胺甲噁唑（SMZco，复方新诺明）是SMZ和TMP按5∶1比例制成的复方制剂。临床用于治疗敏感菌所致呼吸道感染、肠道感染、泌尿系统感染和脑膜炎等，也可与长效磺胺类药合用于耐药恶性疟疾的防治。

【不良反应】　对于某些敏感的患者或长期大剂量使用者，可引起叶酸缺乏症，导致巨幼红细胞性贫血、白细胞减少及血小板减少等，应及时停药并给予亚叶酸钙治疗。

【注意事项】　本药不宜与其他叶酸阻断药如甲氨蝶呤合用。肝肾功能不全者、血液病患者、孕妇、哺乳期妇女、婴儿禁用。

甲硝唑

甲硝唑属于硝基咪唑类药物，同类产品还有替硝唑和奥硝唑。该类药物对大多数厌氧菌具有强大的抗菌作用。临床可用于：①厌氧菌引起的各种感染，如口腔、腹腔、女性生殖道、下呼吸道、骨和关节感染；②幽门螺杆菌所致的消化性溃疡；③耐四环素艰难梭菌所致的伪膜性肠炎；④与破伤风抗毒素合用治疗破伤风；⑤滴虫和阿米巴原虫导致的相关感染。

不良反应一般较少而轻。常见恶心和口腔金属味，偶见呕吐、腹泻、腹痛、头痛、眩晕、四肢麻木。少数患者可出现白细胞暂时性减少。甲硝唑干扰乙醛代谢，如服药期间饮酒，可出现急性乙醛中毒，引起腹部不适、恶心、呕吐、头痛和味觉改变等，故用药期间应禁酒。

其他人工合成抗菌药的临床应用与不良反应见表7-9。

表 7-9　其他人工合成抗菌药的临床应用与不良反应

类型	药物	临床应用	不良反应
硝基呋喃类	呋喃妥因（呋喃坦啶）	敏感菌所致的急性肾炎、膀胱炎、前列腺炎等尿路感染	消化道反应较常见,偶见过敏反应,大剂量可引起周围神经炎
	呋喃唑酮（痢特灵）	菌痢和旅行者腹泻,也可用于治疗尿路感染、副伤寒、霍乱	消化道和过敏反应,偶见溶血性贫血和黄疸
硝基咪唑类	替硝唑	厌氧菌感染的预防和治疗,是治疗厌氧菌感染的理想药	不良反应较少,偶见恶心、呕吐、皮疹等

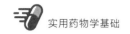

张某，男，23岁，近一周尿频、尿急、尿痛，刚上完厕所就又有强烈尿意，下腹坠胀不适，还伴有低热，前往医院就诊。尿常规显示白细胞计数显著升高，有少量红细胞，尿蛋白弱阳性。尿细菌培养结果为大肠埃希菌感染，确诊为急性膀胱炎，医生决定采用人工合成抗菌药进行治疗。

请问：1. 针对该患者由大肠埃希菌引起的急性膀胱炎，有哪些人工合成抗菌药可以作为一线治疗药物？选择这些药物的原因是什么？

2. 如果选用磺胺类药物进行治疗，在使用过程中如何预防结晶尿等不良反应的发生？

项目四 抗真菌药应用

知识目标

掌握氟康唑的抗菌作用、临床应用及不良反应。熟悉其他抗真菌药的作用特点、临床应用及不良反应。了解各类药物的化学结构特征及分类。

能力目标

能够根据抗真菌药的作用特点，正确指导患者合理使用药物；学会分析、解释本项目涉及药物处方的合理性，初步具备提供用药咨询服务的能力。

素质目标

培养严谨的职业态度和科学精神，提升沟通协作能力，强化其对患者健康负责的意识，树立"药者仁心"的职业道德观，尊重患者的知情权和隐私权。

案例导入

患者，男，16岁，因腹泻1周就诊。1周前出现阵发性腹痛，大便稀薄，呈泡沫样，伴腥臭味，每日5~7次，发病前曾连续服用多西环素半个月治疗痤疮。粪便培养检出白色念珠菌。诊断为白色念珠菌肠炎。治疗给予制霉菌素片50万U/次，一日3次。

问题：1. 制霉菌素属于哪类药物？

2. 分析产生腹泻的原因。

3. 除制霉菌素外还可选择哪些药物？

抗真菌药是指能特异性抑制真菌生长繁殖或杀灭真菌的药物。真菌感染可分为浅部真菌感染和深部真菌感染两类。浅部真菌感染常见致病菌是各种癣菌，多侵入皮肤、毛发、指（趾）甲等部位，发病率高、病情较轻。深部真菌感染常见致病菌为白色念珠菌、新型隐球菌等，主要侵入深部组织和内脏器官，发生率虽低，但病情严重者可危及生命，多因不合理使用糖皮质激素、广谱抗菌药、免疫抑制药及抗恶性肿瘤药等导致。

根据化学结构不同，常用抗真菌药可分为：①抗生素类，如两性霉素B、制霉菌素、灰黄霉素；②唑类，如氟康唑、酮康唑；③丙烯胺类，如特比萘芬、布替萘芬；④嘧啶类，如氟胞嘧啶。

根据临床应用，治疗药物可分为：①抗浅部真菌感染，如灰黄霉素、特比萘芬；②抗深部真菌感染药，如两性霉素 B、制霉菌素、氟康唑、氟胞嘧啶。

一、抗生素类抗真菌药

两性霉素 B

两性霉素 B 是第一个用于临床的全身性治疗用抗真菌药。因其抗菌谱广，高浓度有杀菌作用，至今仍是许多危重深部真菌感染治疗的首选药。其缺点是毒副作用较强。

【性状】 本品为黄色至橙黄色粉末，无臭或几乎无臭；有引湿性，在日光下易破坏失效。在二甲基亚砜中溶解，在 N,N-二甲基甲酰胺中微溶，在甲醇中极微溶解，在水、无水乙醇或乙醚中不溶。

【抗菌作用】 本品为广谱抗真菌药，能与真菌细胞膜的类固醇（麦角固醇）相结合，损伤膜的通透性，导致细胞内重要的小分子物质和电解质外渗而死亡。可结合哺乳动物细胞膜中的类固醇类物质，故对人体有一定的毒性。

【临床应用】 主要用于各种真菌性肺炎、心内膜炎、脑膜炎及尿路感染等。需静脉给药，对于真菌性脑膜炎可鞘内给药。

【不良反应】 可引起肝、肾、心、神经系统等的严重毒性反应。急性毒性反应主要表现为寒战、高热、严重头痛、恶心、呕吐等；还可出现贫血、低钾血症、低镁血症，静脉滴注部位可发生血栓性静脉炎等。

【注意事项】 肾毒性与剂量有关，故宜给予最小有效量；严重肝病、肾病及孕妇禁用本药。

制霉菌素

制霉菌素对念珠菌属有较强的抗菌活性，体内过程及抗菌作用与两性霉素 B 基本相同。主要用于治疗皮肤、口腔及阴道念珠菌感染和阴道毛滴虫病，口服也用于胃肠道真菌感染。因毒性更大，不作注射剂用，可口服及局部应用。口服后可引起暂时性恶心、呕吐、食欲不振、腹泻等胃肠道反应。

二、唑类抗真菌药

氟康唑

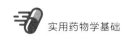

【化学名】 α-(2,4-二氟苯基)-α-(1H-1,2,4-三唑-1-基甲基)-1H-1,2,4-三唑-1-基乙醇。

【性状】 本品为白色或类白色结晶或结晶性粉末；无臭或微带特异臭。在甲醇中易溶，在乙醇中溶解，在二氯甲烷、水或醋酸中微溶，在乙醚中不溶。

【抗菌作用】 本药为广谱、高效、低毒的抗真菌药。抗菌机制为高度选择性干扰真菌细胞色素 P450 的活性，从而抑制真菌细胞膜上麦角固醇的生物合成。抗菌活性高于酮康唑和两性霉素 B 数十倍至百倍。对深部真菌感染有效，抗真菌作用强，口服吸收良好。

【临床应用】 ①治疗白色念珠菌、球孢子菌感染和新型隐球菌性脑膜炎，是治疗艾滋病患者隐球菌性脑膜炎的首选药，与氟胞嘧啶合用可增强疗效；②治疗各种皮肤癣及甲癣；③预防器官移植、白血病、白细胞减少等患者发生真菌感染。

【不良反应】 不良反应发生率低，常见恶心、腹痛、腹泻、胃胀气、皮疹等。与其他唑类药物存在交叉过敏反应。治疗过程中可发生轻度一过性血清氨基转移酶升高，偶见肝毒性症状。

【注意事项】 应定期检查肝功能。因氟康唑可能导致胎儿缺陷，禁用于孕妇。

酮康唑

酮康唑是第一个广谱口服抗真菌药，口服可有效治疗深部、皮下及浅表真菌感染。酮康唑口服吸收差异大，饭后服用吸收增强，口服酮康唑不良反应多，常见恶心、呕吐等胃肠道反应，偶见肝毒性。极少数人发生内分泌异常，表现为男性乳房发育，可能与本品抑制睾丸素和肾上腺皮质激素合成有关。

三、丙烯胺类抗真菌药

特比萘芬

特比萘芬为广谱抗真菌药物，对白色念珠菌有抑菌作用，对皮肤、头发和指甲的致病性真菌（包括皮肤癣菌）则有广泛的杀菌作用。口服吸收快速良好，在毛囊、毛发、皮肤和甲板等处可长时间维持较高浓度。临床局部应用于浅表真菌引起的体癣、股癣、足癣、甲癣等。不良反应相对轻微，常见胃肠道反应、皮疹，偶见肝毒性、肾毒性。儿童、妊娠期和哺乳期妇女不宜使用。

四、嘧啶类抗真菌药

氟胞嘧啶

氟胞嘧啶是广谱抗真菌药。主要用于敏感的新型隐球菌和念珠菌属所致全身性严重感染的治疗。本药单独应用时易引起真菌耐药，常与两性霉素 B 联合应用。不良反应为恶心、呕吐、腹泻、皮疹、发热、氨基转移酶升高、黄疸、贫血、白细胞减少、血小板减少等。用药期间注意检查血象和肝、肾功能，如有异常立即停药，孕妇禁用。

外用抗真菌药见表 7-10。

表 7-10　外用抗真菌药

药物	抗菌作用	临床应用	不良反应
克霉唑	广谱抗真菌	皮肤癣菌病、阴道黏膜念珠菌感染	皮疹、皮肤烧灼感、瘙痒或其他皮肤刺激症状

药物	抗菌作用	临床应用	不良反应
阿莫罗芬	对皮肤癣菌和念珠菌属有抗菌作用	皮肤癣菌病、阴道黏膜念珠菌感染	局部甲床周围皮肤出现轻微的烧灼感、瘙痒、红斑、脱屑,无须停药即可消失
制霉菌素	对念珠菌属作用较强,口服难吸收	肠道真菌感染,皮肤、口腔、阴道念珠菌感染	偶见过敏反应、灼烧感及发痒

◁ 能力训练

患者,男,6岁。左侧上臂有一个一元钱硬币大小的红斑,因痒抓挠后红斑逐渐扩大,边缘突起,中部平坦,无发热等其他症状,无过敏史。诊断为皮肤癣菌病。

请问:该患者适合用什么药物?用药期间有哪些注意事项?

—— 项目五　抗病毒药应用 ——

◁ 知识目标

掌握利巴韦林、阿昔洛韦的抗病毒作用、临床应用及不良反应。熟悉其他抗病毒药的作用特点、临床应用及不良反应。了解各类药物的化学结构特征及分类。

◁ 能力目标

能够根据抗病毒药的作用特点,正确指导患者合理使用药物;学会分析、解释本项目涉及药物处方的合理性,初步具备提供用药咨询服务的能力。

◁ 素质目标

具备良好的职业素养和奉献精神,增强民族自豪感。

案例导入

患者,女,32岁。两天前开空调睡觉醒来后,出现鼻塞、流清涕、打喷嚏,随后感到头痛、咽痛、全身发冷。体温38.8℃,咽部充血,心肺及其他未见异常。血常规白细胞3.5×10^9/L,咽拭子检查H_1N_1流感病毒核酸阳性。诊断:甲型H_1N_1流感。治疗:口服磷酸奥司他韦胶囊75mg/次,2次/d,服用5日;对乙酰氨基酚片0.5g,间隔4~6h重复用药一次。

问题:1. 奥司他韦属于哪类药物?作用特点是什么?

2. 还有哪些药物可用于防治甲型H_1N_1流感?

病毒是病原微生物中最小的一种,在细胞内繁殖,其核心是核糖核酸(RNA)或脱氧核糖核酸(DNA),外壳是蛋白质,不具有细胞结构。病毒寄生于宿主细胞内,依赖宿主细胞代谢系统进行复制增殖。病毒复制的过程包括吸附、穿入、脱壳、合成、组装、释放等步骤。抗病毒药的作用主要是通过影响病毒复制周期的某个环节而实现,如直接抑制或杀灭病

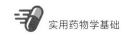

毒、干扰病毒吸附、阻止病毒穿入细胞、抑制病毒生物合成、抑制病毒释放或增强宿主抗病毒能力等。因病毒核酸与宿主核酸无本质差异，所以现有的抗病毒药选择性不高，毒性较大。人类最终战胜致病性病毒主要依靠两条途径：一是开发有效疫苗；二是研发抗病毒药。随着新技术的应用，科学家们目前正尝试通过基因途径和针对病毒本身生命过程而开发药物。

抗病毒药按结构可分为三环胺类（如金刚烷胺）、核苷类（如利巴韦林、阿昔洛韦）和其他类（如膦甲酸钠、干扰素）。

根据抗病毒谱和作用特点，抗病毒药可分为广谱抗病毒药、抗人类免疫缺陷病毒药、抗疱疹病毒药、抗流感病毒药和抗肝炎病毒药。

一、广谱抗病毒药

利巴韦林（病毒唑）

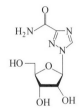

抗病毒药

【化学名】 1-β-D-呋喃核糖基-1H-1,2,4-三氮唑-3-羧酰胺。

【性状】 本品为白色或类白色结晶性粉末；无臭。在水中易溶，在乙醇中微溶，在乙醚或二氯甲烷中不溶。

【药理作用】 本药为广谱抗病毒药，为嘌呤核苷酸类似物，对多种 DNA 和 RNA 病毒有效，如甲型和乙型流感病毒、呼吸道合胞病毒、单纯疱疹病毒、甲型肝炎病毒、流行性出血热病毒、乙型脑炎病毒等。主要通过抑制单磷酸次黄嘌呤核苷脱氢酶，从而抑制多种 DNA 病毒、RNA 病毒的复制，也能抑制病毒 mRNA 的合成。

【临床应用】 适用于治疗多种病毒感染，如甲型和乙型流感、腺病毒肺炎、甲型肝炎、疱疹、麻疹、呼吸道合胞病毒引起的支气管炎及病毒性肺炎、皮肤疱疹病毒感染、流行性出血热等；其滴眼剂可用于治疗单纯疱疹病毒性角膜炎。

【不良反应】 本药最主要的毒性为导致溶血性贫血。全身不良反应为乏力、疲倦、头痛、胸痛等；消化系统可能出现恶心、呕吐、腹痛、胃部不适等；药物进入神经系统可能出现眩晕；肌肉骨骼吸入可能出现肌肉痛、关节痛等。

【注意事项】 对本药过敏者、妊娠期及哺乳期妇女禁用。有严重贫血、肝功能异常者慎用。连用不超过 7 日。

干扰素（IFN）

干扰素是机体感染病毒时，体内通过免疫应答产生的一类抗病毒的糖蛋白物质，可分为 IFN-α、IFN-β 和 IFN-γ。目前使用基因工程制得的干扰素作为治疗药物。本药不直接抑制或杀灭病毒，主要作用于细胞表面受体，诱导细胞产生抗病毒蛋白，从而抑制 RNA/DNA 病毒的复制。干扰素能抵抗几乎所有病毒引起的感染，具有广谱抗病毒作用。临床用于治疗：①乙型和丙型肝炎、流行性腮腺炎、乙型脑炎、疱疹病毒感染等；②乳腺癌、骨髓癌、淋巴癌和某些白血病等。常见不良反应有流感样综合征，大剂量可出现失眠、焦虑、神经病物之一。

五、抗肝炎病毒药

病毒性肝炎是一种世界性常见病，西方国家以丙型肝炎（HC）为最多，我国主要流行乙型肝炎（HB）。目前对病毒性肝炎的抗病毒治疗还未有特效药，抗病毒药只能达到抑制病毒的目的，绝大多数无根治作用。常用药物有阿德福韦、替诺福韦、恩替卡韦等。

阿德福韦

阿德福韦在细胞内转化为有活性的二磷酸盐，通过抑制病毒 DNA 聚合酶和反转录酶而发挥抗病毒作用。临床上可作为慢性乙型肝炎的一线治疗药物，尤其适合需长期用药或已对拉米夫定产生耐药性的患者。常见不良反应为乏力、头痛、恶心、腹痛、腹泻等，也可出现白细胞减少、脱发。

能力训练

患者，男，40 岁，无基础疾病史。近日突然出现高热，体温达 39℃，伴有头痛、肌肉酸痛、乏力、干咳等症状，发病后第 2 天前来就诊。实验室检查显示，血常规白细胞计数正常，淋巴细胞比例降低，咽拭子核酸检测结果为甲型流感病毒阳性。

请问：1. 针对该患者，应选择哪种抗病毒药物进行治疗？

2. 若选用奥司他韦治疗，在用药过程中，需要监测哪些指标，以确保用药安全和有效性。

——————　项目六　抗结核病药应用　——————

知识目标

掌握一线抗结核病药异烟肼、利福平、乙胺丁醇及吡嗪酰胺的抗菌作用、临床应用及不良反应。熟悉二线抗结核病药的特点。了解各类药物的化学结构特征、分类及抗结核病药的应用原则。

能力目标

能够根据抗结核病药的作用特点，正确指导患者合理使用药物；学会分析、解释本项目涉及药物处方的合理性，初步具备提供用药咨询服务的能力。

素质目标

关爱结核病患者，消除歧视，培养团队协作；理解"人民的健康高于一切"的行动宗旨，增强民族自豪感和制度自信。

案例导入

患者，女，25 岁。半个月前因淋雨着凉后出现低热，午后明显。咳嗽、少量白色黏痰，无咯血和胸痛。服用多种感冒药及抗生素后无明显好转。近日出现乏力、盗汗、体重减轻、食欲及睡眠差。就诊。胸部 X 线片提示双肺纹理增粗。痰标本涂片查抗酸杆菌阳性。诊断为肺结核。治疗：异烟肼、利福平、吡嗪酰胺、乙胺丁醇，每日顿服。

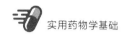

> 问题：1. 异烟肼、利福平、吡嗪酰胺、乙胺丁醇为何可以治疗肺结核？
> 　　　2. 抗结核病药在使用中有哪些注意事项？

结核病是由结核分枝杆菌感染引起的一种慢性传染病，可累及肺、脑、骨、关节、消化道、泌尿系统等多个组织和器官，潜伏期 4～8 周，其中 80% 发生在肺，其他部位（淋巴、脑膜、腹膜、肠、皮肤、骨骼）也可继发感染，临床上以肺结核为最常见。结核病合理化的化学药物治疗是控制疾病发展、复发及抑制结核分枝杆菌耐药性产生的关键。目前抗结核病药种类较多，临床上根据疗效高低、不良反应多少、患者接受程度等分为：①一线抗结核病药，如异烟肼、利福平、吡嗪酰胺、乙胺丁醇、链霉素等；②二线抗结核病药，如对氨基水杨酸钠、丙硫异烟胺、卷曲霉素、卡那霉素、阿米卡星、司帕沙星等。

一、一线抗结核病药

一线抗结核病药为疗效高、不良反应少、易被患者接受的一类药物，一般用于初治的结核病患者。

异烟肼

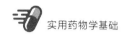

异烟肼又称雷米封，是异烟酸的肼类衍生物，水溶性好且性质稳定。具有杀菌力强、不良反应少、可以口服且价格低廉的特点。

【化学名】　4-吡啶甲酰肼。

【性状】　本品为无色结晶，白色或类白色的结晶性粉末；无臭；遇光渐变质。在水中易溶，在乙醇中微溶，在乙醚中极微溶解。

【抗菌作用】　异烟肼为窄谱抗菌药，对结核分枝杆菌具有高度的选择性，为目前杀菌作用最强的抗结核病药物之一，是治疗活动性肺结核的首选药。对静止期细菌有抑制作用，对繁殖期细菌具有杀灭作用。单用易产生耐药性，与链霉素、对氨基水杨酸钠等抗结核病药联用，可延缓耐药性的产生，增加疗效。抗菌作用机制可能与选择性抑制分枝菌酸的生物合成有关。

【临床应用】　本药是治疗各种类型结核病的首选药。治疗早期轻症肺结核或预防用药时可单独使用，规范化治疗时必须联合使用其他抗结核病药，以防止或延缓耐药性的产生。对急性粟粒性结核病和结核性脑膜炎患者应加大剂量，延长疗程，必要时注射给药。

【不良反应】　发生率和严重程度与剂量有关。①周围神经炎，多见于剂量大时，维生素 B_6 缺乏及慢乙酰化型患者。表现为四肢麻木、反应迟钝、共济失调等。服用维生素 B_6 可防止以上不良反应的发生。②肝毒性，表现为氨基转移酶升高、食欲减退、黄疸等，较大剂量或长期用药可致肝损害。与利福平合用时，肝功能异常者发生率增加。③过敏反应，偶见粒细胞减少、血小板减少和再生障碍性贫血，用药期间亦可能产生脉管炎及关节炎综合征。因异烟肼为肝药酶抑制剂，可抑制苯妥英钠、卡马西平等在肝的代谢，从而引起中毒。

【注意事项】　癫痫或精神病患者及孕妇慎用。用药期间应定期检查肝功能，肝功能不全者慎用。

利福平

【化学名】 3-[[（4-甲基-1-哌嗪基）亚氨基]甲基]利福霉素。

【性状】 本品为鲜红色或暗红色的结晶性粉末。无臭。在甲醇中溶解，在水中几乎不溶。

【抗菌作用】 抗菌谱广且作用强大，对静止期和繁殖期的细菌均有杀灭作用，能增加链霉素和异烟肼的抗菌活性。对结核分枝杆菌、麻风分枝杆菌、大多数革兰氏阳性球菌，特别是金黄色葡萄球菌和脑膜炎奈瑟菌均有强大的抗菌作用。对某些革兰氏阴性菌、沙眼衣原体、沙眼病毒也有抑制作用。

【临床应用】 与其他抗结核病药联合使用可治疗各种类型的结核病，包括初治及复发患者。也可治疗麻风病和耐药性金黄色葡萄球菌及其他敏感细菌所致感染。此外，利福平局部用药可用于沙眼、急性结膜炎及病毒性角膜炎。

【不良反应】 胃肠道反应、肝脏毒性、流感样综合征，个别患者出现皮疹、药物热等过敏反应。偶见疲乏，嗜睡、头昏和运动失调等。服药后粪便、尿液、泪液、痰液、唾液等可呈橘红色。

【注意事项】 因本药为肝药酶诱导剂，可加速其他药物的代谢速度，降低疗效，合并用药时应注意调整剂量。动物实验证实该药有致畸作用，故禁用于妊娠早期妇女。

乙胺丁醇

乙胺丁醇抗菌谱窄，对繁殖期结核分枝杆菌有较强的抑制作用。临床用于治疗各型肺结核和肺外结核。与异烟肼和利福平合用于初治患者，与利福平和卷曲霉素合用于复治患者。特别适用于经链霉素和异烟肼治疗无效的患者。本药在治疗剂量下一般较为安全，但连续大量使用 2～6 个月可产生严重的毒性反应，如球后视神经炎引起的弱视、红绿色盲和视野缩小。偶见胃肠道反应、过敏反应和高尿酸血症。

吡嗪酰胺

吡嗪酰胺在酸性环境下对结核分枝杆菌有较强的抑制和杀灭作用。单独使用易产生耐药性，常与其他抗结核病药联合用于治疗各种类型的结核病，可缩短疗程并发挥协同作用。本药通常在强化期（一般为 2 个月）应用，是短程化疗的联合用药之一。长期、大量使用可发生严重的肝脏损害，出现转氨酶升高、黄疸，甚至肝坏死。此外，本药尚能抑制尿酸盐排泄，诱发痛风。肝功能不全、痛风、糖尿病患者慎用，妊娠期妇女及 3 岁以下小儿禁用。

链霉素

链霉素是第一个用于治疗结核病的药物，抗结核病作用不如异烟肼和利福平。其穿透力

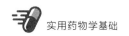
弱，故对结核性脑膜炎疗效较差。结核分枝杆菌对本药易产生耐药性，且长期使用可导致严重的耳毒性，因此临床常与其他药物联合使用治疗各种重症结核病。

 知识拓展

抗结核病药的发现

肺结核是一种古老的传染病，在我国古代称为"肺痨"。结核病是迄今夺去人类生命最多的传染病，曾被称为"白色瘟疫"。1882 年，德国细菌学家在结核病的结节中发现了结核分枝杆菌。1921 年，法国细菌学家成功试制了结核分枝杆菌的人工疫苗，称为卡介苗。1943 年，美国生物化学家和微生物学家在土壤中发现了第一种有效的抗结核病抗生素——链霉素。1944 年，瑞典药学家合成了第二个对结核分枝杆菌有效的药物——对氨基水杨酸。然而治疗结核病更有效的药物是在 1952 年发现的异烟肼。到 1957 年，研究人员在土壤样品中发现了一种新的细菌，可产生新的抗菌活性分子，通过不断优化得到利福平，进而增加了人们治疗结核病的药物选择。

二、二线抗结核病药

二线抗结核病药为对一线抗结核病药产生耐药性或患者免疫力低下等情况下使用的药物，本类药物毒性较大或作用较弱。

对氨基水杨酸钠

对氨基水杨酸钠仅对细胞外的结核分枝杆菌有抑菌作用，抗菌谱窄，疗效较一线抗结核病药差。但与其他抗结核病药联合应用，可延缓耐药性产生，增加疗效。静脉滴注可用于治疗结核性脑膜炎或急性血行播散型结核病。常见不良反应为胃肠道反应及过敏反应，长期大量使用可出现肝功能损害。对氨基水杨酸钠不宜与利福平合用，因其可影响利福平的吸收。

利福喷汀

利福喷汀为广谱杀菌药，杀菌作用较强，抗菌机制和抗菌谱同利福平，而抗菌活性是利福平的 7 倍，且对各种生长状态和生长环境的结核分枝杆菌均有杀灭作用，不良反应较利福平轻，常见可逆性肝损害，偶见白细胞和血小板减少、皮疹、头晕、失眠、胃肠道反应等。

三、抗结核病药的合理应用

（1）**早期用药** 结核病一旦确诊应立即用药。早期活动性病灶处于渗出阶段，局部病灶血运丰富，药物浓度高；病灶内结核分枝杆菌生长旺盛，对抗结核病药敏感；患病初期机体免疫力较强，可获得满意疗效。

（2）**联合用药** 目的是增强疗效、降低毒性和延缓耐药性产生，从而提高治愈率，降低复发率。根据病情需要及药物特点，可采用两种或两种以上药物联用。常在选用异烟肼的基础上加用其他药，如利福平、吡嗪酰胺等。

（3）**用药适量** 采取个体化用药，以达到最佳疗效和最小不良反应。药物浓度过低，难以达到有效浓度，且易诱发细菌产生耐药性使治疗失败；药物浓度过高，易产生严重不良反应。

（4）**全程规律用药** 结核病是一种容易复发的疾病，其治疗必须做到长期规律用药，不能随意改变药物剂量或改变药物品种，也不能突然停药。目前广泛采用短程化疗，即先用

3～4 种抗结核病药联合强化治疗 2～3 个月，后期保留 2～3 种药物进行巩固治疗 5～6 个月。

能力训练

　　患者，女，36 岁，一个月前受凉后低热、咳嗽、咳白色黏痰，给予抗生素及祛痰治疗，症状不见好转，体重逐渐下降，后拍胸片诊断为浸润型肺结核。肌注链霉素，口服利福平、异烟肼 3 个月，症状逐渐减轻。患者自述尿液呈橘红色，担心肾脏出现问题，遂自行停药并来医院咨询。以小组为单位讨论并完成以下内容：

　　1. 尿液为什么会呈橘红色？

　　2. 用药期间有哪些注意事项？

　　3. 请小组同学模拟药师对患者进行用药咨询，开展健康宣教。

思维导图

模块八

抗恶性肿瘤与免疫系统疾病用药

 思政小课堂

中国力量：国家自强，人民至上

癌症目前还是一种世界性难题，至今还没有攻克。肿瘤免疫治疗领域研究热点主要集中在抗程序性死亡-1（PD-1）受体等免疫检查点抑制剂上，它和传统的化疗和靶向治疗不同，主要通过克服患者体内的免疫抑制，重新激活患者自身的免疫细胞来杀伤肿瘤，是一种全新的肿瘤治疗理念。

2014—2015 年，两款国外生产的 PD-1 抗癌药物上市，但存在国内无从购买、上市价格极高等现实的"卡脖子"问题，我国政府在创新药研发方面加大支持力度，2018 年 12 月 17日，首个国产 PD-1 单抗——特瑞普利单抗注射液有条件批准上市，患者一年抗癌自付费用从 30 多万元降到 9 万元，国内患者也开始用得起"抗癌神药"了。2021 年，我国自主研发的 PD-1 抗体进入医保，极大减轻了患者的经济负担和心理压力。

我国近年来在抗癌药研发领域成果斐然，不仅打破国外垄断，让更多患者用上平价抗癌药，也推动了肿瘤免疫治疗技术的发展，彰显了国家在保障人民健康上的决心与实力。

 学前引导

肿瘤是机体在各种致癌因素的作用下，组织细胞在基因水平上失去对正常生长的组织、细胞的调控而形成的异常增生的新生物。所有的肿瘤细胞都有一个共同特点，即与细胞增殖有关的基因被开启或激活，而与细胞分化有关的基因被关闭或抑制，从而表现为不受机体约束的无限增殖状态。一般肿瘤分为良性肿瘤和恶性肿瘤两大类。从细胞生物学角度看，诱导肿瘤细胞凋亡的药物均可发挥抗肿瘤作用，抗恶性肿瘤药物也成为近年来研究的热点，主要作用机制是杀灭肿瘤细胞或干扰肿瘤细胞生长或代谢，以及肿瘤增敏药、分化诱导药等。免疫系统的主要生理功能是识别、破坏和清除体内异物，维持机体的内环境稳定。一旦免疫系统发生障碍，机体会出现各类反应，如变态反应、自身免疫病、免疫缺陷及免疫增殖病等。本模块主要介绍抗恶性肿瘤与免疫系统疾病用药。

项目一 抗恶性肿瘤药应用

知识目标

掌握常用抗恶性肿瘤药的分类、药理作用、临床应用及不良反应。熟悉常用抗恶性肿瘤药的结构特点。了解抗恶性肿瘤药的基本作用；新型抗肿瘤药和抗恶性肿瘤药的用药原则。

能力目标

能够应用药物的基本理论和基本知识，提供用药咨询服务；能够分析、解释本项目涉及药物的处方合理性，将疾病与其治疗药物相联系。

素质目标

树立严谨负责的职业态度，培养团队协作精神，提升自我学习与创新能力，增强职业道德观念，严格遵守用药规范，保护患者隐私。

> **案例导入**
>
> 患者，男，21岁。近两个月常感疲劳、乏力，伴有低热、全身疼痛。入院检查，体温38.6℃，胸骨压痛，颈部触及淋巴结，脾肿大。血常规：血红蛋白98g/L，白细胞190×10^9/L，红细胞80×10^9/L。骨髓象增生明显，原始及幼稚淋巴细胞为81%。心电图、肝肾功能正常。诊断：急性淋巴细胞白血病。治疗：柔红霉素、环磷酰胺、长春新碱、泼尼松联合化疗。化疗后患者症状缓解，外周血常规恢复正常。
>
> 问题：1. 柔红霉素、环磷酰胺、长春新碱属于什么药？
>
> 2. 化疗药常见不良反应有哪些？

恶性肿瘤是严重威胁人类健康的一种常见病、多发病。治疗恶性肿瘤的三大主要手段包括化学治疗（简称化疗）、手术治疗和放射治疗，其中应用抗恶性肿瘤药开展的化学治疗占据重要地位，对转移性恶性肿瘤及无法进行手术的中晚期恶性实体瘤、血液和淋巴系统肿瘤具有重要意义。1943年将氮芥（HN_2）应用于淋巴瘤治疗，从而揭开了现代肿瘤化疗序幕。近年来，除传统的细胞毒抗肿瘤药在临床不断应用，以分子靶向药物为代表的新型抗肿瘤药发展迅速，肿瘤免疫治疗药物的不断开发，推动了未来肿瘤治疗新发展。

一、抗恶性肿瘤药的分类

1. 按作用机制分类

（1）**干扰核酸生物合成的药物** 通过抑制不同环节DNA的生物合成，发挥抗肿瘤作用，属于抗代谢药。根据药物干扰的生化步骤或所抑制的靶酶不同分为：①二氢叶酸还原酶抑制药，如甲氨蝶呤等；②抑制嘧啶核苷酸合成药，如氟尿嘧啶等；③抑制嘌呤类核苷酸合成药，如巯嘌呤等；④核苷酸还原酶抑制药，如羟基脲等；⑤DNA聚合酶抑制药，如阿糖胞苷等。

抗肿瘤药如何发挥作用

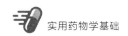

（2）**直接影响 DNA 结构与功能的药物** 可破坏 DNA 结构或抑制拓扑异构酶的药物，如环磷酰胺、丝裂霉素、博来霉素、顺铂等。

（3）**作用于核酸转录的药物** 可嵌入 DNA 碱基对之间，干扰转录过程，抑制 mRNA 合成的药物，如柔红霉素、放线菌素 D、多柔比星等。

（4）**抑制蛋白质合成与功能的药物** 可分为：①微管蛋白活性抑制药，如长春新碱、紫杉醇等；②干扰核糖体功能的药物，如高三尖杉酯碱等；③影响氨基酸供应的药物，如门冬酰胺酶等。

（5）**调节体内激素平衡的药物** 可改变体内激素失衡状态，抑制激素依赖性肿瘤生长的药物，如肾上腺皮质激素、雌激素、雄激素、他莫昔芬、来曲唑等。

抗恶性肿瘤药的主要作用机制如图 8-1。

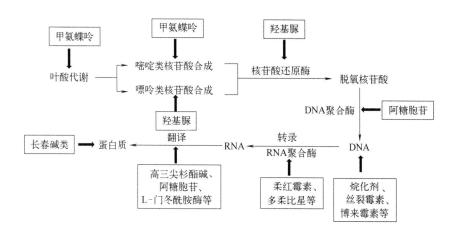

图 8-1 抗恶性肿瘤药的主要作用机制

2. 按药物来源和化学性质分类

（1）**烷化剂** 如环磷酰胺、异环磷酰胺、司莫司汀、白消安等。

（2）**抗代谢药** 如甲氨蝶呤、氟尿嘧啶、巯嘌呤、阿糖胞苷等。

（3）**抗肿瘤抗生素** 如柔红霉素、丝裂霉素、博来霉素、放线菌素 D 等。

（4）**抗肿瘤植物成分药** 如长春新碱、紫杉醇、高三尖杉酯碱、喜树碱类等。

（5）**抗肿瘤激素类药** 如肾上腺皮质激素、雌激素、雄激素、他莫昔芬等。

（6）**其他类抗肿瘤药** 如顺铂、维 A 酸、三氧化二砷、门冬酰胺酶等。

（7）**抗肿瘤靶向药** 如吉非替尼、伊马替尼、埃克替尼、利妥昔单抗、曲妥珠单抗、培美曲塞等。

3. 按作用细胞增殖周期分类

（1）**细胞周期特异性药物** 仅能杀灭某一增殖期的恶性肿瘤细胞，选择性相对较高。常用药物有门冬酰胺酶、糖皮质激素（G_1 期）、抗代谢药（S 期）、博来霉素、平阳霉素（G_2期）、生物碱类药（M 期）。

（2）**细胞周期非特异性药物** 能杀灭增殖细胞群中各期细胞，选择性差，对非增殖细胞群几乎无作用。常用药物有烷化剂、抗肿瘤抗生素和铂类。

细胞增殖周期与作用药物如图 8-2。

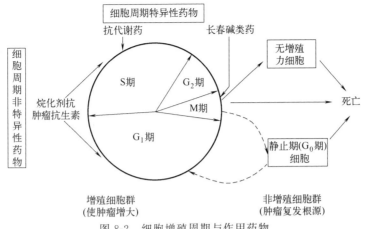

图 8-2　细胞增殖周期与作用药物

二、抗恶性肿瘤药的不良反应

目前临床常用的抗恶性肿瘤药大部分属于细胞毒性药物，选择性低，在杀伤肿瘤细胞的同时，对某些正常的组织也有一定程度的损害。抗肿瘤药的不良反应根据出现时间的不同分为近期毒性反应和远期毒性反应，毒性反应成为化疗限制药物剂量的关键因素。

抗肿瘤药
的副作用

1. 近期毒性反应

（1）**骨髓抑制**　是化疗药物最常见的不良反应之一，大多数抗恶性肿瘤药均有骨髓抑制作用。早期表现为白细胞，特别是粒细胞减少，其次是血小板减少，严重时血红蛋白含量也会降低，甚至导致再生障碍性贫血。应定期监测血常规，当白细胞计数低于 $4 \times 10^9/L$、血小板计数低于 $80 \times 10^9/L$ 时应停止用药。

（2）**消化道反应**　常表现为食欲不振、恶心、呕吐、腹泻或便秘，也可直接损害消化道黏膜，导致口腔炎、溃疡、消化道出血、麻痹性肠梗阻等。顺铂、环磷酰胺等药物常引起剧烈呕吐，故常在化疗前预防性应用昂丹司琼、格拉司琼等 $5-HT_3$ 受体阻断药对抗。抗代谢药氟尿嘧啶、阿糖胞苷、甲氨蝶呤等引起腹泻，严重者出现血性腹泻、脱水、水和电解质紊乱，应注意维持水和电解质平衡。

（3）**皮肤及毛发损害**　多数抗恶性肿瘤药可损伤毛囊上皮细胞，引起脱发。脱发的程度通常与药物的浓度和剂量有关。

（4）**重要器官及系统损伤**

① 肝脏毒性：表现为肝功能异常、肝区疼痛、肝大、黄疸等。大剂量甲氨蝶呤、阿糖胞苷、环磷酰胺、多柔比星等药物均易引起肝损害。短期内出现的肝功能损害多为一过性，一般停药后可自行恢复。应定期检查肝功能，必要时可使用药物保护肝脏。

② 泌尿系统毒性：表现为血尿、蛋白尿、血尿素氮升高等。环磷酰胺可引起出血性膀胱炎，顺铂、甲氨蝶呤可损伤肾小管。应保持充足的尿量，定期检查肾功能，必要时使用泌尿系统保护药如美司钠。

③ 心脏毒性：表现为心肌损伤、心律失常、心功能异常。如多柔比星、柔红霉素、顺铂等药物易引起心脏毒性，应尽量避免上述药物同时应用。

④ 肺毒性：表现为肺间质性炎症和肺纤维化。甲氨蝶呤、博来霉素、环磷酰胺等药物容易出现肺毒性。应定期检查肺功能，一旦发生肺毒性应立即停药，并应用大剂量皮质类固

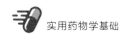

醇药物治疗。

⑤ 神经毒性：导致周围神经毒性，表现为肢端呈手套-袜子样麻木、灼热感、腱反射消失、感觉异常等；出现中枢神经毒性，表现为感觉异常、脑白质病、记忆力下降、痴呆、共济失调、嗜睡、精神异常等。一旦出现应及时停药，可应用 B 族维生素、辅酶 Q、甲钴胺等，疼痛明显者使用镇痛药。

⑥ 其他：表现为听力下降、皮疹、面部及皮肤潮红、指甲变形、骨质疏松、膀胱及尿路刺激等。多数抗恶性肿瘤药可杀伤和抑制免疫细胞，使机体免疫力下降。

2. 远期毒性反应

（1）**第二原发恶性肿瘤**　烷化剂等抗肿瘤药具有致癌性、致突变及免疫抑制作用，产生与化学治疗相关的第二原发恶性肿瘤。

（2）**不育和致畸**　烷化剂等抗肿瘤药可影响生殖细胞的产生和内分泌功能，产生不育和致畸作用。孕妇服用可引起流产或畸胎。

三、常用抗恶性肿瘤药

1. 烷化剂

烷化剂是抗肿瘤药中使用较早的一类重要药物。它是一类分子中有烷化功能基团、化学性质活泼的化合物。其烷化基团易与细胞中 DNA 或蛋白质中的氨基、巯基、羧基、羟基和磷酸基等发生烷化反应，可形成交叉联结或引起脱嘌呤，使 DNA 链断裂或使复制时碱基配对错码，甚至可使细胞死亡。目前临床上烷化剂，按化学结构分为氮芥类（如环磷酰胺）、磺酸酯及多元醇类（如白消安）、金属铂配合物（如顺铂、卡铂、奥沙利铂）、乙撑亚胺类（如塞替派）和亚硝基脲类（如卡莫司汀、洛莫司汀、司莫司汀）等。

环磷酰胺

【化学名】　P-[N,N-双(β-氯乙基)]-1-氧-3-氮-2-磷杂环己烷-P-氧化物一水合物。

【性状】　本品为白色结晶或结晶性粉末；失去结晶水即液化。在乙醇中易溶，在水或丙酮中溶解。

【药理作用】　本药抗瘤谱广，体外无活性，其作用机制是与 DNA 发生交叉联结，抑制 DNA 合成，也可干扰 RNA 的功能，为细胞周期非特异性药物，是目前广泛应用的抗癌药。

【临床应用】　对恶性淋巴瘤、急性或慢性淋巴细胞白血病、多发性骨髓瘤有较好的疗效，对乳腺癌、睾丸肿瘤、卵巢癌、肺癌、头颈部鳞癌、鼻咽癌、宫颈癌、结直肠癌、前列腺癌、神经母细胞瘤、横纹肌肉瘤及骨肉瘤均有一定疗效。

【不良反应】

（1）**骨髓移植**　为常见的不良反应。白细胞减少较血小板减少常见，最低值在用药后 1～2 周，多在 2～3 周后恢复；对骨髓抑制程度与剂量有关。

（2）**胃肠道反应**　常见食欲减退、恶心、呕吐、口腔炎、胃肠黏膜溃疡等，一般停药 1～3 天即可消失。

（3）**泌尿系统反应** 大剂量静滴缺乏有效预防措施时，可致出血性膀胱炎，表现为膀胱刺激症状、少尿、血尿及蛋白尿，但常规剂量应用时发生率较低。

（4）**心脏毒性** 大剂量可引起心肌病变，可致心内膜、心肌损伤。

（5）**其他反应** 包括脱发、口腔炎、中毒性肝炎、皮肤色素沉着、月经紊乱、无精子或精子减少及肺纤维化。

【注意事项】 本品的代谢物对尿路有刺激，故应用时应鼓励患者多饮水。痛风病史、泌尿系统结石史或肾功能损害者应慎用。对本品过敏者、妊娠及哺乳期妇女禁用。

白消安

白消安属于磺酸酯类烷化剂，为细胞周期非特异性药物。小剂量即可明显抑制粒细胞生成，为治疗慢性粒细胞白血病的首选药，但对急性粒细胞白血病无效，也用于治疗原发性血小板增多症和真性红细胞增多症。主要不良反应表现为骨髓抑制，长期应用可导致肺纤维化、白内障、睾丸萎缩、闭经等。

顺铂

顺铂为铂的金属络合物，属于细胞周期非特异性药物。顺铂抗瘤谱广，是治疗多种实体瘤的一线药物。用于肺癌、膀胱癌、卵巢癌、乳腺癌、头颈部癌、骨肉瘤及神经母细胞瘤等，是联合化疗的常用药物。不良反应主要有消化道反应、骨髓抑制、周围神经炎、耳毒性，大剂量或持久用药可引起严重而持久的肾毒性。

2. 抗代谢药

通过抑制 DNA 合成中所需的叶酸、嘌呤、嘧啶及嘧啶核苷酸途径，抑制肿瘤细胞的生存和复制所必需的代谢途径，导致肿瘤细胞死亡。本类药物属于细胞周期特异性药物，对 S 期细胞最敏感。抗代谢药的抗瘤谱相对于烷化剂较窄，但由于作用靶点各异，交叉耐药性相对较少。常用药物有叶酸类抗代谢药、嘧啶类抗代谢药和嘌呤类抗代谢药。

甲氨蝶呤（MTX）

【化学名】 L-（＋）-N-[4-[[（2,4-二氨基-6-蝶啶基）甲基]甲氨基]苯甲酰基]谷氨酸。

【性状】 本品在水、乙醇、三氯甲烷或乙醚中几乎不溶；在稀碱溶液中易溶，在稀盐酸中溶解。

【药理作用】 本药化学结构与叶酸相似，通过竞争性抑制二氢叶酸还原酶，减少四氢叶酸的生成，进而抑制 DNA 的生物合成，属于周期特异性药物，抗瘤谱广。

【临床应用】 主要用于乳腺癌、妊娠绒毛膜癌或葡萄胎。与其他化疗药物联合用于治疗儿童急性白血病，疗效显著；但对成人急性白血病疗效差。对头颈部、乳腺、肺、胃肠等部位实体瘤均有疗效，还可用于银屑病和类风湿性关节炎的治疗。

【不良反应】 不良反应的发生率和严重程度与用药剂量和频率有关。主要毒性反应为胃肠道反应和骨髓抑制，表现为溃疡性口腔炎、恶心、腹部不适和白细胞减少。其他不良反应

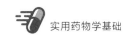

有过度疲劳、寒战、发热、头痛、头晕、困倦、耳鸣、视物模糊、眼部不适和免疫力下降。

【注意事项】 为了减轻 MTX 的骨髓毒性，可在应用大剂量 MTX 一段时间后肌内注射亚叶酸钙以保护骨髓正常细胞。妊娠期、哺乳期妇女及严重肝肾功能不全者禁用。

氟尿嘧啶

本药为嘧啶类的氟化物，能抑制胸腺嘧啶核苷酸合成酶，阻断脱氧嘧啶核苷酸转化成胸腺嘧啶核苷酸，干扰 DNA 合成。对 RNA 的合成也有一定的抑制作用。抗瘤谱广，临床常用于治疗消化道癌，如食管癌、胃癌、结肠癌、胰腺癌及肝癌。也可用于治疗乳腺癌、卵巢癌、子宫癌、绒毛膜上皮癌、膀胱癌等。常见不良反应为胃肠道反应，如恶心、口腔炎、吞咽困难，严重者出现血性腹泻，出现后应立即停药。还可引起骨髓抑制、静脉炎、神经毒性及脱发等。

阿糖胞苷

阿糖胞苷选择性抑制 DNA 聚合酶的活性，影响 DNA 合成；也可进入 DNA 和 RNA 中，干扰 DNA 的复制和 RNA 的功能，使细胞死亡。主要用于治疗成人急性粒细胞白血病或单核细胞白血病，对其他类型白血病也有治疗作用。主要不良反应为骨髓抑制和胃肠道反应，静脉注射可致静脉炎，还可引起高尿酸血症及阿糖胞苷综合征。

巯嘌呤

巯嘌呤竞争性抑制次黄嘌呤的转变过程，从而干扰嘌呤代谢，抑制 DNA 合成，还可轻度抑制 RNA 合成。本品起效慢，主要用药急性淋巴细胞性白血病的维持治疗，大剂量可用于治疗绒毛膜上皮细胞癌。主要不良反应有胃肠道反应和骨髓抑制，部分患者出现黄疸和肝功能障碍，白血病化疗初期可出现高尿酸血症，停药后可消失。

3. 抗肿瘤抗生素

抗肿瘤抗生素是由微生物的代谢产物中分离纯化得到的具有抗肿瘤活性的化学成分。该类药直接作用于 DNA 或嵌入 DNA，干扰 RNA 转录，进而抑制细胞分裂增殖，为细胞周期非特异性药物。常见药物的临床应用及不良反应见表 8-1。

表 8-1　常见抗肿瘤抗生素的临床应用及不良反应

药物名称	临床应用	不良反应
放线菌素 D （更生霉素）	抗瘤谱窄，主要用于治疗绒毛膜上皮癌、横纹肌肉瘤、神经母细胞瘤、肾母细胞瘤及霍奇金淋巴瘤等	胃肠道反应和骨髓抑制
柔红霉素 （正定霉素）	用于急性淋巴细胞白血病和急性粒细胞白血病	心脏毒性和骨髓抑制
多柔比星 （阿霉素）	抗瘤谱广，主要用于耐药的急性白血病、恶性淋巴瘤及多种实体瘤（如肺癌、乳腺癌、肝癌等）	骨髓抑制和心脏毒性

4. 抗肿瘤植物药

抗肿瘤植物药的有效成分研究属于天然药物化学的内容，是在天然药物有效成分基础上进行结构修饰，半合成一些衍生物，从而寻找更好的治疗药物，已经成为目前抗癌药物研究的重要组成部分。

长春碱和长春新碱

长春碱和长春新碱均为夹竹桃科植物长春花所含的生物碱。两者与微管蛋白结合，抑制微管聚合，抑制纺锤丝的形成，使细胞有丝分裂终止。主要用于治疗急性白血病、霍奇金淋巴瘤及绒毛膜上皮癌。对小儿急性淋巴细胞白血病疗效较好，起效较快，常与醋酸泼尼松合用作诱导缓解药。常见不良反应为骨髓抑制、神经毒性、消化道反应及脱发等。静脉注射因刺激导致血栓性静脉炎。

紫杉醇

紫杉醇是从短叶红豆杉树皮中提取得到的有效成分，也可人工半合成得到。本药通过特异性促进微管蛋白聚集，同时抑制其解聚，使纺锤体失去正常功能，从而导致细胞死亡。对卵巢癌、乳腺癌有独特的疗效，对肺癌、食管癌、大肠癌、黑色素瘤、头颈部癌、淋巴瘤、脑瘤也有一定疗效。不良反应有骨髓抑制、神经毒性、心脏毒性和超敏反应等。

 知识拓展

一种来自中国喜树的抗肿瘤药——喜树碱

喜树碱为一种吡咯喹啉细胞毒性生物碱，是除紫杉醇之外研究最多的天然抗肿瘤药物之一，主要存在于我国特有的蓝果树科植物喜树的果实或根皮中。1999年喜树被列为我国第一批国家重点保护野生植物。《浙江民间常用草药》中记载，喜树的根皮具有清热解毒，散结消肿之功效，果实具有活血化瘀之功效，常用来煎汤内服或者是研末吞服，治疗银屑病、疮肿等症状。最早开始研究的衍生物是10-羟基喜树碱，是我国科学家在20世纪70年代自主研制的抗肿瘤药，对多种恶性肿瘤有效，目前除应用于消化道肿瘤、肺癌、生殖系统肿瘤外，对白血病等其他肿瘤也有良好的治疗作用。

5. 激素类药

某些肿瘤（如乳腺癌、宫颈癌、卵巢癌、前列腺癌、甲状腺癌等）的发生往往与相应的激素失调有关，通过某些激素或激素拮抗药调整其失调状态，可抑制某些肿瘤的生长。本类药物无骨髓抑制作用，常用药物作用机制及临床应用见表8-2。

表8-2　常用影响激素功能的抗癌药物作用机制及临床应用

类别	药物名称	作用机制	临床应用
糖皮质激素类	泼尼松 泼尼松龙	抑制淋巴组织,使淋巴细胞溶解	常与其他抗癌药少量短期合用,可减少血液系统并发症以及肿瘤引起的发热等症状
雄激素类	甲睾酮 丙酸睾酮	抑制脑垂体前叶分泌促卵泡激素,使卵巢分泌雌激素减少,对抗雌激素对肿瘤细胞的促进作用,引起肿瘤退化	晚期乳腺癌,尤其是对骨转移者疗效较好
雌激素类	己烯雌酚	直接对抗雄激素,还可反馈性抑制下丘脑及垂体释放间质细胞激素,从而减少雄激素的分泌	前列腺癌和绝经期乳腺癌

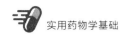

续表

类别	药物名称	作用机制	临床应用
人工合成抗雌激素药	他莫昔芬	雌激素受体的部分激动药,在体内雌激素水平较高时表现为抗雌激素效应	乳腺癌,雌激素受体阳性患者效果较好

6. 抗肿瘤靶向药

靶向治疗是一种在干扰肿瘤生长或进展中起关键作用的特定靶蛋白的治疗手段。与传统化疗药物相比,靶向药物可特异性靶向癌细胞,且不影响正常细胞,具有高效、低毒的特点。靶向药物是在分子水平基础上研制的一种抗癌新药,患者先通过基因检测,如适合靶向药物治疗,确定患者的靶点,然后使用靶向药。

根据药物分子性质分为两大类:大分子单克隆抗体类,俗称"单抗类";小分子靶向药,俗称"替尼类"。大分子单克隆抗体类药物是利用抗原与抗体特异性结合的特点设计的一种治疗方法,肿瘤细胞表面有一些特异的肿瘤抗原可作为单抗攻击的靶点,单抗在体内选择性地对表达某种基因蛋白的癌细胞起着某种"对号入座"的杀灭作用。因其分子量较大,一般在细胞外发挥作用,如贝伐珠单抗、西妥昔单抗等。小分子靶向药则是通过抑制肿瘤内部各种激酶的产生来达到精确杀灭肿瘤的作用。其分子量较小,可在细胞外和细胞内发挥作用,如吉非替尼、克唑替尼等。这些靶向药物可用于治疗直肠癌、胃癌、肝癌、肾细胞癌、乳腺癌、非小细胞肺癌、多发性骨髓瘤等癌症。

能力训练

淋巴瘤是一种起源于淋巴造血系统的恶性肿瘤,近年来发病率有明显上升趋势。很多人因患该病而离世。但李开复却扭转了命运,取得抗癌最终胜利。在治疗中他采用化疗+靶向治疗的方法,外加中医治疗,扶正固本,联合应用清除体内癌细胞,并提高人体对化疗的敏感性,从而增强患者化疗耐受性,实现抗击癌细胞的作用。

请问:1. 抗恶性肿瘤药物联合使用的优势是什么?

2. 如何科学认识恶性肿瘤,并设计疾病的健康科普宣教活动?

项目二　影响免疫功能的药物应用

知识目标

掌握免疫抑制药的共同作用特点、临床应用。熟悉免疫增强药的临床应用及不良反应。了解免疫抑制药的代表药物。

能力目标

能够应用药物的基本理论和基本知识,提供用药咨询服务。能够分析、解释本项目涉及药物的处方合理性,将疾病与其药物相联系。

素质目标

培养科学严谨的职业素养,保持对行业新知识、新技术的敏感度,不断更新自身知识技能体系。

　　免疫系统由免疫器官（如骨髓、脾脏、淋巴结等）、免疫细胞（如淋巴细胞、中性粒细胞等）及免疫活性物质（如抗体、免疫球蛋白、干扰素等）组成。人体的免疫系统主要起到免疫监视、防御和调控的作用。免疫应答（IR）是指机体受抗原刺激后，发生特异性免疫效应的过程。正常免疫应答反应在抗感染、抗肿瘤和抗器官移植排斥方面具有重要意义。当机体免疫系统功能出现异常时，可导致免疫性疾病，如变态反应（过敏反应）、自身免疫病、免疫缺陷病和免疫增殖病等。影响免疫功能的药物通过影响免疫应答反应和免疫病理反应，进而防治机体免疫功能异常所致的疾病，可分为免疫抑制药和免疫增强药两类。

一、免疫抑制药

　　免疫抑制药是一类具有抑制机体免疫功能的药物。用于抑制各种对机体不利的免疫反应，在自身免疫病和器官移植中具有重要作用。常用免疫抑制药作用的共同点有：①选择性差，大多数免疫抑制药对正常和异常的免疫反应均有抑制作用；②长期应用，除各药的特有毒性外，还容易降低机体免疫力而诱发感染，肿瘤发生率增加及影响生殖系统功能等；③对初次免疫应答反应的抑制作用较强，对再次免疫应答反应的抑制作用较弱；④药物作用与给药时间、抗原刺激时间间隔和先后顺序密切相关，如糖皮质激素在抗原刺激前 24～48h 给药，免疫抑制作用最强。

　　临床主要用于治疗自身免疫病和器官移植排斥反应，主要包括环孢素、他克莫司、肾上腺皮质激素类药物等。

环孢素

　　【化学名】　环[[(E)-(2S,3R,4R)-3-羟基-4-甲基-2-(甲氨基)-6-辛烯酰]-L-2-氨基丁酰-N-甲基甘氨酰-N-甲基-L-亮氨酰-L-缬氨酰-N-甲基-L-亮氨酰-L-丙氨酰-D-丙氨酰-N-甲基-L-亮氨酰-N-甲基-L-亮氨酰-N-甲基-L-缬氨酰]。

　　【性状】　本品为白色或类白色粉末；无臭。在甲醇、乙醇或乙腈中极易溶解，在乙酸乙酯中易溶，在丙酮或乙醚中溶解，在水中几乎不溶。

　　【药理作用】　本药为 T 淋巴细胞调节剂，特异性抑制辅助性 T 细胞的活化及相关细胞因子基因表达，还可抑制白细胞介素-2（IL-2）诱导的 T 细胞增殖和抗原特异性细胞毒性 T 细胞的产生。对 B 淋巴细胞的抑制作用弱，对巨噬细胞的抑制作用不明显，可通过影响干扰素的产生间接影响自然杀伤（NK）细胞的活力。

　　【临床应用】　抑制器官和组织移植排斥反应，常与糖皮质激素类合用，用于异体器官或

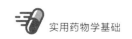

骨髓移植；也可治疗其他药物无效的自身免疫病，如类风湿性关节炎、系统性红斑狼疮、银屑病、皮肌炎等。

【不良反应】 常见肾毒性、肝损害、高血压，长期应用可致震颤、惊厥、癫痫发作、神经痛、瘫痪、精神错乱、共济失调、昏迷等，减量或停药后可缓解。还可引起多毛、牙龈增生、胰腺炎、白细胞减少、雷诺综合征、糖尿病、血尿等，也可致淋巴瘤、皮肤瘤、肝肿瘤等。

【注意事项】 本药的有效浓度与中毒浓度接近，不良反应发生率较高，因此用药期间需监测血药浓度，血药浓度过高可引起肾毒性，过低可出现排斥反应；应定期监测血象、血压、电解质、肝肾功能；使用抗生素治疗感染性疾病时，本品应减量或停用。

他克莫司（FK506）

本品为新型强效免疫抑制药，主要通过抑制 IL-2 的释放，抑制 T 淋巴细胞的活化。临床用于心脏、肝脏、肾脏、胰腺等器官移植的排斥反应，也可用于风湿性关节炎、肾病综合征等自身免疫病。常见不良反应有高血压，偶见肥厚型心肌病、心动过速、心肌梗死、心律失常、昏厥等。具有一定的肾毒性和神经毒性，也可出现胃肠道反应、代谢异常、高脂血症，减少给药剂量后可缓解。

抗人淋巴细胞免疫球蛋白

抗人淋巴细胞免疫球蛋白（ALG）通过抑制经抗原识别后的淋巴细胞激活过程，特异性地破坏淋巴细胞。本药用于预防及治疗临床器官移植的免疫排斥，预防骨髓移植的移植物抗宿主反应和治疗再生障碍性贫血等，也适用于治疗自身免疫性溶血性贫血、原发性血小板减少性紫癜以及自身免疫病。

使用抗人淋巴细胞免疫球蛋白后，出现体温轻度上升、寒战等属正常现象，短期内可自行消退。如发生血清病，一般 3～5 日可自愈。多次使用抗人淋巴细胞免疫球蛋白后可能发生荨麻疹、血清病甚至过敏性休克，此时应停止使用。

抗人胸腺细胞免疫球蛋白

抗人胸腺细胞免疫球蛋白（ATG）是用人的胸腺细胞免疫马、兔等动物，抽取致敏动物血液，经分离纯化而得。其作用及不良反应均同抗人淋巴细胞免疫球蛋白。用于预防和治疗器官排斥反应，预防造血干细胞移植术后的急性和慢性移植物抗宿主反应，治疗激素耐受的移植物抗宿主反应和再生障碍性贫血。

二、免疫增强药

免疫增强药指能增强机体免疫应答反应的物质，主要用于治疗免疫缺陷病、难治性慢性感染等，也可用于肿瘤的辅助治疗，包括卡介苗、左旋咪唑、干扰素、胸腺素、转移因子、丙种球蛋白、白细胞介素-2 等。

卡介苗（BCG）

卡介苗是历史最为悠久，也是最安全、最经济的疫苗之一，用于儿童免疫接种以预防结核病，在中国也是新生儿的"出生第一针"。本药为减毒的牛结核分枝杆菌活菌苗，为非特异性免疫增强药，可提高机体细胞免疫、体液免疫，刺激多种免疫活性细胞，增强机体的非特异性免疫功能。除预防结核病外，还可用于白血病、肺癌、黑色素瘤等的辅助治疗。常见不良反应为接种部位红肿、溃疡，过敏反应，剂量过大可降低免疫功能。近年来，有研究报道，作为较安全、罕有严重并发症的疫苗，卡介苗对感染、癌症、自身免疫病、特应性疾病、阿尔茨海默病等具有一定的治疗或预防作用。

左旋咪唑（LMS）

左旋咪唑口服易吸收，单剂量的免疫药理作用可持续5～7日，故常用每周一次的治疗方案。本药可以提高患者对细菌及病毒感染的免疫力，增强巨噬细胞的趋化和吞噬功能，使免疫功能低下者抗体生成增多。临床主要用于免疫功能低下者恢复免疫功能，增强机体抗病能力，还可与抗肿瘤药合用治疗恶性肿瘤，改善多种自身免疫病如类风湿性关节炎、红斑狼疮等，对顽固性支气管哮喘疗效显著。不良反应较轻微，主要有胃肠道反应，少数可出现乏力、头痛、关节酸痛、发热、流感样综合征，停药后可自行缓解。偶见肝功能异常、白细胞及血小板减少。

干扰素（IFN）

干扰素是一组具有多种功能的活性糖蛋白，如 IFN-α、IFN-β、IFN-σ，现已可用 DNA 重组技术生产。本药具有广谱抗病毒作用，抑制 DNA 及 RNA 病毒；具有抗肿瘤作用，能抑制细胞生长、胸腺嘧啶的转运、DNA 和蛋白质的合成；具有免疫调节作用，增强巨噬细胞、杀伤细胞的活性。临床用于急、慢性病毒感染，如生殖器疱疹、尖锐湿疣、扁平疣、全身性或局部带状疱疹、人乳头瘤病毒感染、慢性活动性乙型肝炎或丙型肝炎。可辅助用于某些肿瘤化疗、放疗、术后改善患者的血象和全身症状；还可用于免疫功能低下患者的复发性或慢性感染。不良反应较少，可见流感样症状，表现为发热、畏寒、腹泻；神经系统症状，如嗜睡、精神紊乱。长期大剂量应用可导致白细胞及血小板减少。

胸腺肽（胸腺素）

胸腺肽为细胞免疫调节剂，是从小牛或猪的胸腺内提取的小分子多肽，现已采用基因工程合成。本药能促进淋巴细胞成熟，调节和增强人体免疫功能，同时具有抗衰老、抗病毒复制、抗肿瘤细胞分化的作用。临床主要用于 18 岁以上的慢性乙型肝炎患者，各种原发性或继发性 T 淋巴细胞缺陷病，某些自身免疫病（如类风湿性关节炎、系统性红斑狼疮等），各种细胞免疫功能低下的疾病和肿瘤的辅助治疗。耐受性良好，个别患者可见恶心、发热、头晕、胸闷、无力等不良反应，少数患者偶见嗜睡感。

转移因子（TF）

转移因子是从健康人白细胞中提取制得的一种多核苷酸和多肽小分子物质，为细胞免疫促进剂。具有能获得共体样的特异和非特异细胞免疫功能，并能促进干扰素释放。可将细胞免疫信息传递给受体，提高机体对肿瘤的杀伤能力。临床用于自身免疫病，免疫缺陷病的补充治疗，某些抗生素难以控制的病毒、真菌感染及恶性肿瘤的辅助治疗。一般无毒副作用，可见注射部位疼痛、红肿、硬结、轻度皮疹及全身发热。

能力训练

患者，女，43 岁，患哮喘 11 年，冬春季发作尤剧，曾多方就诊，均无明显疗效，服用左旋咪唑，每次 50mg，每日 3 次，连服 7 天后停药 5 天，周而复始，2 个半月后复诊诉哮喘明显减轻，自觉体力恢复，但仍常打喷嚏，流涕，流泪。以小组为单位完成以下内容：

1. 向患者详细询问病情，并进行用药指导。

2. 分析案例中的处方是否合理，并说明依据。

参 考 文 献

［1］ 陈长艳. 医药商品购销员 ［M］. 北京：科学出版社，2017.

［2］ 丁丰，张庆. 实用药物学基础 ［M］. 3 版. 北京：人民卫生出版社，2018.

［3］ 杨晶. 实用药物学基础 ［M］. 北京：中国轻工业出版社，2018.

［4］ 秦红兵，邓庆华，张郴. 药理学 ［M］. 北京：高等教育出版社，2019.

［5］ 苏湲淇，熊存全，邹艳萍. 临床药物治疗学 ［M］. 北京：高等教育出版社，2020.

［6］ 叶真，丛淑芹. 药品购销技术 ［M］. 北京：化学工业出版社，2020.

［7］ 邓庆华. 实用药物学基础 ［M］. 2 版. 北京：中国医药科技出版社，2021.

［8］ 都慧慧，林瑾文. 医药商品基础 ［M］. 北京：中国医药科技出版社，2021.

［9］ 李红月，黄幼霞，沈华杰. 药理学 ［M］. 北京：高等教育出版社，2022.

［10］ 王雁群，欧阳慧英，巩海涛. 药理学 ［M］. 北京：化学工业出版社，2024.

［11］ 国家药典委员会. 中华人民共和国药典 ［M］. 2025 年版. 北京：中国医药科技出版社，2025.

［12］ 国家药典委员会. 中华人民共和国药典临床用药须知 ［M］. 2020 年版. 北京：中国医药科技出版社，2022.

［13］ 国家药品监督管理局执业药师资格认证中心. 国家执业药师职业资格考试指南：药学专业知识（一）［M］. 8 版. 北京：中国医药科技出版社，2023.

［14］ 国家药品监督管理局执业药师资格认证中心. 国家执业药师职业资格考试指南：药学专业知识（二）［M］. 8 版. 北京：中国医药科技出版社，2023.

［15］ 国家药品监督管理局执业药师资格认证中心. 国家执业药师职业资格考试指南：药学综合知识与技能 ［M］. 8 版. 北京：中国医药科技出版社，2023.